智慧抗癌三部曲

抗癌：
第一时间的抉择

——得了癌症，第一时间怎么想、怎么做

徐晓 海鹰 著

人民体育出版社

图书在版编目（CIP）数据

抗癌，第一时间的抉择：得了癌症，第一时间怎么想、怎么做 / 徐晓，海鹰著 . —北京：人民体育出版社，2020
ISBN 978-7-5009-5843-7

Ⅰ.①抗… Ⅱ.①徐… ②海… Ⅲ.①癌 - 防治 - 基本知识 Ⅳ.① R73

中国版本图书馆 CIP 数据核字 (2020) 第 159244 号

人 民 体 育 出 版 社 出 版 发 行
北 京 新 华 印 刷 有 限 公 司 印 刷
新 华 书 店 经 销

*

787×1092　16 开本　18 印张　316 千字
2020 年 9 月第 1 版　2020 年 9 月第 1 次印刷
印数：1—6,000 册

*

ISBN 978-7-5009-5843-7
定价：55.00 元

社　址：北京市东城区体育馆路 8 号（天坛公园东门）
电　话：67151482（发行部）　　邮　编：100061
传　真：67151483　　　　　　　邮　购：67118491
网　址：www.sportspublish.cn

（购买本社图书，如遇有缺损页可与邮购部联系）

抗癌，靠坚强，更靠智慧！

如有来世，我愿当一名医生，与癌友同行！

——徐晓

再版说明

本书于2014年首次出版，6年来由于其客观实用观点新颖而深受广大读者欢迎，重印达十余次。

时至今日，广大读者对此书的迫切需求、对"智慧抗癌"理念的热切追寻有增无减。2019年，本书与原出版单位合同到期，2020年初，人民体育出版社决定与作者徐晓女士一起修订此书。徐晓女士不是医生，而是一位媒体人，更是一位勤学习善思考的癌症患者家属。经过近一年的多方努力，广大癌症患者翘首以待的第二版，终于面世。

新版中更新了上一版的部分内容，还增加了一些与癌症患者康复密切相关的新内容，进一步突出"智慧抗癌"的主线，用作者的亲身经历和与海内外患者的广泛交流经验，为广大癌症患者、家属亲友甚至医疗工作者提供了宝贵的经验和指导。

可以说，这是一本告诉癌症患者如何救命的书。

另外，我们希望说明的是，本书的目的是告诉患者和亲属在癌魔来临的第一时间可以如何思考、如何抉择、如何行动，为他们提供"智慧抗癌"的经验和指导，从而达到最佳的抗癌效果。而每位患者的病情不同、体质不同、心理状态不同、生活习性不同、对治疗手段和药物的承受力也不同，参考书不能代替专业临床医生的诊断，如果本书中的内容和医生的意见有不一致之处，务请与主治医生耐心沟通。

祝愿天下所有的癌症患者都能抗癌成功，所有的癌患家庭都能幸福圆满。

人民体育出版社
2020年9月27日

序言一
我愿与癌友同行

这是一本写给癌症患者、患者家属、癌症医生、肿瘤医院，以及一切与癌症相关的人的书。

这是一本教给癌症患者如何救命的书。它将告诉给患者和他的亲属们在癌魔来临的第一时间如何思考、如何抉择、如何行动，最终能让患者活下来，并彻底康复。起码，这是我们写作时全部心灵的愿望。

我的先生海鹰在2012年3月被查出患了癌症——非霍奇金淋巴瘤，B细胞来源，滤泡性，三级B。当时的PET-CT影像结果十分吓人——身体里的各处布满了密密麻麻、大大小小的瘤子，就像秋天满架子的葡萄，也像母鸡肚子里数也数不清的蛋。

一年多来，我们小心治疗、积极思考、刻苦锻炼，如斗牛士般，闪身躲避着治疗路上总要遇到的各种凶险，终于让死了几回的海鹰活了下来，而且逐渐康复。我们成了癌症病痛的亲历人。

一年多来，我们遇到癌友无数，这个来了，那个走了，生的经验，死的教训，每天撞到眼里的就是癌，就是生和死。我们成了癌症战场的拾荒人。

一年多来，我们曾在北美旅居数月，向那里的专家请教，向那里的患者询问。西方新的治疗思想、西方人性化的康复理念是那么强烈地撞击着我们，让我们迫切地要去作新观念的传播人。

为此，我们想写一本书，讲述我们的经验，讲述活下来的癌友们的经验，讲述求医路上医生、专家的高见，讲述西方对癌症新的治疗思路，讲述患者将遇到的心理恐惧、生理改变，讲述那些离去的患者死前最后的哀叹。同时，我们还要告诉读者，康复的境界不仅是消灭了肿瘤，还应包括心情的愉快，体能的增强，以及性生活的恢复，并最终回归社会。

总之，我们希望这是一本关于癌症患者如何自救的书，以让读者在患病的第一时间建立起战胜疾病的信心，对未来的救治之路有个大致的了解，知道哪里是沟壑，哪里是险滩，哪里是泥潭，从而避开它，绕道走，找到自己活命的路径并彻底康复。

按说，此书不该我们写，因为我们不是医生。

按说，此书不该现在写，毕竟我们得病的时间不长，经验还需积累。

然而，我们的心里充满着无限的紧迫感——来不及了，不说，就来不及了！

因为，每年、每月、每天，都有太多太多的人罹患癌症；

因为，每时、每刻、每分，又有太多太多的患者撒手人寰；

因为，太多的患者在得病初期，是那样无助，不知所措，耽误了最初的救治时间；

因为，很多的患者对癌瘤抱着那般的深仇大恨，怀着"除恶务尽"的心态，极度地绞杀它，忘了那瘤子跟自己是血脉相连；

因为，患者的至爱亲朋在得知亲人患病后，深陷痛苦，缺失了学习与思考，急匆匆卖房卖地，凑钱，把亲人推向了极端化的治疗台；

因为，我们有些医生、医院，还拘泥于自己的学术范围、自己的一片领域，没有或者顾不上看看其他的学科发生了什么，外面的世界对癌症的研究又有了什么进展。他们只低头看着自己前些年学来的技术和不久前花高价引进的设备，忘了癌症的研究进展得是那么快——可能今天推翻的正是昨天的发现！

更因为，癌症的康复是一个系统工程，需要医生、患者和亲人的协力配合，出不得一点闪失，这不亚于航母出海和卫星上天。我们的那些亲密的癌友——小秋、小叶、舒朗、贺大姐、郭先生，还有我们常常去请教的白大夫，都曾积极地与癌魔搏斗，也都曾见到过好转的光明，但是，一招的错棋，满盘皆输……至今想起，还让我们痛心不已。我们这些可怜的伙伴啊！

所以，除了写书，我们没有他法可让前人的经验教训能够细致、全面、系统地呈现在读者的面前。每次跟癌友们再长时间的恳谈也是挂一漏万。

然而，我们更要告诉给新的癌友们的是：也可能我们的经验并不适合你，你就是你，你是另一个个体，你是一个特例。为什么这么说？因为，癌瘤的生成来源于自身，而每个人的性别不同、年龄不同、种族不同、体质不同、以往的生活习惯不同、对药品的耐受力不同，特别是，人们的 DNA 不同，所以，天下绝没有一模一样的癌，也就没有了一模一样的治疗的路。那么，你还要听我们说什么？要听我们说的是面对癌症的思路。至于康复的路，要自己走！

一年多来，我们没有像现在这样强烈地感觉到：最好的医生是自己。

说这话的时候，我们没有一丝忘记医生的救治，或抹杀医生的恩德。我们是想告诉患者：癌症真的不同于其他一切的病症，它可能是造物主留给人类最后的谜。而，得癌的是你，不是他人，不是医生，不是专家。只有你，才最知道得病的感受；只有你，才最能体会手术的作用，体会化疗药液在身体里流淌的感觉，体会放疗时的灼烤与痛苦；只有你，最知道，你还有多少的体力去支撑接下来的治疗；只有你，掂得出身体里是否还留存下起死回生的体力……所以，相信自己，大胆抉择，在癌症的治疗上，你就是第一发言人！

一年多来，我帮助我的丈夫海鹰慢慢康复，我也随时随地地宽慰、劝导其他的患者解开心结，争取生的希望。

走在抗癌路上，伸出自己的手，尽量拉住身边每一个鲜活的生命，这是我的愿望，也是海鹰的愿望。我相信，这也是每一个闯过生死线的癌症患者和他们亲人的愿望——我们既然受了上苍的恩惠，也愿将此惠及他人！

最后，我还要补充一句：书中所讲述的所有故事都出自身边患者之口。但是，为了他们心情的平静，我隐去了他们的真实姓名，也请患者不要去追踪和对号入座。同时，我也必须坦率地告诉读者，有几位癌友在我写作时他们还好好活着，可如今他们只能在天国与我对望，而绝大多数故事的主人翁仍都顽强地行走在抗癌的路上。

如有来世，我愿当一名医生，与癌友同行！

徐晓（一名患者家属）

2014 年 5 月 8 日

序言二
补位——癌症咨询师

在我国各级癌症专科医院中，有很多治疗癌症的医师，但唯独缺少从整体上指导癌症患者救治和康复的咨询师。

比如，很多患者在获知自己得了癌症的消息后，如五雷轰顶，深陷恐惧。他们不知道应该投奔到哪家医院的门下，不知道谁才是救命的医生。懵懵懂懂中，他们被也如惊弓之鸟的家属裹挟，登火车，乘飞机，东奔西跑，踏上了无清晰目标的寻医之路。

这时，就该有一个人站出来，断喝一声："站住！想清楚再走！"然后帮助他们厘清思路，使他们明确未来救治的大致脉络，让他们明明白白地出门。

比如，很多患者进了医院，就把生命拱手相托，任由医生安排——今天手术，明天化疗，接下来是数不清的放疗、移植、伽马刀、氩氦刀……患者在不同科室的医生手中辗转，身体也在对肿瘤的绞杀中变得羸弱不堪。

这时，就该有一个可以对他的治疗进行整体规划的人站出来，大声提醒："不要跟肿瘤较劲，不要过度治疗，生命第一！要留住自己最后的那口可以起死回生的底气！"

还比如，很多患者在医生束手无策之后，无奈地离开医院。那时，他们四顾茫然，不知该怎样面对身体里那些打不跑的肿瘤，不知道该怎样去计划所剩不多的时间。

这时，就该有人走到他的身边，告诉他："别失望，在对癌症的治疗上，我们中国比西方多几招。中医、气功，哪个都不软！我们还要相信身体里所具有的强大的自我修复能力！"

有些患者九死一生，终于摆脱了死亡的阴影，但是，却因为癌症本身，因为强力的治疗，他们失去了昔日的容颜，甚至失去了一部分器官或肢体，也有人失去了生育的能力、性的能力。此时，他们还能像以前一样生活在阳光下，开心快乐，自信满满吗？

这时，我们多希望有个人能走上前去，轻声地告诉他："没关系，失去的并不是全部，我们仍然可以过正常的生活，像常人一样，享受爱！"

然而，没有，没有！我们在医院里找不到这样的医生，找不到这样的科室。在我们的医疗机构里也没有这样一个岗位——癌症康复咨询师。

这是我们医疗系统的缺位。

一年多来，我太太徐晓在陪伴我治疗的路上，顾我而环视他人。她一路安慰、劝导着身边的癌友，捡拾着癌症患者成败得失的经验与教训，一路学习，一路思考，一路求教，让自己比一般的家属多了些治疗的知识和感悟。她以大姐、阿姨、老师的身份回答着那些认识的、不认识的、身边的、远方的——所有那些能搭得上话的患者的询问，轻声细语，情词恳切。

问她为什么这样做，她说，她是在补位，像网络上已经出现的那些由患者变为专家的人们（如"淋巴瘤之家"的版主洪飞先生）一样，补"癌症咨询师"的空位，义务的，仅以社会的责任感，仅以善良人的悲悯之心。

但是，她总感到与癌友的通话时间太短了，不能说得十分全面，所以着手写这本《抗癌：第一时间的抉择》。目的是告诉患者，在获知癌症降临的第一时间怎么想、怎么做，在治疗开始的第一时间注意什么、小心什么，在走出医院大门的第一时间如何规划自己的康复旅程，以及患者的亲属、朋友、医生和所有社会关系，如何在第一时间面对疾病，面对患者，帮助他们踏上正确的救治之路。

徐晓说，康复是一个系统工程，容不得一丝纰漏。只有书可以系统地表达出她对患者和社会各方的叮咛。

我们希望，仅以此书为先导，呼唤我国"癌症康复咨询"科室的设立。

海鹰（一名康复中的癌症患者）
2014 年 5 月 8 日

目 录
CONTENTS

第一章　癌症初临：怎么想，怎么做？
"接受癌症，不等于接受死亡！"

癌魔降临时没有脚步声	002
癌症风行多年，今天才轮到你，是你的造化	006
接受癌症，不等于接受死亡	008
迅速学习癌症知识，达到可与医生对话的水平	011
第一时间构建救治网络	014
得了癌症没有什么可丢人的	017
谢绝探望，给患者洁净的空间	019

第二章　癌症治疗：争取走对每一步
"一次化疗就如在你身上割块肉，你愿意让我再割一块吗？"

找对医院是癌症治疗的第一要务	023
找明白医生是治病的关键	028
住普通病房是我们的首选	032
靶向药的两面性	038

癌症患者要当治疗的参与者	043
化疗时一定保护好血管	047
把住化疗次数这一关	050
远离那些敢忽悠的医院和医生	054
尽量在同一家医院做影像检查	059
使用"升白针"的学问	061

第三章 癌症康复：除了西医，还有什么方法能够拯救你？
"对付癌症，中国比西方招数多！"

找到病因是康复的根本	067
解开心结，康复才有希望	070
西医的高手在殿堂，中医的高手在民间	075
步大夫的中医思想	081
耐人寻味的"郭林新气功"	086
郭林，奇人也	090
走进"郭林新气功"	093
关于防止复发的患者箴言	097
生命第一，事业第二 ——写给年轻的患者	102
没有运动就没有康复	108
吃，中西方的同与异	113
宗教信仰在癌症康复中的作用	118
如何面对医生给出的生命预期	122

接受癌症对自己的改变，接受新的自己　　　　　　　　　　126

第四章　癌症与社会：用敬畏之心面对癌症患者
"迄今为止，所有癌症患者都在用自己的生命为我们趟雷！"

亲人，生命的依托　　　　　　　　　　　　　　　　　　132
给亲人最实惠的帮助　　　　　　　　　　　　　　　　　137
战友，我该如何帮你　　　　　　　　　　　　　　　　　141
朋友啊朋友，你可曾想起我　　　　　　　　　　　　　　146
医院，你为患者做得够吗？　　　　　　　　　　　　　　150
医院，你要有慈爱的风气　　　　　　　　　　　　　　　155
医生的胸怀　　　　　　　　　　　　　　　　　　　　　158
医生，你如果没有爱就及早转身　　　　　　　　　　　　161
患者，你不能这样对待医生　　　　　　　　　　　　　　166
钱与治疗　　　　　　　　　　　　　　　　　　　　　　170
癌症是什么，怎样远离　　　　　　　　　　　　　　　　174
　　——我对癌症的学习与思考

第五章　癌症涅槃：一次大病，一次转折
"这可能是上苍要再给我一次机会——一个蹲下，再起跳的机会。我不知未来是什么样的，但是，我期待着！"

癌症，人生转变的契机　　　　　　　　　　　　　　　　183
医生说我是淋巴瘤三期B，人们说，这就是晚期了　　　　184

看金庸，写书稿，让自己大松心	185
手术台上，我给医生讲十八层地狱的故事	187
我只接受正面信息，只接受正能量！	190
医院的好坏不在设施，在于医生的经验和见识	193
我做了一个治疗笔记，它帮我看到治疗的大趋势	195
你就不怕休眠的癌细胞又醒过来？	198
生命绿洲的正能量	200
我练郭林新气功的感受	202
置身于群体抗癌的气场中	203
除去心结的智慧	205
管别人怎么想，我就是癌症患者！	208
坚信生病只是人生的一个过程	210
如何解读检查报告	213
好中医在康复中的作用	216
我的爱人，我将生命托给你	218
不要让癌症再伤了亲人	220
送别我的战友	222
病床上对医院改革的思考	224
给年轻患者讲西点军校的故事	227
我们可以凭借哪些早期症状去追寻癌症的影子？	229
康复对癌症患者的特殊意义	233
执着，还是恬淡，这是一个值得思考的问题	235

第六章　癌症与性：有生命就有爱！
"性的愉悦是没有年龄界限的，几乎所有人都有能力找到终生的性愉悦。"

癌症患者与丢失的爱　　　　　　　　　　　　　　　　239

有关癌症患者的性知识　　　　　　　　　　　　　　　244

癌症中的性爱　　　　　　　　　　　　　　　　　　　245

　　一、性爱与性欲

　　二、了解自己的身体

　　三、癌症治疗期间及之后的性爱和感情关系

　　四、手术、放疗、化疗与性功能

　　五、对治疗后副作用的处理

后记 一 不能结束语——说不完的叮咛 / 徐晓　　　　256

后记 二 凭什么是你？ / 海鹰　　　　　　　　　　　　260

不能言谢 / 徐晓　　　　　　　　　　　　　　　　　262

致谢 / 海鹰　　　　　　　　　　　　　　　　　　　265

跋 不得不做的说明　　　　　　　　　　　　　　　　267

第一章
癌症初临：怎么想，怎么做？

"接受癌症，不等于接受死亡！"

癌魔降临时没有脚步声

我们必须在第一时间正视那些"难治的小毛病",
提醒自己:我的病可能是癌!

    癌症,就像一个魔鬼,在你没有任何防备的时候,它没有一丝的声响,突然就出现在你的面前。它是那么巨大,那么狰狞,遮蔽所有阳光,直把你压在身下,让你感到无尽的恐惧,无比的压抑。你无法喘息,深陷黑暗,绝望无比——这恐怕是每一个癌症患者最初的感受和事后的记忆。

    癌症,也是这么悄无声息地"光临"我家的。

    2012年3月中旬的一天,我和先生海鹰在晚饭后散步。他有一搭无一搭地说:"我怎么感觉走路时大腿根有些疼。"

    我说:"是不是上下车时抻着了?"

    "不是,我觉得大腿根有个东西有点儿硌。"

    "噢,回家瞧瞧。"

    到家一摸,里面还真有个鸡蛋大的包。

    他给一个在部队医院当院长的好友打电话,告知大腿根有个包。好友说:"大概是淋巴肿了。你看看周围有没有引起发炎的伤口。"海鹰说,因为浑身痒痒,他把腿上抓得一道子一道子的,会不会是这些伤口引起了感染?院长朋友说:"先吃两天消炎药,不好马上来找我。"

    过了两天,没见好,走路时腿更疼了。不得已,只能放下紧张的工作,在医院快下班的时候挂了个外科的号。

    诊断很简单,就是做B超——腹股沟检查。

    B超先是由一位年轻大夫做,没一会她叫来了科主任。主任边做边询问:"你平时感觉疲倦吗?"

    "疲倦是常事,什么时候都感觉累。前两天感觉累得睁不开眼。"海鹰回答。

    "你身上怎么这么多出血点?"

    "痒的,情不自禁地抓,一抓就破。"

第一章
癌症初临：怎么想，怎么做？

"你掀开衣服，我再看看腋窝。"

主任对年轻大夫一阵耳语。

"好，再看看脖子下面。"

一个检查做了 20 多分钟。

下来后，主任把检查报告递到我的手上，说："你们应该尽快做血液化验。但是今天是周五了，又过了下班时间，急诊的化验项目不全。你们看……"

我说："没关系，改天我们再来。我们先找地方吃晚饭去。"

我和先生坐在医院附近的饭馆里看那张检查报告。报告说："腹股沟、腋窝、颈下多发淋巴结肿大。"我们不知道这意味着什么。我想，可能是上火，也可能是累的，该歇歇了。

还没放下碗，我们那当院长的好友就来了电话。她说她正在外地出差，但是她的科主任给她打了电话，海鹰的情况她知道了。她让我们马上回到医院，把能做的血液检查尽量都做了，而且是今晚必须做。

难道医生怀疑什么？

尽管天已经黑尽了，我们还是回到了医院。做了急诊能做的所有血液化验。还好，所有的血常规化验都正常——哈哈，没事了。

谁知，院长朋友又打来了电话，"徐晓，这种情况下血液正常不是好事。要抓紧时间做进一步检查。"

怎么，可能有大问题？难道会是肿瘤？不会吧？

我们有一位远房亲戚是北大医院的教授，退休了，就住在附近。我和先生没有耽误，直奔她家。老人看了B超的检查报告，微笑着说："没什么，做个活检就知道了。做活检不疼，一个门诊小手术。只是抓紧时间就是了。要挂血液科的号。"老人说得很轻松，让我们也跟着轻松。

第二天是周六，人民医院有半天门诊。那也是我先生的医保合同医院。我起个大早挂了血液科的号。接诊的是位四十来岁的副主任医师，态度和蔼。他看了看前一天部队医院的B超报告，说："抓紧时间做个活检吧。如果真是报告里讲的情况，那起码是三期了。"医生的脸上没有严肃的神情，说得很淡然，所以我们也不紧张。但是"三期了"，三期意味着什么？什么三期了？医生说，是淋巴瘤三期。

哦，淋巴瘤。第一次听说。

刚出人民医院的大门，那部队医院的院长朋友再次打来电话："徐晓，让海鹰停止工作，抓紧时间做活检，我们怀疑是淋巴瘤。"

"不就是淋巴瘤吗？又不是癌。"

"淋巴瘤就是癌，只不过叫淋巴瘤。"

五雷轰顶！

从周五晚上因为个腿疼去部队医院检查，到周六上午到人民医院看病，仅仅十几个小时，我们的命运就冰火两重天！虽然海鹰还没来得及做活检，但是给我们看病的几位专家都把标的指向了那最可怕的病——癌，而且起码是三期了！尽管这几位专家讲述时都是轻声细语，都是面带微笑，都似乎是在不经意间说出淋巴瘤三个字，但事后想来，那是怕吓着我们，是要在癌魔突然降临时给我们一个预警，让我们能听到一点点魔鬼走近时的脚步声。但是，再轻柔的语言也托不住天塌的重击，那可怕的癌症是重重砸在了我们的头上！

接下来，是腹股沟活检手术，是 PET-CT 检查。结论不可能有意外，只是进一步验证了初期的诊断——非霍奇金淋巴瘤，B 细胞来源，滤泡性，三级 B。

……

无语。有的只是泪水。有的只是对命运不公的哀叹。

今天写这些，不是为回忆我们自己诊断的经历，而是为了告诉读者，癌症就是这样轻轻地，在你完全没有防备时降临的。这里还有我的许多亲人、朋友、战友、同事的例子为证。

舒朗，我的同事，也是我的好友，60 岁退休，刚过了半年的退休生活，因为感到右臂抬举不便，到医院去看"肩周炎"，在一步步检查后，确诊为"肺癌，骨转移"。

安平，我年轻时的战友，多才多艺，琴棋书画无所不通。一段时间以来总是咳嗽，他太太催他去看看，一通检查，确诊为肺癌，位置不好，不能手术。

海鹰的哥哥，在日本常驻 20 多年，不抽烟不喝酒，有运动员的体魄。2007 年，刚刚退休回国，一次例行体检时发现肺部阴影，不大。医生建议关注。一个月后再查，阴影增大，遂举着片子到处请教。虽然每位专家的指向都是癌，但因为没有做活体检查，不能百分之百确诊，只能手术台上切下来再验。矛盾、犹豫、掂量，思前想后，最终上了台子，切下来活检——癌症无疑。这倒不必后悔了，只能庆幸——幸亏早做了，还是早期。但是，毕竟是癌！

王姨，我母亲的好友，她本人就是医务工作者，在医院干了几十年。有一段时

第一章

癌症初临：怎么想，怎么做？

间感到吃饭有些吞咽不顺畅，总得喝稀的往下顺，她并没把此当回事，也是有一搭无一搭地找同事询问，检查，结论：食道癌。

大毛，我妹夫的亲戚，平时健谈活泼，就在快要退休的那段时间，感到肝区疼痛，自己一人去医院检查。当她拿到片子，看到结论，底气一下泄光，恍忽忽走出医院大门，就再也走不动了，一屁股坐在了马路边——她的结论是肝癌晚期！

小刘，一个美丽的唐山姑娘，年仅24岁。她刚到澳大利亚留学半年，洗澡时摸到左胸肋条上有一个小疙瘩。她去当地医院检查，结论是非霍奇金淋巴瘤，伯基特性——癌。

……

癌魔就是这样无声无息地，在你没有任何预感的时候光临的。我以上所举例的几位患者，在最初，都是因小病到医院就诊，走进去时，有说有笑，甚至健步如飞，出来时，却是步履维艰，心如铅块般沉重了。

癌症可怕，在于癌症的治愈率如此之低，在于距离死亡的距离如此之短。然而，我这里要告诉读者的是，正因为这些，我们必须在第一时间正视那些"难治的小毛病"，提醒自己：我的病可能是癌！这样，就可能避免不及时求医，避免反反复复的求证，避免病情的拖延，在第一时间获得救治！

我婆婆2005年因为肺癌住进医院。当时医生说了一句话，我至今记忆犹新。他说，"二十年前，我病房收治的病人，十个里有一个是癌症；如今，十个里有一个不是癌症。"

去年，我先生患病，有一天，我的五六个同学前来探望。说起癌症，在座的一圈人里，居然每个家庭都有癌症病人！他们或已经去世，或正在治疗，或带瘤生存。总之，没有一个同学说他家里没有人患过癌，而且全是直系亲属！太可怕了，癌症离我们是这样的近，得癌的机率原本是这样的大。

所以，读者朋友，在你有了一些不知何来的不舒服时，不妨大胆设想一下，我的病是否与癌症有关？如若无关，偷着一笑；如果有关，那就一点工夫别耽误，第一时间垒好与死亡抗争的堡垒，布好与癌魔战斗的军阵！

癌症风行多年，今天才轮到你，是你的造化

在疾病与灾难面前，

没有人可以有特权获得规避与赦免，

上天对待地上的生物一视同仁！

当诊断的结论告诉你癌症已经确凿无疑地降临到你或你家人的身上时，我相信，你心里一定会有无数的哀怨与愤怒，如我之当初。

为什么是我？

我得罪谁了？

我一生谁也不欠，为什么老天对我这般不公？

我一生善良对人，可为什么这么倒霉的事情偏偏轮到我的身上？

以往我自认是个有福之人，怎么，过不了多久我也要成鳏寡孤独之一员？

……

对命运的怨恨真如火山之爆发，而这一切又不能对任何人诉说。这些，化作的是无声的泪和不眠的夜。

有人安慰我："没事儿，你好人好报，可能是误诊！"——那是善良人的片儿汤话。自己都想得明白，难道得了病的都不是好人吗？那些因为癌症已经走了的，哪个不善良，哪个欠人钱了，哪个不是本分的好人，更有些是舍己为公的大好人！

这时，我的一个老同学、好朋友给我打来电话，讲述她自己五年前的故事。

她说，那是一个夏天，她从家骑车到清华大学去向一位教授约稿，因为下午还要赶回编辑部开会，急了一些。一个拐弯，车子一滑，她从自行车上摔了下来，一屁股坐在地上。疼痛钻心，她起不来了。积水潭医院诊断，她股骨头断裂，要做手术，打钢钉，不仅要在床上腻烦多日，今后还有股骨头坏死的可能，也许后半辈子就要在疼痛中煎熬了。

她心里的怨恨不比癌症患者少。同样地，也是这些问题：我招谁惹谁了，老天爷为什么这么对我？为什么是我而不是别人？但是她很快反问自己：为什么不能是你？你与别人哪点不同，为什么病患一定要绕着你走？

第一章
癌症初临：怎么想，怎么做？

一番思想挣扎，她想通了：在疫病与灾难面前，没有人可以有特权获得规避与豁免，上天对待世间的生物一视同仁！

没错，我的朋友说的对，上帝是公平的，人活在世上，就有生病的概率，既可以是别人，也可以是你。癌症风行多年，今天才轮到你，是你的造化。

我心头豁然开朗，我一下清醒起来：与其哭泣、抱怨，不如振作起来，第一时间拿出救治的办法。我的亲人在等着我拿主意，在等着我行动！

接受癌症，不等于接受死亡

有人死，有人活，我该选哪个？

我该把自己归入哪个行列？

是消极面对，整天唉声叹气，等待死亡？

还是勇敢面对，积极治疗，争取活的希望？

当诊断书拿在手里，不管你愿不愿承认，癌细胞已经长在你的身上，这是你必须接受的事实。

以前，我可以不关心癌症，可以不知晓淋巴瘤。而今，"淋巴瘤"这三个字，字字钻心。

我先生海鹰患的是淋巴瘤，分类为非霍奇金氏，B细胞来源，这与中央电视台著名播音员罗京的病大体一致，而罗京患病不到一年，就驾鹤西去，这不能不令人唏嘘。以罗京的身份，以他受观众爱戴的程度，我相信世界上最先进的医术和药品不应对他保留，他应该活下来，他理应康复！然而，命运就是这样残酷！

难道我们也该接受一年生存期的事实？

我的战友冯女士给我打来电话，她说他们社科院有一位淋巴瘤患者，也是她的朋友。她从朋友化疗到追悼会全程陪同，对淋巴瘤的治疗非常熟悉。我问："你的朋友坚持了多久？"她说，"两年。"

哦，多了一年。

我妹夫的姐姐来家探望，告诉我他们单位全国总工会有个淋巴瘤的病例。她的这位同事与我们年龄相仿，前几年也总说皮肤瘙痒，什么药也不管用，后来发现是淋巴瘤，化疗效果不错，不仅淋巴瘤下去了，瘙痒症也好了，后来还上了两年班，但不知为什么又复发了。从确诊到离世，活了四年。

只能活四年？嗨，四年总比两年长！

我的小学同学，知心好友——张女士，她得知海鹰的病情后，马上把她周围的同事、朋友发动起来收集信息。正好，她同事的丈夫的好朋友五年前得的也是淋巴瘤，她马上跟那位远在内蒙古的教授联系，让他把治病的经验传授给我们。电话中，那位教授声音洪亮，他告诉我们，五年了，他好了，完全如正常人一样工作、生活。

五年，还活着！而且充满朝气！

我大嫂是进出口商品检验局的，她也有同事患淋巴瘤。嫂子虽然已经退休，还是马上回单位打探这位同事的消息。她回来像报喜一样给我打电话："我们单位那位淋巴瘤患者，七年了，现在活得好好的！"

七年啦？活的好好的！

我到北京玉渊潭公园的抗癌乐园打听练习郭林新气功的事，顺便问问这里有没有淋巴瘤患者。马上有人给我介绍周大姐——淋巴瘤，弥漫大B性，多处转移，多次手术，如今过去十七年了，仍然在坚持练功！我远远地看着这位周大姐，面貌端庄、衣着讲究、气定神闲。

好一个十七年！

我在美国生活的老同学给我打来电话：她的老美邻居是淋巴瘤患者，经过化疗早痊愈了，现在照常上班。老美从没把淋巴瘤当回事！

……

过去，我们惧怕癌，谈癌色变，是因为癌症大多不治。民间的传言"十个癌症九个埋，还有一个不是癌"，正是当时社会现实的写照。而今不同了，生与死的天平似乎已经开始平衡。不错，很多患者走了，有的仅活了半年，有的活了一年，但也有的活过了两年，还有活过五年、七年、十七年……他们仍然还活着，甚至有人完全康复，去享受着更长久的人生——这就是当今的事实！

有人死，有人活，我该选哪个？我该把自己归入哪个行列？是消极面对，整天唉声叹气，等待死亡？还是勇敢面对，积极治疗，争取活的希望？

我想我们应该做强者。

但是我不盲目乐观。

我知道癌症的厉害，因为人类至今还没有完全掀开癌症的面纱，更没有找到一个像青霉素制服敏感细菌、异烟肼治疗结核病一样的武器可以一针见血地杀灭癌细胞，所以癌症仍在肆虐。

但是，人类毕竟与癌魔斗争了数十年，对它的研究已经逐渐接近本质，在治疗上也积累了相当的经验，在药物使用上，新药的临床效果已经大大好过以往。应该说，今天得病强过十年前，更强过二十年前！随着医学科学的发展，药物更新的速度会更快。

再有，我们的中医中药也在抗癌上有了更多更有疗效的成果，我国独有的郭林新气功更使数万患者康复，这些不都是希望之光吗？

最重要的，我想，我和海鹰都是豁达的人，当年下乡的苦吃过，如今世上的荣华见过、享过，独差这生死之关没有面对过。好，就补上这一课！

就在我想通了的同一时间，我的好友给我发来了短信："徐晓，我有一个清晰强烈的直觉——海鹰最终会没事！病是要治的，罪是要受的，苦也是要吃的，但是最终会没事。海鹰一定能扛过去，转危为安！"这位好友也是我与海鹰在兵团时的战友，她为海鹰的病纠结多日，这一天她说她心里宽敞起来，因为她看到了好的结局。

我也一样，就从这天起，我的脸上再没有泪水，因为我知道海鹰肯定能好。所以我还要幽默一把，把朋友的短信加了一句回给她，成为：

"病是要治的，罪是要受的，苦是要吃的，钱是要花的，但最终，人是会好的！

我们接受了癌症却拒绝了死亡！**因为癌症不等于死亡！**

迅速学习癌症知识，达到可与医生对话的水平

> 学习的目的不是去当医生，
> 而是要当一个清醒的患者，
> 当一个有头脑的患者家属，
> 目的是：
> 在治疗上避免一切闪失、不走弯路、救人
> ——而且一定要把人救活！

这一节是我要对患者家属说的话。

记得还是2005年，就在我单位春节团拜会上，我遇到了我曾经的领导老王。

老王，一个典型的文革前毕业的理工科大学生。他记忆力好，办事认真，对任何新生事物都保持着强烈的好奇心。那天，当我问起他太太的情况时，他告诉我，五年前他太太得了乳腺癌，发现时已经是中晚期。为了救太太，他学习了有关乳腺癌的所有经典著作，完全达到能够与医生对话的水平。他得意地说："在乳腺癌方面，我不敢说我是教授级，但是副教授的水平是有了。"

他告诉我，家里有病人，自己具备一些专业知识太重要了。比如，他太太化疗的时候，医生给药的剂量与书上说的不符，他认为量大了。医生说："每个患者都是这样用药，出入不大。"而老王说："化疗药的剂量应根据不同患者的体重精确给出，大了，副作用就大，我太太没那么胖，剂量要减少。"医生不太高兴，说："你要改剂量就要自己承担化疗效果不佳的风险。"他说："我承担！"

结果，他太太的化疗反映明显好于他人，以后太太又在他的细心照料下逐渐康复。

我听老王的介绍，没有太记住其中的细节，但我记住了一个主旨：当你的亲人患病时，特别是患大病时，你要在第一时间成为此行道的专家，达到可与医生对话的水平。

我由衷地佩服老王的学习精神和他能够迅速成为此行道专家的能力。今天我的亲人病了，我想起老王的话，老王就是我的学习榜样！

我先生海鹰患的是淋巴瘤，我虽不敢说在第一时间成为淋巴瘤的专家，但也要使自己尽快成为淋巴瘤的知情人、行内人。

为此，我迅速翻看了人民卫生出版社出版的科普读物《淋巴瘤、白血病及软组织肿瘤》，对淋巴瘤有了初步的认识。然后购买了克小燕、高子芬等主编的《淋巴瘤诊断手册》。这本书的读者对象是一般的临床医师和诊断医师，我便如同一个医学院的学生或实习医生，去学习淋巴瘤的种类划分、临床表现和治疗的推荐方案。但我觉得这还不够，我希望看到具有世界先进水平的东西。接下来我跑到北京东单的医学专业书店去寻找最新的治疗淋巴瘤的书籍，以便能与西方的淋巴瘤治疗观念同步。

那天，我发现了2010年出版的《美国癌症协会临床肿瘤学系列丛书》，我选择了由美国血液肿瘤专家马歇尔主编、全美48位淋巴瘤专家撰写的《恶性淋巴瘤》。当把它抱回家后，我就知晓了淋巴瘤最新的病理分类，以及分子遗传学、组织细胞形态学特征，知道了不同种类淋巴瘤的临床预后、诊断要点、治疗原则和推荐方案，甚至额外知道了世界上有哪些著名的癌症研究中心，以及它们各自不同的研究方向和学术成果。我对海鹰下一步的治疗路径和预后状况就有了一个大体的预知。对此书我读得很细，甚至有股对译文在通畅易懂方面进行再修改的冲动。

学习的目的不是去当医生，而是要当一个清醒的患者，当一个有头脑的患者家属，目的是：在治疗上避免一切闪失、不走弯路、救人——而且一定要把人救活！

就是这么简单！

可能有人会问，医生治病，你们家属那么明白干吗？

我答：做医生的隐性助手。

首先，在医生给你解释病情与告知治疗方案时你是个明白人，不让医生费劲；其二，通常，普通医生管着几个、十几个，专家管着几十个，顶级专家甚至要管上百号病人，对你的个案难免有顾及不到的地方，你就是他的拾遗补缺之人；其三，遇到医疗高手，我们暗自窃喜，听他的就行，可是医疗界也不全是高手，庸医在所难免，这时候，你有些知识，提出些疑问，一些治疗错误就可以避免；其四，在癌症治疗的过程中，患者在医院里、在医生眼皮底下的时间没有几天，大多时间是在家里，要靠你的照料与鼓励，你懂得多些，话就能说到点子上，患者出现症状就能及时察觉。这就是我们学习的目的。实践证明，我学习的收获在海鹰的治疗与康复过程中全部得到应用，一点儿没有糟蹋。

可能有些患者认为我的标准提得高了一些，不太容易达到。那么，我们是不是可以变通一下：如果直系亲属里找不到一个有空学习的人，旁系也可，或者找个最要好的朋友。总之，一定要安排一个最亲近的人，让他去代你学习，使他成为能替你拿主意，代你跟医生对话，或对医生的方案能给出正确判断的人。他能完成这个使命，就是对你最大的帮助。

为什么在此我这么强调学习？因为癌症不同于咳嗽，不同于感冒，不同于拉肚子。那些病谁没得过？怎么难受，怎么服药，服多大剂量，多长时间见效，人人心知肚明。然而癌症不同，生死攸关，得过此病的，大多走了，没有现成的过来人给你指导。在癌症面前，我们几乎两眼一抹黑，所以，也只有书本可能告诉我们更多的秘密了。

为了挽救亲人的生命，学习真的很重要！

抗癌：第一时间的抉择
——得了癌症，第一时间怎么想、怎么做

第一时间构建救治网络

众人用爱帮我织就了一张密密实实的救护网，

从而让我先生——一个癌症病人，

感到从未有过的温暖和踏实，

他知道，再大的危险他也死不了

——下面有人接着呢！

还有一件很重要的事情就是第一时间建立一个与看病、治病有关的信息网络和关系网络。

中国人办事讲究关系，没有关系几乎寸步难行。从孩子入托，到找个重点学校，再到工作安排，人生的所有关键时刻都要靠关系才能摆平，也似乎只有用上了这些关系心里才踏实。

而今，亲人得了癌症，这是人生中遇到的最大的坎儿。怎么能成功地跨越这个坎儿？单靠我们自己？不成！一定是众人拾柴火焰高，一定是人多主意多，人多力量大！我们这时不求人更待何时？

为此，我把海鹰得病的消息迅速通知亲友，要让大家知道，此时我需要他们的帮助。

首先，我们需要的是信息上的帮助：

哪位了解这个病？哪位有此病的治疗经验与教训？哪位知道北京哪家医院在此病上最擅长？哪位医生是此方面的专家？传统的治疗方法是什么？新的医疗技术又有哪些？国外有没有最新的药？中医有哪些秘方、绝活？气功顶不顶用？在哪里练习？哪种食品对此病有益？哪种食品必须忌嘴……

就是这些信息，如单靠我一个人收集，不知要到猴年马月才能收集齐全。而且，我没有时间。就这样，我靠大家，一个晚上，我的邮箱里被填得满满的。

这还不是主要的，主要的是我的亲友们带给我更实惠的帮助。

"徐晓，你说，你打算在哪家医院看，是'东肿瘤'，还是'西肿瘤'？我去挂号！"（"东肿瘤"是位于北京东二环的中国医学科学院肿瘤医院，西肿瘤是位

第一章
癌症初临：怎么想，怎么做？

于北京西三环外的北京大学肿瘤医院。二者均为治疗癌症的权威专业机构，每天求医者无数，一号难求。）——这是我先生的发小儿、小学同学，也是我们下乡时的兵团战友说的话。

"徐晓，别急，我一定帮你尽快联系活检。大夫再忙，我这个当老师的求他们帮忙，他们还是会给面子的。"——这是我已多年未联系的一位中学同学给我的安慰。

"徐晓，我们医院虽不是看肿瘤的专科医院，但也有不错的医生，血液科的大夫也是协和的博士，你有什么问题，我当全力帮助。"——这是我先生好友的太太的来电。

"徐老师，海鹰病了，需要什么一句话。我的司机完全听你的安排。"——这是我先生朋友的承诺。

"徐晓，告诉海鹰，安心治病，该使什么药使什么药。看病的钱家里还是有的。"——这是我哥哥打来的电话。

"闺女，我也帮不上什么忙，我知道你现在没时间做饭，想吃什么，阿姨来做，反正咱们住得近。"——这是我妹妹82岁的婆婆传来的声音。

……

情况真的如此：我们的战友帮助挂上了"东肿瘤"的专家号；我的同学让他的学生——一位外科专家，在我们求助的第二天，利用自己的午饭时间——12点半到1点，给海鹰做了从腹股沟切取淋巴结的活检手术；而海鹰好友的太太，以及我曾经的同学、战友，凡是后来从事医务工作的，都在这个时候向我伸出了援助之手。他们或答疑解惑，或打针取药，让我庆幸我怎么结识了这么多当医生的铁哥们儿。至于我们后来往返医院的来来去去，都是朋友的司机和我俩的兄弟姐妹来承担的；我在看护海鹰化疗期间的采买工作由我的嫂子完成；家里的有机蔬菜由海鹰昔日的同事每周从菜地里直接送到家里来（他自己在郊区种了一块地）；还有隔三差五的一碗红烧肉、一盒煮饺子都出自我妹妹的婆婆之手；更有兄弟姐妹"聊表心意"的药资的支援……

我求助了亲友，亲友用爱给我以回答。众人用爱帮我织就了一张密密实实的救护网，从而让我先生海鹰——一个癌症病人，感到从未有过的温暖和踏实。他知道，再大的危险他也死不了——下面有人接着呢！

有人会问，你是不是太麻烦大家了？

没错，是麻烦大家。但是你要怕麻烦大家而独自受苦，那会伤了他们的心。因为这个大家不是别人，他们是你的至爱亲朋！

对这一点我是深有体会。

我和我先生海鹰曾下乡到内蒙古生产建设兵团，在那里生活数年，有一批患难相交的战友。回城后，各干各的，各自发展，有的辉煌，有的黯然，少了联系。就在十年前，一个曾经在连队里十分活跃，非常有艺术细胞的战友突发脑溢血，人虽然救了过来，但失去了行走与语言的能力。他本就提前下岗，这一病，更是雪上加霜。他闷在家里不让家属告诉战友们，可能是觉得没面子，也可能是怕麻烦大家。后来战友们还是知道了。马上，一呼百应，不光北京的，天津的、上海的、浙江的，前去探望的战友络绎不绝。我先生给他买了一个最好的轮椅，让他方便出门。大家对他说，"老四啊，你最不该的就是不告诉我们，这太伤我们的心了。你别忘了，咱们是一个炕头睡了多年的兄弟啊！"自此，这个战友心里豁亮了。战友们也为能给他带来快乐感到欣慰。

真的就是这样。人与人的感情是在交往中建立的，是靠疾病与危难时刻的相互支持来发展巩固的。接受者快乐，给予者同样快乐，甚至更快乐。

所以，当我们自己遇到困难的时候，特别是在这生死攸关的时刻，不妨痛快地吆喝一声："亲人们，我需要你们！"

当然，我这样做的最终目的还是救人！

得了癌症没有什么可丢人的

> 昔日的病患都是英雄，
> 今日的我们，也不应有丝毫的卑微。
> 我们应以自己的力量给医学界一些新的收获。

疾病，可以把人搞得十分狼狈，其中又以癌症为最。

癌症，在人们过往的印象里，就是不治，就是来日无多。这也意味着你已往的任何成就、所有辉煌都将归零。

那么，你昔日的合作伙伴怎么看，你的竞争对手怎么想，你的上司、你的下属怎么打算，你所有的老朋友、旧相识又会怎么接受这个消息？——这可能是所有患者躲也躲不开的问题。

我不是海鹰，我不知他怎么想，但是作为家属，作为他最亲近的人，我会替他这么想。我希望他万一有什么顾忌，能尽快从灰暗的阴影中解脱出来。

我想，解脱的最好办法就是将病情公之于众，人家爱怎么想就怎么想，他们的想法会以自己的方式给你答案，这省去了你猜测的烦恼。

其实，作为病人，最怕的不外乎有人幸灾乐祸。而这一点，想想自己平时的为人，应该坚信绝不会存在。

再者，作为病人，特别是曾经常以成功形象示人的患者，还怕看到别人的同情。回想以往，不说物质上，就是精神上，你常为施予者，今天你却为受赠者，一上一下，难免嗟叹。但是，不让别人给予你同情，这不现实。他人也有赠予你关怀和同情的权利，哪怕仅仅是目光上的，因为那是所有善良人的"必须"。

摆脱自己害怕同情的阴影，还是要去掉"得了癌症不如人"的荒谬想法。

如何看待疾病，如何看待患者，特别是如何看待癌症患者？这个问题我曾在几年前就与一位在社科院工作的战友探讨过。

她说，细想来，我们应该对所有患者抱有敬畏之心，正是他们用自身的疾患，成就了医学的进步。我说，如果世上一定要有人生病，那些先我们而被上帝选中的人就代替我们先行,他们代我们受了病痛之苦,把我们留下来享受光明。今后,如果有对病患施以援手的机会,我们都当尽力。

所以,我对海鹰说,如果在我们心中,昔日的病患都是英雄,那么今日的我们,也不应有丝毫的卑微。我们应以我们的力量给医学界一些新的收获。

自己豁达了,也就没有尴尬可言了。

有一天,我搀扶海鹰到楼下的社区医院去抽血化验,正遇上这家医院的牙医许大夫,他是海鹰小学的同班同学。前几年,海鹰曾找过他治牙。因为每次都是从单位急忙而来,总是西服革履,好似一个成功人士。而今,海鹰满脸病容,头发掉光,连走路都颤颤巍巍。

我感到这位小学同学看到我们了,他迟疑了一下,马上把身转了过去,好像没看到我们一样。我太明白了,他是怕伤了我们的自尊。我没有迟疑,主动招呼:"许大夫!"他回过头,见我们大大方方地看着他,马上走了过来,十分同情地询问:"海鹰这是怎么啦?"我们据实相告。他安慰说:"海鹰一定能好,用得着时说话。"以后,我们再遇见,相互间便坦坦荡荡,没有一分的尴尬了。

我想,我这么做,就是要让海鹰的心里没有一丝芥蒂,全身心地放开,去迎接他的治疗与康复。

谢绝探望，给患者洁净的空间

朋友们有一千种原因要来探望，

患者有一万个理由希望见到他的同事与故友。

而我，拒绝的理由只有一个，

就是为了患者与大家的劫后相逢，

为了大家的长久相处。

当我把亲人患病的消息告诉大家以后，接踵而来的就是应接不暇的问候与探望。但是，此时，我要尽最大的努力去谢绝人们的来访。

这好像有些不近人情，对患者，对亲朋都显得过于残酷。

是啊，患者很可能来日无多，你就不让他见见昔日的战友、同事、朋友？或许他心里有什么委屈、有什么微妙的感受不愿跟你说，而愿意跟老友说？或许对同事有什么工作的交代？对什么人还有未表示的歉疚或谢意？你这么一口拒绝来访，会不会伤了患者的心？

同时，对希望来访的朋友们也显得很绝情，很生分。半生相识，多年相交，平时推杯换盏无话不谈，今日倒好，说不见就不见了，就像你我之间有了什么嫌隙，或许我们什么地方得罪了你？还是你得病有了什么心理障碍不愿见大家了？

……

朋友们有一千种理由要来探望，患者有一万个理由希望见到他的同事与故友，而我,拒绝的理由只有一个，就是为了患者与大家的劫后相逢，为了大家的长久相处。

我仔细算计过，对刚刚查出癌症的患者和家庭，时间是最短缺的：跑医院、找大夫、输液、陪床、抓药、熬药、煲汤、采买，还要上网、学习，哪有时间接待一批一批的探视者？

对患者来说，化疗期间是他最虚弱的时候。每一个疗程的结果，都是骨髓极度抑制，白细胞数值又是会降到1000。医学上，白细胞的正常值的下限是4000。我自己曾有一次头晕得难受极了，无力得只想往地上躺，后查白细胞数值是3000。

抗癌：第一时间的抉择
——得了癌症，第一时间怎么想、怎么做

医生说："这么低能不晕吗！"从而知道白细胞数值低是个什么滋味。此时，气若游丝的海鹰，连昏睡都觉无力，他哪有力气去回答一遍遍的询问？特别是夏季，他还要穿戴整齐，做到沙发上，摆出"我还可以"的样子去迎接客人的到来。他，累不累？

再有，化疗后的病人，因为白细胞数值低，便完全失去了对病菌的抵抗能力，一旦探视者带来了病菌，别人没事，可对癌症患者就是致命的打击。有位医生就告诉我们，一个患者在化疗期间接受了一位感冒还没好利落的朋友的探访，结果朋友前脚走，他后脚就发烧，可什么办法也退不下烧来，没几天就过世了。所以，每次出院，医生都反复叮嘱："绝不能感冒！不要到人多的地方去！"而我能做的，就是谢绝来访。

我先生有个老朋友多年不见了，听说海鹰患了癌症，执意要到北京看望。他说："海鹰都这样了，不见不成。"我在电话里说："真的不必，因为海鹰能好，相信我，你们一定有机会见，而且是常相见。"

对谢绝来访这条戒律我是一定要坚守的，因为我有前车之鉴。

2009年，战友安平被诊断出肺癌。虽说肿瘤的位置不好，不能够手术，但他精神没倒，体力还行。因为平时人缘好，看望他的朋友一批接一批：有小时候一个大院的伙伴儿，有下乡时的战友，还有仰慕他学问的各方来客。我的这位战友每天都给大家讲述着同样的故事——他的诊断过程、治疗方案、他目前的身体感觉……但是，他的身体就在讲述中慢慢消耗，开始溜达着说，再就是坐着说，后来就是靠着，躺着。从确诊到离世，十个月，300天。他太太后来跟我说，安平临走前曾说，自从他病了，一共有二百多战友、朋友来看望他，他感到很欣慰。二百多啊，就是说，几乎每天他都在接待探视者！

战友离世后，他太太跟我说：原本，安平对气功很有研究，他八十多岁的母亲在郭林新气功上也造诣很深，本应靠气功能顶过这场灾难。他母亲曾对安平说，每天练功，应该没事，如果实在没时间到公园练功，在家里练习静功也是可以的。但是他哪有时间，哪能静心？好在，他临终前对能获得这么多朋友的关心，很是满足。这可能就是命运。

逝者已去，往事不知对错，今人更无法评说。想我自己当时也是急匆匆前去探视的众人之一，我不是也想尽可能地去对战友表示安慰吗？那时我不懂，真的不懂，真的没有深入地思考过应怎样对待病人。如果时间可以倒流，我想我会是完全不同的做法。

是的，我的做法就是谢绝来访。

但谢绝来访不等于谢绝关爱，手机就可以成为大家沟通的渠道。

还有一个最好的探视地点，那就是公园。

记得，那是四月间，海鹰第一个化疗疗程结束的时候。他要每天坚持到北京玉渊潭公园学练郭林新气功。一天，我们的一位战友在报纸上读到一篇关于淋巴瘤治疗的文章，大意是提醒患者不要过度治疗。战友认为此文章对我们有用，一定要来把报纸亲自送到我的手上。当她知道我们每天上午在公园练功时，就说，"我也到公园去，一是送报纸，二是看看海鹰。"

第二天，她真的来了，带着报纸，提着芦笋、鲜蘑等蔬菜，从北京的东北角，乘车、倒车，赶到北京大西头的玉渊潭。这个战友曾经当过我们连队的卫生员，今天她仍以一个卫生员的职责关爱着昔日的战友，真令人感动。她没有去惊扰练功中的海鹰，只是远远地看着。她跟我说，在公园见面太好了，既不耽误海鹰的练功时间，又不易传染病菌（公园里空气流通），该说的说了，又不拘泥于形式，她自己也顺便逛了公园，锻炼了身体。

从此以后，凡是我们兵团的战友，只要想来看看海鹰，就都是到公园来。他们或单独，或一二结伴，或三五成群，来了就在树阴处等着，待海鹰练功的间歇，一同坐在亭子里，往日今昔，嘻嘻哈哈，甚是开心。二十分钟，海鹰又要去练功了，大家也就散了。就这样，每周都有人来，海鹰不寂寞，战友也开心。

还有个经验，可以对一些非来不可的客人网开一面。那就是在化疗后的第十八、九天，这时患者的白细胞数值又回升到了四五千，他们的抵抗力就强了很多。患者戴上口罩，坐得远些，免去一切拥抱和握手，这样还可凑合见面。

有些可笑，有些做作，有些过分是吧？但是，这样不会出意外。

我亲爱的读者，如果你家有病人，听我的没错。这样做，是为了亲人的康复啊！

第二章

癌症治疗：争取走对每一步

"一次化疗就如在你身上割块肉，
你愿意让我再割一块吗？"

找对医院是癌症治疗的第一要务

> 人说，中医认人儿，西医认门儿。
> 因为这个门儿里包含了国家的巨大投资、
> 专业精英的聚集、先进设备的引进，
> 以及无数患者用生命铺就的医学经验。

在我先生海鹰的整个治疗过程中，我非常庆幸，我们在诊治的第一时间找对了医院。

我们选的医院是中国医科院肿瘤医院，也就是北京人说的"东肿瘤"。此处，我无意去替一家医院做什么广告宣传，这家医院早已经人满为患。我的意思是告诉大家，当你的亲人被怀疑患上癌症时，就应在第一时间找一家专科的肿瘤医院（包括一些著名医院里的肿瘤科）去做进一步的确诊与治疗。是否是"专科"，这对我们挽救亲人的生命十分关键。

我们的切身体会来自四个方面。

首先，专科医院在癌症的诊断与治疗过程中可能具备更多的新的信息与经验。

为什么这么说？就以我们做活检为例吧。

当海鹰在一家部队医院做了B超，医生怀疑他得了"淋巴瘤"后，就要靠活体检查来确诊了。那么，在哪里做这个"活检"、怎么做，就需要我们自己来判断、决定了。

按照通常的做法，活检很简单，打了麻药后，伸进体内一个小钩子，从有问题处勾出一块组织，然后在实验室进行培养、检测。这种办法创伤小，恢复快，因此几乎是所有医院的惯常做法。但是，当我向我的中学同学——一位肿瘤研究所的专家询问时，她说："是否采用创伤小的活体检查，要看对什么病。我听说，我院对淋巴瘤的活检已经不采用这种办法了。我先要向病理科咨询一下再给你回复。"

我的同学咨询后给我回了电话。她说，对淋巴瘤，"东肿瘤"已经基本不采用勾取活体组织的做法，而是尽量手术取出一个完整的淋巴结组织。因为，淋巴瘤的分类非常复杂，它的亚型分类有几十种之多，往往勾出一小块组织不足以说明什么，还要重新做。有的患者做了三四次都没能完成准确的医学诊断，这既给患者带来身体上和精神上的痛苦，又耽误了确诊的时间。所以，现在对淋巴瘤的活检，大多采用完整地剥离出一个结节组织的做法。其实，这个手术也是在门诊完成，也不十分痛苦，但对淋巴瘤的确诊却是万无一失的。

我们接受了这位专家的建议，就在"东肿瘤"做了这个活检手术——从海鹰的右腹股沟切开一条一寸来长的口子，取出一个完整的3厘米大的肿瘤。几天后，病理诊断完成，报告给出了活检组织的免疫组化结果：BCL2（3+），BCL6（2+），CD10（3+），CD19（3+），CD20（3+），CD3（—），CD5（—），Ki-67（30%+），MUM1（2+）。诊断结论为：非霍奇金氏淋巴瘤，B细胞来源，滤泡性，3级B。

我们没有走弯路，而我后来遇到的一些患者就没有这么幸运。有一位来自河北沧州的女患者，颌下长了个小肿瘤，在当地医院做活检。医院采用创伤小的办法，勾出一块肿瘤组织检测，发现勾出的组织太少，看不出是B细胞来源还是T细胞来源，只好再次勾取，但还是不够一个能说明问题的量，又勾……最后患者还是到肿瘤医院取了个完整的结节组织，才终于确诊——霍奇金氏淋巴瘤。因为耽误了时间，肿瘤已经从一个蚕豆大，长到了鸡蛋大。她说："早知道一定要切个整个儿的，受那些罪干嘛？"

所以我体会，专科的肿瘤医院毕竟在相关病症上见多识广，经验多，教训也多，上升为指导理论也更快，他们的患者便能更早地受益。

第二点，专科的肿瘤医院有强大的病理分析机构，这是正确诊断的基础。

众所周知，癌症来自于人体自身的细胞变异，千人千样，虽都是癌症，但用药完全不同。使用什么药完全取决于患者癌细胞的类型。这不同于炎症，不论是扁桃体炎，还是鼻窦炎，或是肺炎，只要是消炎药基本就不会错。可癌症一旦用错药，不见疗效倒在其次，重要的是，即使改正过来，身体可能也永远失去了对正确药物的鲜活感。这就为后期治疗增加了难度。

海鹰住院期间遇到的两个同室病友，都是因为在最初发生了诊断错误，才给后期治疗带来难度，这让我们为他们遗憾不已。

一位是吉林某县城来的小伙子，二十七八岁的样子。他年轻的太太告诉我们，因为在前胸摸到了一个肿块，他们到当地医院就诊。检查期间肿瘤一直在长，二十天功夫长到馒头大。医院说先手术，切下来后再进行病理分析，但他的病理分析一直没有结果。又是二十天过去，伤口还没长好，又一个馒头大的肿瘤长在了原来的位置上！这下他们只好来到北京，直奔肿瘤医院。当这里的专家给他确了诊，再用上化疗药后，原本应该很见效的药物在他身上不敏感了。那天，我听见医生给他建议：

如果家里经济条件允许，可以试试自身造血干细胞移植。我听了真替那个小伙子难过，因为我知道那意味着更大的痛苦、更多的经济投入与更大的风险！

还有一位河北承德的小学老师也是如此。只因为他的瘤子长在了胃里，一家医院就按照胃癌的治疗办法把胃切了，后来发现肝上也有，又切了肝，最后发现是淋巴有问题，他不得已来到北京，进了肿瘤医院，这才确诊原发是淋巴瘤。本来可以不用刀，只靠输液就应该见效的。但，为时晚矣。

还有，在"淋巴瘤之家"网站上，我读到过两个患者因为病理分析错误导致错误治疗的例子。

一个是南京人孙先生的帖子。他说，他父亲2011年3月因为肚子疼住进南京一所医院，经过腹腔包块穿刺和病理化验，确诊为T细胞淋巴瘤，遂开始化疗。四个疗程后，效果不明显，修改化疗方案，又是四个疗程，仍不明显，再改方案，再化疗三次。前后一年时间，肿瘤没下去，人已经消耗得气息奄奄。作为儿子，孙先生在网上查找资料时，遇到淋巴瘤之家的版主洪飞先生，并得知许多人因病理分析错误导致化疗效果不佳，便把父亲的病理白片寄给洪飞，由他交给北京友谊医院病理专家周小鸽。四天后，化验结果出来——弥漫大B淋巴瘤。孙先生带着这个报告找到南京的那家医院。开始南京的医院方面对北京的报告还持怀疑态度，自己再做，最后确诊为"弥漫大B"！此时，这位患者家属真是百感交集，好在终于有了正确的诊断，治疗有了正确的方向。

另一个帖子发自山东，患者因为鼻塞在县城医院作检查，确诊为T细胞淋巴瘤，家属觉得事关重大，到青岛的一所大医院再行检查，确诊为外周T细胞淋巴瘤，遂开始化疗。在化疗无效后，也是通过淋巴瘤之家的洪飞请友谊医院周小鸽专家做病理分析，最后确诊NKT淋巴瘤，让治疗回到正轨。

为什么会频频出现这种误诊？就因为对癌症的确诊需要非常强大的病理研究机构作为后盾，而一般的地方医院很可能没有这个人力与财力。据我所知，癌症的病理分析人才最难得。业内人士说，通常，培养一个成熟的医生要八年，但是培养一个成熟的病理分析师要十五年。他要见过多少切片才能一眼看出这个细胞是哪种类型，又是哪个分级！

我也进过"东肿瘤"的病理科，看到过它专有的诊断楼和先进的设备，知道国家在这些权威的专科医院是投了重金的。

第三，专科医院的医护人员在癌症治疗过程中见多识广，有丰富的应变能力，这在患者出现问题时真的非常重要。

海鹰在确诊后，主治医生为他选择了 R-CHOP 方案进行化疗。R 代表的是在化疗的第一天输"美罗华"。"美罗华"是生物制剂，是一种疗效好，伤害小的靶向药；CHOP 代表的是在接下来的两天要注射的长春新碱、环磷酰胺、表柔比星三种化学药品与口服的强的松激素片。

医生的方案正是我期望的。因为在所有有关淋巴瘤治疗的专业书上，都指出 R-CHOP 方案对弥漫大 B 细胞的淋巴瘤效果最佳（海鹰虽然是滤泡性，但当它有侵袭式进展时，就要按弥漫大 B 来治）。美罗华又称利妥昔单抗，是瑞士著名医药公司罗氏制药厂生产的。尽管它价格昂贵，一个疗程要 3 万（海鹰个子高，医生给他每个疗程用 700 毫升），但是想到它的治疗效果，再贵也不嫌贵了。我当时的感觉就是：美罗华，那是我先生战胜淋巴瘤的重要武器，那是救命的药！

但是，就在美罗华输进海鹰血管后的十分钟，他开始觉得头皮痒痒，紧接着身上痒痒，眼看着，他的手开始发红，脸和脖子也红了。他说："太痒了！"我撩开他的衣袖一看，胳膊上开始泛起一片一片的红色丘疹，再看脸，也在一层层肿起来，速度之快，真是太吓人了！同时，他情绪躁动，呼吸短促，心脏、血压的监视器也全部出现异常信号。

输液之前，医生和护士都曾嘱咐我们，这个药可能会引起过敏，有情况马上叫医生。可我没想到反应会这么大。我一边叫医生，一边心想：完了，美罗华可能用不成了——再输下去可能会要命；但是不输了，可能淋巴瘤的治疗效果就不能保证。真是两难！

这时主治医生杨大夫进来了。他迅速地看了一下海鹰的体表，马上关闭输液管上的卡扣，轻而有力地对护士说："停止输液，先抗过敏，注射 20 毫升苯海拉明。"

护士也十分冷静，动作熟练，一副见怪不怪的样子。苯海拉明很快就推进去了，没有一丝的拖沓。等待。观察。十分钟后，肿起来的大片红色丘疹像潮水一样开始退却。就像来时那么快，仅仅十五分钟，海鹰的身体完全恢复了平静。医生进来，看了看，对护士说："再观察十五分钟，如果没事，继续输液。"

当输液管上的卡扣再次打开，海鹰的身体连一丝反应都没有了，好像一切都没有发生过。我甚至怀疑那液体里是否有美罗华，是不是护士忘了放。

风波就这样平息，危险就这样化解。我真佩服这些医生护士，他们面对危险时没有一丝慌乱，仿佛一切都在意料之中，一切都在掌握之中。我想，这就是经验，这是他们在应对无数的患者在输液中反应、停药、打针、平息、再输液——这种循环往复的治疗过程中积累起来的。每次回忆起那个场景，我都后怕，万一落在一个没有经验的大夫手里，他会怎样？如果他胆子大，坚持继续输液可能就要了人命；如果胆小，干脆拔了管子，告诉你"病人反应大不能输"，让你失去了使用好药的机会；也可能他来征求我家属的意见，我又该怎么回答？分秒之间，我连咨询的时间都没有！我真的很庆幸，遇到这么一批专业的、有经验的大夫护士。

所以，我选择权威的肿瘤专科医院，是看中的他们的专业经验。

第四，我找专科医院不仅找的是大夫和护士，我找的还有病情基本相似的患者，找的是同病相怜的感觉和共度难关的气氛。

我始终忘不了第一次到"东肿瘤"去抽血化验的情景。那天，为了能在七点半医院开始抽血时我们能排在最前面，以便抽完血再赶到另一所医院去做 PET-CT，我们七点就到了"东肿瘤"的大门口。一下车，我惊呆了：晨光中，已经有一条长长的队伍排在了门诊楼的院子里。待到 8 点钟、四个抽血窗口全部打开时，等待抽血的患者已成四路纵队，人挨人，前胸贴后背，在门诊大厅里排出了数十米。我是患者家属，但是我与前后左右的队友搭讪，发现他们大多是癌症患者本人！这么辛苦，这么顽强，又这么不在乎！

后来的日子，我陪海鹰做检查、做 CT、换药、交费，在肿瘤医院的各个部门行走，见到的场景真让我震撼。那天无意间拐进了门诊输液室——一个巨大的房间，房间里一排排的蓝色软椅上坐满了输液的患者，一个紧挨一个，给我的感觉有上百人。他们默默地输液，有的闭目，有的看书，旁边没有家属的位置，所以每个患者都要自己观察输液的管子……如果这个场景在综合医院，你可以想象他们是得了感冒，患了咳嗽。可是，不是，他们一个也跑不了的全是癌症患者！

看到这个情景，我专门把海鹰带到这里，我跟他说："让你长长见识，你看了这个，就知道现在得癌症的人有多少，你并不孤独。"他走到门前，也震惊了，迅速用手机拍下了这难忘的一幕，说，"我可知道人的生命力有多顽强啦。"

以上四点就是我向病友推荐肿瘤专科医院的理由。

想想吧，只有权威的肿瘤专科医院，才能聚集来自天南地北的癌症患者，才能展示各种各样的癌症类型，他们为医生积累了极为丰富的病例，使医生见多识广，阅病无数。而医生的宝贵经验与专业知识一定会使我们的亲人在诊断和治疗上获益。

这也正应了老话说的：中医认人儿，西医认门儿。这个门儿里包含了国家的巨大投资、专业精英的聚集、先进设备的引进，以及无数患者用生命铺就的医学经验。

找明白医生是治病的关键

如果有一位经验丰富、学识广博、善于倾听，

而又注重细节的大夫，

给你一个推断有理、不含糊、正确的答案，

一切困惑就会解开，

对症下药就成为最容易的事情了。

  我先生海鹰患病初期，我的那位很有医学成就的老同学就嘱咐我：进专科的医院、找明白的医生——这是救命的保证！

  进专科的医院好理解，但是何谓"明白的医生"？因为是打电话，又都忙，我便没有深问，可是这个问题一直放在我心里。

  在海鹰治疗的过程中，在我与多位医生的接触中，我对这个问题的解答逐渐清晰。

  首先，这个医生是否算得上明白，一定看他在自己的医学专业领域是不是明白，他是否具备足够的医学知识与临床经验，是否对他自己给患者选定的治疗方案能够知其然，也知其所以然。

  海鹰的主治医生是我在一次淋巴瘤讲座会上知晓的。2012年3月，海鹰刚被查出淋巴瘤，做了活检，但结论没出，亚型分类还没明确，所以住院治疗还谈不上，只能在家静等。正好，"东肿瘤"有一堂关于淋巴瘤的讲座，我马上赶去参加。

  主讲人叫杨建良，曾是协和医院的医学博士，现在是医院淋巴瘤病房的主治医生。尽管他十分年轻，但他在讲座中把淋巴瘤的发生、分型、基本治疗方法、预后情况都讲解得很清楚，在回答患者提问时也能清晰解答。我想，此大夫不简单，是位明白医生。所以，当海鹰的诊断报告一出，我马上挂杨大夫的号，坚决要求归在他管辖的病房里治疗。当时他说病房条件差，床位紧，建议我们去他们的下属医院。我说："不，即便等两天也要在杨大夫的病房，决不去那些外围的医院——因为我实在不了解那边的情况。"

  正因为我们进了专业的医院，又遇上了一位明白大夫，海鹰的病治疗得很顺利。

首先是杨大夫为海鹰选择的 R-CHOP 治疗方案是最经典的治疗淋巴瘤 B 细胞来源的一线方案，此方案对症而有效；接着，在海鹰出现重度过敏反应时能够当机立断，果断处理，使治疗继续进行；最后，在海鹰出现肺损伤时，又能立刻停止化疗，给出"先治肺、后化疗"的建议，避免了"治癌不成反治人"的悲剧发生。所以，杨大夫的明白是基于对专业知识的熟知与经验。能遇上这样的大夫应该说是一种幸运。

还有一种明白医生更老到。他能以自己的专业知识为主干，旁征博引，使自己的知识体系宽泛而博大，使自己的医学知识之树叶茂而根深。做到这样的境界往往需要时间的积累。所幸，海鹰入住的内科病房主任石远凯大夫（也是此医院的副院长）可以称得上是这种明白人。

有一次，我在一本有关淋巴瘤的专业书上看到这么一种说法：如果患者不能承受 R-CHOP 方案，可考虑 R-CVP 方案。巧的是，我们的一个在美国专门研究癌症药品的亲戚发给我们的推荐治疗方案也包括 R-CVP。那么，我很想知道 R-CVP 是什么。

那天，正好医院举办咨询会，有一百位专家在大院里面对面给患者解惑答疑。我将此问题问了两位专家，他们都有些含含糊糊，我想我的问题也许太专了，有些难为人。我正要回病房，迎面走来石院长。我迎上前去："石院长，我想请教一个问题。在治疗淋巴瘤弥漫大 B 时，R-CVP 方案与 R-CHOP 有什么不同？为什么我们要选 R-CHOP，不选 R-CVP 呢？"石院长思索了一下，马上说："啊，是这样——R-CVP 方案比 R-CHOP 方案少一种化疗药，如果没记错的话是少了表柔比星。所以，R-CVP 方案药力小一些，对年老体弱的患者可以考虑这种方案。"

石院长的话简单明了，一下就解了我心中的疑惑，真不愧是大家。事后，我想，我这问题可能在淋巴瘤行里，属于必知，但我这么搞突然袭击似地提问，很可能会把大夫问蒙，而石院长能对知识招之即来，张口就答，可见其对此已经烂熟于心。而且作为副院长、作为大内科主任，他心里不仅要有淋巴瘤，还要有肺癌、胃癌、肝癌、直肠癌、胰腺癌等，那他的心里要装下多少治疗的方案呢？一个明白医生的心里要有怎样粗壮的一棵知识之树呢！

所以，当我们把亲人的生命托付于他们之手，心里应该是踏实的。

后来，我们在北京人民医院又遇到一位医生——呼吸科主任高占成，他以他看病的方式告诉我，我们绝对又遇到了一位明白医生。

记得，那是海鹰第四次化疗之后，身体已极度虚弱，骨髓抑制更重，白血球低到了 1000，而且不断咳嗽、低烧。我到医院去找大夫。主治医生不在，遇到一位年轻大夫,他听了海鹰的情况说:"先用抗生素,就按感冒治。"但是吃了一段时间感冒药仍不见好,体温一直在 37.2℃ 到 38℃ 之间。这时,海鹰的颈胸部 CT 扫描检查结果出来了,报告上写:"双肺多发斑片影,较前增多,炎症或化疗药物所致肺损伤?倾向其中,请密切结合临床并追随。"

收到检查报告的时候正是海鹰要开始第五次化疗的时候。继续还是停止?主治医生建议我们停了化疗,先到综合医院去治疗肺,治好了再回来接着化疗。

我回家后上网一查,得知患者在发低烧时如果继续化疗将十分危险,百分之百地会引起高烧,很可能就要了命。那么,这肺部的问题到底由什么引起?是因为体弱得了感冒,引起肺部感染?还是因为化疗药物引起的肺损伤?而作为化疗的实施者,一般不愿意承认是后者。但是我必须弄清,因为这决定着我们下一步治疗方案的抉择。

我一点时间也没耽误,第二天起大早,挂上了人民医院呼吸科主任高占成大夫的专家号。高大夫很专心地听我们讲述了病情,然后一张张把我们带去的片子插到灯箱上读,读得很仔细。这让我和海鹰很惊奇,因为很多专家不愿花太多时间在一个病人身上,能给你看七八分钟就不错。像这样听了陈述,又触诊、听诊,再看片,还要一张张比较的,真是难得,我们的感动油然而生。高大夫看罢,回转头说:"你的肺是药物性肺损伤。为什么这么断定?按常理,如果是炎症,肺部的阴影是局部的,是这一片,那一片,而你的片子显示,你的肺全部被这种雾状物所覆盖,很均匀,如磨砂玻璃一般。只有药物,才能造成这种整体的损伤。"

高大夫的分析入情入理,我们很信服。高大夫接着说:"先给你开消炎药,吃一周,可能稍有缓解,如果不能彻底好,就要按照肺损伤治疗,那时就要上激素。但是我们最好不要轻易上激素。"

接下来的治疗我们遵循了高大夫的指令,在吃了几天消炎药后改为中药调理,没有使用激素,几个月后,肺损伤有所缓解。这是后话。

我和海鹰常常回忆起高大夫看病时的情景——亲切而专注。最难得的是他能运用他的专业知识去分析问题,层层透视,抽丝剥茧,最终给出问题的答案。这是明白医生的又一个层次。

我常想,当我们身体出现不适,又找不到症结出在何处,那时是最心烦的。但是如果有一位经验丰富、学识广博、善于倾听,而又注重细节的大夫给你一个推断有理、不含糊、正确的答案,一切困惑就会解开,对症下药就成为最容易的事情了。而且,一个正确的判断会为下一步治疗方案的制定提供最可靠的依据。

第二章
癌症治疗：争取走对每一步

我们很幸运，在治疗的几个关键时刻能遇到这样几位明白的医生，使治疗过程比较顺畅。但是，要说明的是，我们每次到医院看病，并不是回回都能遇到明白医生，甚至有时遇到的医生很肤浅，你能感到他懂得的还没有你懂得的多。遇到这样的医生怎么办？躲开。再去挂其他大夫的号。毕竟，人和人不同，每个人对自己的职业要求并不一样，世上有尽职尽责的"白求恩"，也有穿个白大褂图有虚名的医界混混。再有，每个人都有一个成长的过程，医生也不例外，总要允许年轻医生有个积累和成长的时间。只是因为我们的亲人得的是癌症，是个跨界在生与死之间的病症，所以我们必须找到用心的医生、成熟的医生，不能让我们的亲人耽误在个别医生的青涩里。

这是为什么我们一定要找明白医生的原因。

住普通病房是我们的首选

住在普通的病房，
我们遇到了很多，见到了很多，听到了很多，
这绝不是在 VIP 病房所能遇到、见到、听到的。
我们感激这里遇到的每一位病友，
他们以他们的方式让我们懂得野草繁茂的原因，
让我们明白什么叫"不放弃"。

通常，大医院的住院部都有普通病房和 VIP 病房之分。

VIP 病房，顾名思义，是给重要人物住的，条件自然会好很多。一般都是单人间，带独立卫生间，有自己的冰箱、微波炉，有沙发。那里安静、舒适，探视的亲友也能有个舒适的坐处。所以，只要患者的经济条件允许都会首选 VIP 病房。

记得二十多年前，我公公肝硬化，临终前住的是一所医院的 VIP 病房，偌大的病房里就是他一个人，安静得几近冷清；八年前我婆婆肺癌晚期，也住的是一所医院的 VIP 病房，静静的，能够让她老人家那么从容地与我们一一告别。我先生一家兄弟姐妹因为能让老人家临行前住在舒适的病房感到欣慰。他们说，这让老人走得很有尊严。

而今，是我先生海鹰病了，我们应该选择住什么样的病房呢？

人到了这个时候，大多不太考虑经济问题了，能让患者住得舒服一天是一天，所以都希望住个 VIP 病房。而我的想法不太一样。我觉得，我们应首先追随大夫，追随好大夫！再好的住房都救不了亲人的命，只有好大夫、明白大夫才是转危为安的希望。

我的经验是，普通病房因为患者多，大夫护士的力量也更强。VIP 病房因为患者数量相对少了，专家仅为定时光顾，不会常驻。而以我的观察，有些医院的 VIP 病房与普通病房完全不在一个区域，医生护士也完全是两拨人；但在有些医院，高档病房与普通病房就在一个区域，甚至就在一个楼道里，由同一拨医生护士负责。

如果是后者，选哪里都可以。

其实，在权威的肿瘤医院，或在一些著名医院的肿瘤科，根本就不存在你想选择什么病房的问题，因为——人满为患，一床难求！

我记得，当我跟肿瘤医院的杨大夫表示一定要在他手下看病时，他说："我们医院内科病房的条件很差，你可想好了，很多人住进来就后悔。"我说："我们年轻时在内蒙古插队，马棚、羊圈、柳芭棚子，哪儿都睡过。现在不是为了尽快输液嘛，有个地方能躺下就成！"

三天后，我们被通知有床位了。能这么快入院真是我们的造化！

当我提着盆端着碗推开病房的房门时，我疑惑了——这是男病房还是女病房？是不是走错了？老病友说，没错，就是这儿！

这儿是中国著名肿瘤医院的内科病房。旧楼。20世纪70年代的作品。不要说楼体外的整体形象斑驳不堪，就是内部房间，三个病床一字摆开，就剩下三个床头柜的地方了。三把椅子三个色儿，三个吊杆三个样，老旧的铁窗关不严，房顶倒是很高，趴在上面的蚊子你想打可也够不着。最难过的是，长长的楼道里，十几个病房，同时住着几十位患者，但是就有一处公共卫生间，一男一女，一蹲一坐，排队不说，那个味儿，那个邋遢，让你蹲不下坐不下。不论清洁工怎么勤快，楼道里永远飘浮着浓浓的"混合味儿"！当然，更奇怪的是，同一病房里出现了两种性别——我们床位的左边是一位六十来岁的山西大姐，右边是一位八十多岁的内蒙古大爷！

我心想，可能因为我们这间病房里的患者年纪都大了，都无所谓了，就这么凑合吧。谁知，第二天，内蒙古大爷出院，换进来的竟然是一个二十多岁的唐山姑娘！我看着她和她的妈妈，无奈地解释说："这里床位太紧张了，年纪大的就这么混住了，你这么一个年轻姑娘怎么也住进来了？"姑娘倒很开朗："没关系，我学的专业就是护理，所以我不避讳！"

好一个不避讳！面对着这个可爱的姑娘，我一下明白了很多：癌症，让人们模糊了以往所有的差异，它模糊了你的名誉、地位、财富，也模糊了你的年龄、相貌，甚至性别！癌症，把一切人间的不同抹平，化繁为简，万象归一，那就是——来这里的只有一种人——癌症患者！

其实对这里病房条件差我十分理解。2008年时海鹰的哥哥因为肺癌住在北京协和医院的癌症病房，条件也是这样的差，甚至看上去还不如这里。当时我看着那斑驳的墙皮，憋屈的小床，心想：这么著名的医院怎么就不能装修一下？可看着那

033

乌泱乌泱往里涌进的人群，我就明白了，医院哪里有空儿装修？你医院想停业，患者还不答应呢！这是中国的国情决定的。

这样想心就豁亮，就不在乎了。我跟病友说："病房虽破旧，但大夫都是高手，他们哪个不是顶尖医学院的高材生？再说，住院的时间也不长，输几天液就可以回家了——到家再享受吧！"

以后的治疗过程真的如我所料，我们虽然舍了舒适的病房条件，换来的却是正确的治疗方案和专业的护理。

如果说，追随好大夫是我们选择普通病房的主要目的，那么赢得患者之间"同病相怜"的温暖与"共同抗癌"的信心，则是我们住在普通病房里的更大收获。

当我们走进了肿瘤医院，住进了普通病房，马上感到，我们并不是世界上最晦气的"倒霉蛋"，跟我们一样的"倒霉蛋"大有人在！比如，海鹰左边病床的山西大姐，她的病虽然也是淋巴瘤，但是瘤子长在了胃里，胃里有大片的溃疡，本来吃饭就不行，这一化疗就更是滴水难进，药的剂量要减，疗效就受影响，可是也急不得，只能慢慢来。她看着海鹰一顿猛药进入，脖子上的淋巴结眼瞅着下去，她那个羡慕，可是她不能急；海鹰右边床的那个年轻姑娘，二十四岁，刚刚到澳大利亚留学半年，就发现胸前长了肿块，被诊断为伯基特淋巴瘤，一种高侵袭性肿瘤。看着她，任何人都会难过，我们已经年过半百，而她还如此年轻！

当你面对这些同室的难友，当你感到他们的病患比你更严重，他们的处境比你更困难，最初，你的心里会有一丝的宽慰——你不是掉进深渊的唯一，这里有个巨大的群体；紧接着，你的心中会升腾出一股对他们无边的同情，你希望去伸手拉住他们，把他们拉到自己的水平，让他们也能看到希望之光——这是同病相怜的感觉，这是没有一丝幸灾乐祸的平衡，这是患难与共，同船共渡的挣扎。

就在那一天，当我见到同病房年轻姑娘的妈妈时，我真想拉拉她的手。那是怎样一种悲哀啊——无声，无泪，不坐，双手抓着床栏，两眼呆呆地看着女儿，你感到，要不是这个床栏杆，她随时都可以倒下。

我开始跟姑娘聊天，知道了她的名字叫刘狄。她刚在澳大利亚留学半年就被查出得了淋巴瘤，因为那里的治疗需要再等两周才能开始，而她的病情不允许等待，所以她回到家乡唐山。她担心妈妈承受不了，一直告诉妈妈是良性瘤子，而联系北京治疗的事情都由她的小姑代为安排。她说，她妈妈本来就怀疑，今天一下车，看到医院门口"肿瘤医院"的大牌子，一下就明白了，当时就瘫坐在地上。

"小刘妈妈,你知道我们得的淋巴瘤是最容易治疗的一种癌症吗?"我微笑着跟刘狄的母亲说。"如果人的一生必须得一种癌,我们得的是淋巴瘤,这真是幸运。因为它太好治了。如果说十几年前,得了这病没治,那么现在我们有药了,美罗华一针下去,瘤子马上小了,两针下去,就不见了。这就像上世纪五十年代以前,一说得了肺结核就等于宣判了死刑,可是后来发明了雷米封,结核病就根治了,谁现在还把肺结核当回事呢?所以,别担心,你的女儿肯定能好!"我都不知道我当时在说什么,这话里有多少错误,我只知道,小刘妈妈的脸转向了我,她的眼睛活泛了,她惨白的脸上有了生气。她低声问我:"这病真没事?""没事!"我肯定地回答。

接着我给她讲我在玉渊潭公园里看到的癌症患者靠练习气功一个个康复的故事;讲我的战友肺癌20年,现在活得好好的故事;讲报纸上刚刚登载的一个女大学生勇敢面对癌症,与化疗反应作斗争的故事——那个女孩得了癌症,看到痛苦的母亲,她告诉自己:为了母亲,一定要活!所以她化疗时再难受,再恶心,也坚持吃饭,吃了吐,吐了吃,她要让身体强壮起来好接受治疗。最终,这个女大学生康复了,她没有让母亲失望。

我注意到,我在讲这些故事时,左边床的山西大姐和她的老公也从沉默中苏醒,开始插话,小屋的气氛变得温暖而柔软,小刘妈妈的脸上终于露出了笑容。

第二天,小刘跟我说:"阿姨,你知道吗,我妈听了你的话,昨天夜里她第一次睡着了!"小刘妈妈趁女儿不在房间跟我说:"这位大姐,昨天听了你的话我才想开了,要不我真要跟孩子一起走了啊!孩子的爸爸走得早,是因为一场车祸。我就剩闺女一个亲人了,她要有个好歹,我就不活了!"

就在我们的交谈中,山西大姐也来安慰小刘的妈妈。从此,我们这个病房的三个家庭成了好朋友,我们说,一定要建立信心,为了家庭的完整,为了亲人,一定要战胜癌症,一定要康复!

此后,我先生每次化疗都会被安排在不同的病房,我们也都会结识新的病友。病友大多来自东北、华北的黑龙江、吉林、辽宁、内蒙古、山西、河南、河北,从城市到乡村;有男的、女的、老的、少的;有干部、教师、商人、农民、学生。不论他们来自哪里,不论他们是什么身份,我和海鹰都愿相信:今天能与他们共住一个病房,一定是前世有缘,否则不能这般亲近。所以,鼓励他们、唤醒他们、帮助他们,那是命运使然,是使命使然。

我记得那是海鹰第四次化疗。我去隔壁看望我们第三次住院时的病友。他的临床来了一个河南鹤壁的小女孩。女孩子的脖子上长了一个巨大的肿瘤,连带着小脸也肿胀得明晃晃的。她躺不下去,躺下无法呼吸,只能摇起床来靠着坐;她身上插着输液的管子,闭着眼睛,不停地在吐。她的父母站在床边一边给她接着不断吐出的口水,一边默默地擦着自己不断涌出的泪。我不禁走到女孩的床边,轻轻地握住她那小小的手,"多漂亮的孩子,多大了?""12岁。"她的母亲代她回答。我看着小姑娘:"是啊,化疗真难受,是不是?可是难受过了,我们就好了。你这么小,这么年轻,你的生命力比大人旺盛,你就更容易康复!小姑娘,你知道吗,你一定能好的!"

这时,我们以前的病友马上跟小姑娘的父母介绍:"这就是我说的那位中央电视台的大姐。"小姑娘的母亲马上像见到亲人一样,拉着我对女儿说:"你看,中央电视台的阿姨都说你能好,你就一定能好!"

其实,我只是多年以前在央视工作,后来调到了其他单位。可能因为一些好友探视时聊到台里的事情,他们以为我仍是央视人。但是今天,我面对着孩子信任的眼睛,我不能解释,因为中央电视台的光环使孩子对我增加了绝对的信任感,在她的心里,我的话可能比医生的话都管用。我愿意她坚信自己能好起来!

后来再见到她,她已经坐在床上看书写作业了,而我跟她说的话就成了:"别急,恢复需要时间。留得青山在,不怕没柴烧。彻底好了再学习来得及!"

面对同病相怜的患者,我们伸出了自己的手,当对方信任地把他的手放入你的掌心,你感到的是无边的爱。这种爱会在病房里传播,这种信心也会在病房里播散。由此,整个病区都会荡漾起一种向上的气氛,一扫昔日里愁苦哀怨的阴云,从而营造出一个气场,一个向命运抗争的气场,而且是必胜的气场!

病友需要这样的气场,我们也需要这样的气场,这里有利他的因素,也有利己的所得。要知道,这种强大的气场是很难在宁静的VIP病房里营建的。

在"东肿瘤"的内科普通病房里,我们不仅是信心的传播者,我们更是勇气的收获者。

有一次,海鹰住在了一个五人间。对面床是一个五十开外的农民。他说他化疗三个疗程了,每个疗程两天,他不在医院睡,每天回家,第二天一早再来。我问他家住哪里,他说怀柔。"怀柔?那太远了!""方便,倒两次车就到医院门口了。"他告诉我,他每天四点多起床,吃点儿饭,带上中午的干粮,五点出门。村边就有公交汽车站,先坐到县城,再倒上进北京城里的车,到了总站再倒一趟就到医院门口。

他说，八点半输液，误不了。还说，他输的液少，下午两三点就输完了，再坐车回家，到家晚上七点，不耽误吃晚饭。

这位农民兄弟得的病也是弥漫大 B 淋巴瘤，化疗有点效果，但是并不理想。我问他是否使用了美罗华，他说："我才不用呢！每次好几万，我用了，一家子的日子别过了！"

头天下午他输完液，铺扯利落床单，一个人默默地走了；第二天一早，他一人又提个袋子默默地来了。每到大家吃午饭的时候他都会转过身去，吃他带来的干粮。他衣着整齐，凡事不求人，活得很有尊严。每次他输液离开后，海鹰都要说一句："真佩服，多顽强的农民兄弟！"

住在普通的病房，我们遇到了很多，见到了很多，听到了很多，这绝不是在 VIP 病房所能遇到、见到、听到的。我们感激这里遇到的每一位病友，他们以他们的方式让我们懂得野草繁茂的原因，让我们明白什么叫作"不放弃"，同时，也让我们体会了关怀他人的快乐。

总之，这个条件很差的普通病房带给我们的是肿瘤的消失，是面对癌症的从容，还有彻底战胜癌症的信心。

靶向药的两面性

对于一种新的药品，

我们如果找不到其他患者使用后的评价，

找不到相关的治疗效果的报道，

那么，要相信自己身体的感觉，

因为只有你自己才最知道

哪种药在你身体里是种什么作用，

任何人代替不了你！

我在前几节文章里都提到美罗华治疗淋巴瘤的巨大威力，所以我必须马上补上这一节，以提醒读者靶向药物的两面性，免得误导读者。

什么是靶向药？

我在百度空间里搜寻了一下，有一条是这样解释的，"分子靶向药物治疗是近年新兴的一种治疗手段，因其具有高度选择性地杀死肿瘤细胞而不杀伤或仅很少损伤正常细胞的特点，且安全性和耐受性较好、毒副作用相对较小，不少患者将其视为治疗癌症的一线生机。"

还有一条这样解释，"分子靶向药物利用肿瘤细胞与正常细胞之间分子生物学上的差异（包括基因、酶、信号转导等不同特性），抑制肿瘤细胞的生长增殖，最后使其死亡。"

以我的理解，靶向药是相对于以往的化疗药物而言。以往的化疗药在杀灭癌细胞的同时不分好坏地把人体的正常细胞也一同杀灭——在这个意义上，我们可以把它想象为没有靶子的散射。所以，许多患者没有倒在癌细胞的过度侵袭上，却倒在了药物对正常细胞的绞杀上，倒在了药物对健康肌体的过度破坏上。

应该说，靶向药是人类在抗击癌症路上的巨大进步。

但是，靶向药并不是对所有患者都适用的。因为，人与人不同。

随着医学研究的进步，人们知晓了癌症来源于每个人自身正常机体的运转失常，来源于细胞代谢的规律失衡。那些本该死去的细胞突然不死了，它们不断堆积，形成了肿瘤,并不断在人体里增长、传播、转移、占位。根据这一发现,药学家希望能发明一种药,可以阻断癌细胞的生成,如毁掉细胞信息传导的通路、破坏癌细胞周围血管的生成,等等。很可惜的是,当药学家历时数年,发明了一种抗癌药物后,它却并不像人们所期望的那样,能对所有患者适用,能对各种癌症适用,因为,每个人的 DNA 不同,细胞性质也不尽相同。

所以,患者一定要首先确认自己的疾患性质,才能确定哪一种靶向药与你匹配。当然,目前研究出的靶向药种类有限,不是所有癌症类型都有靶向药的。这点比较遗憾。

下面,我想以我们的经验,谈谈我对使用靶向药的体会。

首先,我要告诉患者的是,如果你的病有了可与之相匹配的靶向药,请尽量使用。因为海鹰就是靶向药的受益者。

海鹰在化疗前接受的 PET-CT 检查显示,他全身的淋巴系统都受到了侵害,不仅腹股沟、腋下、颈下,就连腹腔、纵膈,凡是有淋巴的地方全是一嘟噜一嘟噜的大肿瘤,每个都在 3 厘米左右。从确诊到住院,只等了几天时间,我就发现他脖子后面又长出来两排结节,隔着肉皮,看得清清楚楚,从发根到肩膀,一边三四个,个个蚕豆大。我看着非常揪心,又不敢跟他说,怕加重他的心理负担。

那是化疗的第一天,使用的仅有美罗华一种药。我记得那天他输完液,就在病房睡了,我一个人回的家。第二天一早,我从家赶到医院,他正坐在床边低头吃早餐。

我从他背后过来,一下就看到他的后脖子,我不由地惊叫:"嘿!脖子后面的结节全没了!"

我的话把他吓了一跳:"怎么跟菜市场的老太太似的,咋咋呼呼,说风就是雨了!"

"真的,你脖子后面那两排鼓出来的瘤子不见了。一夜的工夫就没了!"

他摸摸,什么也没有。我说:"起码是隔着肉皮看不见了,消失的是不是太快了,快得有点吓人。"这时医生进来,也摸了摸,说:"下颌的肿瘤小了许多,肯定不再是 3 厘米大了。"

第二个疗程过后,也是第三个疗程即将开始的时候,海鹰做了增强 CT,报告显示:"腹腔、腹膜后及左侧腹股沟可见散在的小淋巴结,最大短径约 0.7 厘米,请追随;盆腔及右侧腹股沟未见明确肿大淋巴结;右侧颈下深处颈动脉后方软组织略多,大小约 0.5 厘米 ×1.0 厘米,建议追随;纵膈(4R、5 区)可见多发小淋巴结。余双肺门未见明确肿大淋巴结。"

在这份报告里我读到了三处"未见",读到了原先肿大淋巴瘤变成了 0.7 厘米和

1.0厘米大的小淋巴结,读到了原来肯定在3厘米的肿瘤被描绘成"软组织略多"。这是多么鼓舞人心!

后来,海鹰又做了两次相同方案的化疗。第四次后的检查报告就是"全部未见"了。

应该说,靶向药在海鹰的治疗上起到了决定性的作用。

当然,靶向药大多是进口药,药价昂贵,这一点毋庸置疑。像治疗淋巴瘤的美罗华,个子不高的患者用500毫升,大约2.5万元;个子高的,可能用700毫升,每次是3万元。如果按常规的6次化疗计算,就是18万元。几年前,我的朋友得了肺癌,医生建议她用易瑞沙靶向药。她说,每个月光吃此药,就要1.8万元。还有一个朋友,使用特罗凯,每个月2万元。可见,靶向药没有便宜的。当然,这是2012年的情况。现在像美罗华这种靶向药在很多省市已经被纳入了医保。

在此,我希望,如果患者在治疗时,能遇到有与自己的病患相匹配的靶向药,那是上天的恩赐,要尽量用。我先生临床的一位农民兄弟,得的是同一种病,他没有接受靶向药,只选择的是CHOP方案,少了R,他的疗效就不理想,化疗两次后,肿瘤就不再缩小,真可惜!

第二,我要说的是,靶向药并不能对所有患者有效。

正如前面所说,癌症是自身环境紊乱造成了细胞变异引起的疾病,由于每个人的DNA不同,所以便千人千样。即便我们得的是同一种病,比如都是肺癌,都是肝癌,都是淋巴瘤,但里面的分类却各不相同。就我所知,肺癌里有鳞癌、腺癌、小细胞肺癌、非小细胞肺癌;肝癌分原发与继发;淋巴瘤更分为霍奇金氏、非霍奇金氏,而在非霍奇金氏下面又有几十种亚型分类,绝不是一个"淋巴瘤"可以概括。就拿美罗华来说,它的药名是利妥昔单抗,针对的是非霍奇金氏B细胞来源的淋巴瘤,而且一定要在免疫组化染色后,CD20一项呈阳性时使用才有意义。你的CD20不呈现阳性,美罗华对你就失去了意义。

就拿海鹰邻床的山西大姐来说吧,她听说美罗华效果好,也希望尝试,但是她的CD20呈阴性,医生没有给她使用。化疗四个疗程后,她的肿瘤消退得很慢,治疗效果不佳。无奈,医生说给她使用美罗华试试,希望奇迹出现。那天,这位大姐很兴奋地给我打电话:"我也要使用美罗华了!"可是,效果仍然不像我先生那样明显。后来,她只好放弃化疗改为放疗了。

所以,在使用靶向药前,还是多了解一下,自己在网上找一找药品的说明书,详细了解它是否真的对症。如果不对症,那就真是白花钱了。

还有的靶向药几乎就是"安慰药"。比如,有一种治疗肺癌的靶向药,在它的说明书上的"使用范围"里就明确写道:"适用于两个或两个以上化疗方案失败的局部晚期或转移的非小细胞肺癌的三线治疗。"这里有三层意思,第一层意思是,患者已经采取过两种,甚至多种治疗方案,均不见效。说白了,再用其他药也不会起根本的作用了;第二层意思是,只对非小细胞肺癌起作用;第三层意思,此药是三线药品。就是说,治病时医生并不是首先推荐它,其原因可能是它尚不成熟,或者副作用大、价格昂贵、有效人群比率低等。那么它的使用意义在哪里呢?在于"提高患者的带瘤生存率",在于它"较其他安慰剂更有延长患者生存期、提高生活质量的作用。"很清楚,它的比较对象是"其他安慰剂",而并非治疗药物。

我们的患者在面对这类靶向药时,就不必像对一线药品那样"非它不可",而是可以根据自己的病情和经济状况掂量一番再决定是否使用。

第三,靶向药也有副作用,千万不要被"靶向"二字迷惑。

"靶向"只是相对而言,"副作用小"也是相对而言。其实,它的副作用对有些患者并不小,而且很大,只是我们的媒体对此报道得很少。这可能是因为它的疗效好,人们更愿意忽略它的缺点,或者是因为它所带来的巨大经济收益,一些医生、医院、药商便不愿去正视它、承认它的缺点。这样就误导了患者,以为使用靶向药就只有好处,没有伤害,即便身体出现了不适,也要将其归咎于其他药物的身上。这种忽视,对患者来说不仅不公平,也是非常危险的。

仍以海鹰的治疗为例。

海鹰使用靶向药美罗华后,疗效非常好,淋巴瘤迅速缩小并消失——这是不能抹杀的。但是,在第四个疗程结束后他便开始低烧,并伴有咳嗽。我们向医生询问。那天主治医生不在,遇到的是另一位年轻的医生。他回答说,一定是感冒了,不会与化疗有关。但是,连续三周的消炎药并不见效,体温仍在不断升高。在作了增强CT后,片子上的雾状影像才告诉我们是药物造成了肺损伤。我们与医生探讨下一步的治疗方案时,医生说,药物损伤不一定是美罗华所致,也可能是其他化疗药引起,因为环磷酰胺、长春新碱和表柔比星都可以对身体造成损害。先治疗好肺,回来时把药调整一下再化两次。

那么,到底是哪种药造成的损伤?只有搞清这个问题,才能确定下一步的治疗方案。如果不是美罗华,是因为另外的三种药引起,我先生还能以美罗华一种药继续治疗,但如果是美罗华造成,那么化疗就只能全部停止了。

为此,我在网络上搜寻化疗药与肺损伤的信息。真巧,我看到空军总院呼吸科的一篇文章，题目就叫《利妥昔单抗致肺损伤五例及文献复习》（发表于《中国呼吸与危重监护》杂志 2012 年第 3 期，作者刘一、胡小龙、王东、张波）。

文章开宗明义，指出本文的目的就是要提高对利妥昔单抗导致肺损伤的认识。文中说，5 例患者均接受了含利妥昔单抗方案的化疗，分别在 3~5 个疗程后出现发热、咳嗽或呼吸困难的症状，胸部 CT 表现为弥漫性间质病变。5 例患者均有不同程度的低氧血症或呼吸衰竭。（注："利妥昔单抗"就是美罗华。）而另一篇文章《分子靶向抗肿瘤药物与间质性肺疾病》（发表于《肿瘤防治研究》杂志 2011 年第 5 期，作者熊海林、袁霞）也提到了利妥昔单抗给患者带来的肺部伤害，可见此药对肺的伤害确实存在。

就在那几天，我陪海鹰到玉渊潭公园的抗癌乐园练习郭林新气功，正好遇到一对六十开外的夫妇。女士说，她得了淋巴瘤，弥漫大 B，也是 R-CHOP 方案，只化疗了三个疗程，就造成肺损伤、呼吸困难、发烧，她只能停止化疗，治疗肺。现在每天吃糖皮质激素。前几天，感觉好些，便停了激素，没想到马上又开始发烧，38 度多，还咳嗽，只好继续服用激素药。她说，肺伤得不轻，担心今后离不开激素了。至于化疗，她再不敢做了，她说，再化，就是呼吸衰竭，就要命了，所以今天来公园是看看气功能不能顶用。

一段时间以来，我和海鹰一直在是否继续化疗上举棋不定，听了这位女士的经历，我们决定：不能有丝毫的犹豫了，一定要停止化疗，包括使用美罗华！

2012 年海鹰的治疗在第四个疗程后停止了。他依靠中医和气功使身体逐渐恢复。后来因为各种原因在 2015 年后又多次复发。在治疗中，他每一次都使用了美罗华，每一次都疗效不错，也每一次都有不同程度的身体损伤。而我们只能是两权相害取其轻了。

当我们走过这段历程，我衷心地希望我们的医药工作者、医务工作者在介绍靶向药时，要像强调它的优点那样强调它的副作用。不论它的疗效多好、利润多大，都要让每一位使用靶向药的患者都能对它的优长和短处心知肚明。从而，能自觉地，以他自己最切身的感受，与医生一道，斟酌药品的剂量，把这难得的靶向药的好处应用到最大限度，把它的副作用降到最低水平。

另外，对读者还要提醒一点：对于一种新的药品，我们如果找不到其他患者使用后的评价，找不到相关的治疗效果的报道，那么，要相信自己身体的感觉。因为只有你自己才最知道哪种药在你身体里是种什么作用，是个什么感觉，任何人代替不了你！

这是我对病友的提醒。切记！

癌症患者要当治疗的参与者

> 癌症仍是一个人类尚未解开的谜。
> 从这点上说,每一个医生都不应妄自尊大,
> 而每一个癌症患者又都有了一份沉甸甸的社会责任
> ——要与医生为伍,
> 用自己的身体去体会癌症的来龙去脉,
> 从而能为解开癌症之谜做点贡献。

为什么癌症患者要参与治疗?为什么癌症患者不能像其他疾病的患者一样仅遵医嘱就好?为什么癌症患者在面对死亡的魔鬼时还要让自己如此冷静,去与医生一道设计自己的治疗方案?是不是太累了?有这个必要吗?

以我的经验,这个累要受,这个心要操。因为,癌症与其他疾病不同。

往大里说,癌症仍是一个人类尚未解开的谜,我们至今也不能确切地说它到底因何而生,如何能治,尽管数十年来无数医学志士前赴后继,苦苦钻研,但是至今没有找到一个对癌症可一剑封喉的良药。从这点上说,每一个医生都不应妄自尊大,而每一个癌症患者又都有了一份沉甸甸的社会责任——要与医生一道,用自己的身体去体会癌症的来龙去脉,去倾听药液在自己血管里流动的声响,去感知食物、空气、水、气功,以及一切与生命有关的事物在自己身上所引起的变化,从而能为解开癌症之谜做点贡献。因为,患者可能比医者更接近癌症的本源。

往小里说,每个癌症患者的年龄不同、性别不同、体质不同、DNA不同,尽管你与另一位患者得的是同一种癌症,但治疗的效果可能完全不同。你可以回想一下,曾经你身边的同事、朋友、亲人里是否有这样的例子,甲和乙同为肺癌,但甲走了,乙却活得好好的;丙和丁同为胃癌,但是丙走了,丁却活了下来。这里的生死,似乎并不因财富决定,不因谁使用了什么好药、谁采取了什么先进疗法决定,也不因谁原先的体质更好些决定,只因为某种治疗方案那么寸劲儿地嵌合了他的身体状况,才使他转危为安,摆脱死亡。

我们说好医生学富五车，我们说明白大夫见多识广，有丰富的经验，但是，他们关于癌症的一切知识与经验完全来源于他人。对于医生来说，你身上的某一点病症，可能就是全新的。

比如，据我所知，美罗华用在西人身上，几乎没有肺损伤的记录（或极少），但是到了亚洲人身上，肺损伤就出现了。开始，医生们还很费解："不会啊，药品的副作用里没有这一条啊，欧美癌症研究中心没有这方面的研究报告啊，怎么就出现了呢？会不会是其他因素引起？"如果，你自己没有主见，对自己的身体感受也不相信，很可能就会沿着这种僵化的错误思路走下去，在治疗上就会犯错误。

还比如，我先生在查出淋巴瘤之前，皮肤极度瘙痒，当医生怀疑他是淋巴瘤之后，我翻看有关书籍，书上都明确写着，皮肤瘙痒是"霍奇金氏淋巴瘤"的典型症状，而"非霍奇金氏淋巴瘤"就没有这一条。那时，我还庆幸地认为我先生得的是"霍氏"，不是"非霍"，病较轻。没想到，化验结果出来，是"非霍"。再问一些病友，几位全身系统都被淋巴瘤侵害的非霍奇金患者也都有瘙痒难耐的情况。为什么我们的症状与书上写的不太相同？后来我想明白了，因为书是欧美专家写的，是人家以白人的病例为基础总结出来的，这就可能与我们的亚裔人种有区别。就此，我也曾将瘙痒这种现象向一位加拿大的淋巴瘤专家请教。他一口否认："不会的，非霍奇金淋巴瘤不会痒，痒的就不是这种病。"看着他那自信的样子，我无言以对——痒在自己身上，病在自己身上，而且几年来为此多方寻医，均不见效，可一针化疗药一去，就全身清爽，再不瘙痒；药物停了没俩月，瘙痒卷土重来，这说明什么？这位医生一口咬定皮肤瘙痒是干燥引起的，说抹些油性大的润肤霜就好，你信吗？

所以，我们要不唯书本、不唯经验、不唯权威，真实地将自己的感受讲出来，求得医生的重视与理解，以便选择出最合适的治疗方案。

我还有一个例子说明这个问题。

那是海鹰弟弟的老岳母。

老太太自身就是医生，曾是北京北大医院的儿科主任。在2011年秋季，她80岁时，在一次常规体检中发现肝部有占位性病变，被确诊为肝癌。因为岁数大了，她的同事不建议她采取什么过激治疗，但是她自己坚持要治，可能出于医生的洁癖——一定要把身上的不好的东西清理掉。既然如此，她就在本院接受射频消融治疗。第一步是堵塞肝部肿瘤的血管，打入化疗药，数日后，再从肚皮上直接用针头插向肿瘤，用高温烤烧病灶；因为一次不能全部将肿瘤消融，会有残余，所以手术后还会化疗，过段时间还要再做。虽说这种手术属于微创手术，但毕竟患者已经80岁了，而且，不论是从大腿根往肝脏置放治疗管，还是化疗、烧灼，哪一样痛苦都不小。即便这样，老太太居然做了两次射频消融和6次肝脏定位化疗！

每次手术结束，老太太都要问她的主治医生："下一次什么时候做啊？"她的那位小字辈儿的同事（当然也是医院里最好的专家），都会这样回答："老太太，听您的，您说什么时候做，咱们就什么时候做，全在您的感觉。您感觉好，能承受，咱就做；您觉得身体弱，咱们就等。"

就这样，往日的两位医界的专家，今日的患者与医者，配合默契，闯过一关又一关，走到了2013年。现在，老太太82岁了，仍然精神不错，每天能围着北海公园里的海子绕行一大圈。前不久，她又顺利接受了一次肠息肉的切除术。这，不能不说是医者与患者共同创造的奇迹。

所以，患者不要把自己视为治疗的局外人，要积极参与，积极与医生沟通，反映治疗时身体的每一个细小变化，从而得到恰如其分的治疗。

这就是我建议患者成为治疗参与者的原因。

抗癌：第一时间的抉择
——得了癌症，第一时间怎么想、怎么做

化疗时一定保护好血管

试想一下，

那些有着强烈刺激性和腐蚀性的药液在血管里流淌，

我们细弱的血管怎么受得了？

众所周知，化疗，是癌症治疗的重要手段。要化疗，大多要输液；要输液，就一定要使用我们的静脉血管。

多年以前，我记得输液就是扎手背。如果需要连续输几天，就是今天拔了明天扎，今天左手明天右手，扎得手背上青一块紫一块。后来进步了，护士会在你的手背上预埋个针头，每天接上输液的管子就好，不用扎了拔，拔了扎的。患者不疼了，护士也不那么辛苦了。但是，今天我要讲的是PICC外周置入中心静脉导管技术和CVC锁骨下静脉置管技术。这两种技术可以说是专门为癌症患者化疗所设计的更高层次的血管保护手段。

记得，海鹰刚被诊断出淋巴瘤后，他的哥哥来看望他。兄长以自己抗癌五年的经历鼓励弟弟，同时提醒他一件事情：一定要做PICC，那是根埋在胳膊血管里的管子，可以保护血管不受化疗药物的伤害。他当年肺癌化疗，能顺利完成了6个疗程的输液，血管没受一点伤害，功劳就在于那根管子。

果然，当我先生住院的第一天，护士长来了，她的任务是说服我先生接受PICC，让我们在同意书上签字，并马上接受这个小手术，以便第二天能够开始化疗。

听了护士长的介绍，我明白了患者静脉置入导管的意义，因为重要，我在这里转述给读者。

早先，癌症化疗也跟普通输液一样，就是通过手背上的血管将药物注射进身体。但是医护人员很快发现，患者的血管硬了、脆了、黑了，有些还出现了血管局部坏死。为了继续输液，护士只能在患者身体的其他部位下针：手臂、大腿、脚背，结果是哪里下针哪里血管坏死，这给患者带来极大痛苦，化疗也不能继续进行。

后来，医务人员发现，这些伤害来自化疗的药液。有些药液带有强烈的腐蚀性，也叫发泡性，它们可以引起局部组织的坏死，如阿霉素、表阿霉素、长春新碱、柔红霉素等；有些药带有强烈的刺激性，它们可以引起血管壁的灼伤和炎症。当这些药液在相对微细的血管里流动时，因为流得慢，药液浓，就必然会伤及血管；但是，如果药液在粗壮的主血管里流动，它就会很快被血液稀释，对血管的伤害就小。那么，药液怎样才能越过微细血管直达主血管呢？医学专家发明了PICC，就是将一根耐腐蚀的、柔韧的、极细的管子置入血管中，从手臂的微细血管直达离心脏很近的大血管，让化疗药液穿过PICC，直接融入大干流。这样就保护了微细血管不被腐蚀和灼伤。

那么，这根导管从人体的哪里进入呢？医护人员首选胳膊，就是肘正中静脉或贵要静脉。护士长说，选胳膊的好处是，它离心脏远，万一在化疗的漫长时间里，哪次不小心有了外渗，有了感染，可以有个缓冲的地带，有个救治的时间。它的局限性是患者的胳膊必须具备一条相对清晰粗壮的血管。还有，因为有个管子在胳膊里，行动举止多少会受些影响。

另一处放置点是锁骨下方，这种技术叫CVC。通常是胳膊上不具备置入条件的，就只好选择这里了。它的弱点是离心脏近，出了问题不好救治，所以保护它不被感染的任务很重，换药一定要勤，要三天一次；但是它的好处是不影响你的行动，患者可以随意地伸展坐卧。

很荣幸，我先生在他的四次化疗中对这两种方式都体验了一把。其中原因，听我讲来。

那天，我先生听了护士长的讲解，马上签字，完全接受置入PICC管。他也跟大多数患者一样，首选胳膊上的静脉进入。按理，应选左臂，但我先生左臂血管条件不好，只好在右臂上置入。那天，护士长亲自操刀，一切都进行得很顺利。安置好后，大夫给下了透视单。原来，"穿刺成功后，必须进行胸部透视以确定导管尖端位置，未经定位的导管不得进行任何输液治疗"——这是一条不可违逆的医学规定。

幸亏有这条规定！因为，正是这个透视，发现了问题：海鹰的胸部血管与常人有点不同，当导管从胳膊走到胸腔，按理应横向往心脏方向去，但他的导管却顺着另一岔路向下面走了。这下，还得重新收拾。可能因为抽出的管子不能再用，而每根管子的价格不菲，又是自费，所以大夫不建议重做，只说"修理"，也就是把插入的导管往外一点点拽，拽到导管尖端正对着心脏方向的另一岔道口时，停手。很可惜，拽出来的部分不能再往里插了，只能剪断——我先生这根导管比常规的短了一截，没有完全送到位。现实情况如此，也只能接受。医生说，问题不大，那里的血管已经粗了，血流量也比较大了，不会被化疗药损伤。

在第一疗程，这根导管使用得还算顺当，三天的输液没有任何问题。但是，回家后出现问题：因为这根管子短了，海鹰的胳膊又长，又是右手，吃饭写字都得用，即便他小心再小心，管子还是往外跑。你能发现，他胳膊肘处被药膜贴着的管子一点点长出来了。没办法，我先生只能尽最大努力不让胳膊活动——僵着。

21天后，第二次化疗开始。输液的第一天，就知道这根管子出了问题——不通了。药液时走时停，我这个家属要目不转睛地盯着药液是不是走动，如果不走了，马上就得提醒海鹰换换姿势，动动肩膀，以让导管尖端不要别在血管壁上。这样，好不容易坚持了三天，终于完成了化疗的第二个疗程。这回，医生也不犹豫了，马上让护士抽掉了这根管子。管子一抽，海鹰说："太舒服了，终于解放了！"可是，他的胳膊却举不起来了。

后来我问过其他做了胳膊置管的患者，他们说，插了管后仍然活动自如，基本没有大影响。所以，我先生那算一个特例。

第三次化疗开始的那天上午，病房请来了一位专家给海鹰做锁穿——在锁骨下方埋管。很顺利。透视，正常。继而，这次和第四次的化疗输液也都顺利完成。

但是，我要说的是，给这个管子冲洗、换药，却成了大麻烦。

因为这根导管直接进入静脉，距离心脏又近，按要求必须三天回医院冲洗管子，更换敷贴和管子上的肝素帽。我家离"东肿瘤"很远，如果是我自己跑没问题，但是让一个被化疗药打得气若游丝的病人这么隔三差五地折腾，实在是吃不消。我家附近就有几所三甲医院，最好能在那里换药。

我先到了北京宣武医院，又到了广安门中医院，再到人民医院，还找了一家部队医院。到了哪里，我都要先挂号，但是哪家的挂号部门都说不清他们的哪个科室可以帮助换药，我只好挂了外科，又挂肿瘤科，再挂血液科，东跑西跑，结果是哪里都不管！最后，我明白了，不是人家没有换药处，是人家不给外来的患者换——毕竟，这个活儿专业性强，有一定风险存在，人家没挣你化疗的钱，就不会去接这个收不了多少钱的业务，还要去承担你血管感染的风险。这就是说，我们只能回"东肿瘤"换药，别无选择。后来才知道，"东肿瘤"也是只给自己的病人换药，这叫：自家的羊自家拴，自己的风险自己担！

我曾经找到一位在医院工作的专业护士，她很愿意帮助海鹰在家换药，她说，酒精、药棉她都有，就缺更换的专用药膜和管子帽。我问了几家药店，没有。没办法，海鹰只好挣扎着每周往医院跑两次。

我常为那些到北京化疗的外地人担心——他们来京治疗,化疗完又要折腾回老家,到了当地,如果哪家医院都不肯帮他们换药,他们找谁?我问过一个病友,她说,到了当地,关系还是能找到,有了熟人,就好办了。

呜呼,都要有关系,没关系怎么办呢?我可怜的老百姓!

即便如此,我还是要嘱咐读者,如果你或你的亲人、朋友需要化疗,别犹豫,一定要用上这根保护血管的管子,尽管需要自费或部分自费。试想一下,那些有着强烈刺激性和腐蚀性的药液在血管里流淌,我们细弱的血管怎么受得了?

海鹰的化疗药里有两种药,一种叫长春新碱,另一种叫表柔比星,听着没什么,但是当看到药品的全名我就明白了那药的力量。前一种是"注射用硫酸长春新碱",后一种叫"注射用盐酸表柔比星"。想想吧,硫酸和盐酸是干什么的?厉害吧!

我后来的确见过一些患者,因为没有置入这根管子,他们的手臂上有一条黑黑的印记,那是被烧坏的血管,不知何时才能逆转。我很替他们惋惜!

2015年,海鹰复发,在加拿大温哥华癌症中心化疗,发现那里已经不再使用PICC和CVC血管置入技术了,而是改用一个输液装置,靠一台小机器把药液以极快的速度推进血管,从而保护了血管不被药液灼伤,同时,也省去了患者身体里长久埋着根管子的不便。

看来,医学也是在进步。只是,不知我们的各级医院是不是都有这种装置,能足够、随时地提供给我们的患者。我真希望如此。

把住化疗次数这一关

"一次化疗如同在你身上割块肉，
你愿意让我再割一块吗？"

"化疗，到底应做多少次合适？有没有统一的检验标准？"

"为什么我的病要做六次，而不是四次或者八次？"

"为什么我身上一个瘤子都没有了，医生还建议再做两次，说是'巩固'？"

"为什么我的身体已经出现药物性损伤，医生还建议我治好了再回来继续？"

……

我想，这些问题一定是许多患者心中的疑问，因为我和海鹰也一直为此困惑。

提出这些问题，似乎是在否定化疗，或在暗示医生有过度治疗的倾向。不，我们只是期望提出问题后，自己通过学习，找到答案，继而对医生们的治疗思路有所领悟，并能切合自己的身体找到一条求生之路。

首先，应该说明，我们不拒绝化疗。

想当初，我们也是自己哭着喊着求着医生收治，目的就是第一时间挂上那个输液瓶子，尽快开始化疗！因为我们坚信化疗是治疗淋巴瘤的最有效办法，是我们当时唯一可抓到的救命稻草！

事实也的确如此。尽管很多患者对化疗药物不敏感，不能通过几次化疗就将肿瘤消灭殆尽，但是我先生不同，他的癌细胞对药物极端敏感，见风就跑，真可谓一剑封喉了。

但是，伴随肿瘤的消遁，反射回来的是骨髓的极度抑制，是头发的全部掉光，是身体的一天天虚弱，是咳嗽、低烧、肺损伤，是不思饮食，是反应迟钝——化疗药物在杀灭癌细胞的同时把海鹰也打得奄奄一息。

假如说，化疗没有副作用，我相信我不会在乎钱，也相信绝大多数患者都会同我一样，认为化疗多多益善，一定要把癌细胞结结实实地打死，还要再踏上一只脚，叫它永世不得翻身！然而，化疗的副作用这么大，这就叫人难以取舍了！

我们曾问过主治医生：既然肿瘤已经没了，是不是就可以不做化疗了。大夫也很迟疑："如果是一期的患者，说不做就不做了；我记得你是滤泡性三期，按常规，总应该做满六次。你不做，就不担心刚刚休眠的癌细胞又活过来了？"

一语中的，怎么不担心！我相信所有咬牙坚持化疗的患者都因为这个担心才如此孤注一掷！

与我先生海鹰一起在北京玉渊潭公园练习郭林新气功的老刘——一位与我们年龄相仿、经历相同、工作性质都相近的肠癌患者，在做了肠切除、肝切除手术后，身体里已经没有肿瘤了，却硬是坚持了八次化疗。每次他从医院回来，都如生了场大病，脸灰灰的，站一会儿就得坐下，说话也没了底气。每到这时，大家都劝他，既然身上没瘤子了，就不要再化了，靠气功可以康复。他总是回答："医生说了，我的病重，我的癌细胞毒性大，复发的可能性大。"

正是担心这个"可能"，我们的医生才带着我们的患者在这崎岖、泥泞、艰难的路上竭蹶而行。

人们说，癌症患者有三分之一是吓死的，难道医生对癌就不恐惧吗？我想，正因为医生知道治疗肿瘤的艰难，正因为他们看到过复发后的癌细胞扩散时不可收拾的局面，他们才比患者对那未见的癌细胞怀有更多的警惕，怀有更坚决的除恶务尽的心态。

所以，只要是化疗，不论癌症的种类，不论病情的程度，通常医生都会定为六个疗程。这六个疗程包含了医生对药物在患者身体里向癌细胞展开绞杀、僵持与清理战场等几个阶段的设想。那么在实践中到底做多少次适宜，就要看化疗的效果和患者的耐受情况了。

因此，我理解，化疗是一种较力，是你的体质——身体里的正能量与癌细胞的较量。我试将体质与癌魔比作一杆秤，而化疗就是那个可在秤杆上移动的秤砣。如果你的身体耐受性好——秤盘重，那个秤砣就可以往远处走一走；如果你的秤盘轻，秤砣就只好在近处停留；如果更轻，秤砣就只能原地不动，稍一移动就会翻盘！所以，一切的技术与技巧都在于秤砣要找准那颗星——那个平衡点。

我想，只有这样，患者才能在保存生命的前提下尽可能多地做几次化疗，让癌细胞结结实实地死去。

然而，一次偶遇，使我意识到，这种想法可能错了，或叫"过时"了。

那是2012年8月，也是海鹰停止化疗，正在治疗肺损伤的时候，我抽空到北美看望我九十岁的老母。在回程的飞机上，有一位老人与我相临。

我问他是哪里人，他说，他可以算是山东人，也可算作台湾人，还可说是美国人。他生于山东。1947年底，十几岁时随母亲到了台湾，30多岁移民美国，而今80岁了，在美国时间最长。他在美国开餐馆，一直做到70多岁。谈到身体状况时，他说几年前他得了场大病，所以才歇业，不干了。我问他得了什么病，他说，淋巴瘤。

一听淋巴瘤三个字，我一下提起了精神，我问他："什么性质的？"

他说："滤泡。"——喔，跟我先生一样！

我问："当时几期了？"

"很严重了，全身都有了，骨头里都有。"

"那就是四期了。怎么治的？"

"化疗。"

"做了几个疗程？"

"三个。"

"就做三个？为什么不做了？"

"肿瘤没有了。"

"医生没劝你再多做两次？"

"没有。"

"那你没担心复发？"

"是啊，我当时也担心。我问医生，要不要再做几个疗程？医生对我说：'一次化疗就如同在你身上割块肉，你愿意让我再割一块吗？'"

我听了很震惊。我问："这是医生说的？"

"是医生说的。"

"是华人医生还是洋人医生？"

"是洋人医生。"

"那你后来没有复发？"

"没有。我一直好好的。"

"几年了？"

"七年了。我73岁那年得的病，现在80岁了。我一点毛病没有了。这次我是回山东威海老家看一个小时候的朋友，他在威海帮我买了房，我要在老家多住些日子。"

老人再说什么我都觉得不重要了，我牢牢地记住了那句美国医生的话——"一次化疗如同在你身上割块肉，你愿意让我再割一块吗？"

英语里有一个词——balance(平衡)，老外常挂嘴边。遇到什么左右为难的事，他们就做出两掌向上，上下晃动的姿势，要balance了。我理解他们是说要掂量掂量，找到平衡。现在他们掂量的结果是——"为了今日的身体，放弃来日的可能"，这与以往"为了明日的踏实，今天多受点罪"就有了根本的不同。我想，这可能也是出于老外"一鸟在手，胜于两鸟在林"的一贯思路——把握好今天胜于虚幻的明天。

但是，我还是希望把癌症的治疗搞得更明白。"万一，复发了怎么办？"我问北美的另一位洋人医生。

"那就再治。根据情况，可能化疗，也可能放疗。但是你今天不要去替明天顾虑太多。就像你今天好好的，为什么总要考虑明天会不会出车祸呢！"

在我先生海鹰治疗淋巴瘤的过程中，我遇到了两种治疗思想的碰撞：一种是除恶务尽，将着眼点置于明天的东方文化理念下的治疗思想；一种是见好就收，不要为明日的可能牺牲今日的健康，将着眼点置于今日的西方文化理念下的治疗思想。

那么，哪个更有道理？哪个更能经得住实践的检验？

我没有答案。

但我希望所有的患者心里装着那杆秤，一定在身体可承受的范围内去接受治疗，在东西方治疗思想的碰撞中，找到最适合自己的下药准星。

牢记癌界的另一句话：癌症病人有三分之一是被治死的。

抗癌：第一时间的抉择
——得了癌症，第一时间怎么想、怎么做

远离那些敢忽悠的医院和医生

"不就是钱吗？凑！"

家属也为了救人，

便匆忙签字、凑钱、交费，

如此豪爽地将亲人推至于极大的风险之下

——当然，这时，患者成就了一个虚幻的希望，

而医院完成的是一桩实在的买卖！

  谁都知道癌症难治。正因为难治，就冒出来那么多敢大包大揽、敢忽悠的医院和医生。

  我的战友2009年得了肺癌，在化疗效果不佳的情况下，他的家乡人给他推荐东北一家私立医院的祖传秘方——拔癌膏药。说是，只要把膏药贴在身上，癌细胞就会被拔出，肿瘤就会化掉，而且保证，再晚期的病人都能治好。

  我的战友去了，带回了大包的敷料和大罐的药膏，当然也花了很多的钱。回来后，每天将黏稠的药膏糊在纱布上再贴到自己的前胸、后背，然后紧紧缠住。开始两天还能忍受，但很快就是皮肤的瘙痒和溃烂。向医生询问，答曰，癌细胞正随着脓水流出；如不信，可以把药贴在胳膊上、腿上，没有癌细胞的地方是不会痒，不会烂的。战友试了试，开始两天还真不难受，加深了他对药膏的信任，可没过几天，这些地方也开始瘙痒难耐了。医生又说，那是癌细胞扩展到全身了，更要抓紧贴膏药。战友问医生："我身上的癌细胞已经转移到骨头里，靠着这个膏药能治好吗？"医生说，"比你严重多的都治好了，你这点算什么？"听了医生这么坚定的话，战友打消疑虑，咬牙坚持。

  几个月下来，战友几乎体无完肤。因为化疗本已十分虚弱的身体，又加上了皮肤瘙痒的极端痛苦，他的罪真是受大了！如果说，一时的受罪可换来彻底的康复，我们就受这个罪。可是，真实的后果，我们每个人都能想得出来，膏药没能治好他的病。2010年春天，他带着一身的伤痂走了。他的离去让我每每想起，心里都充满怨恨。

"忽悠"患者的，不仅出自一些私营诊所，还会出现在某些冠冕堂皇的正规医院和部队医院。这些医院财大气粗，有财力进口国外最先进的设备和技术。但是，往往"最先进的"也是最不成熟的，许多技术都尚在摸索、学习、试验的阶段，对后期的预后结果并不确认，而且风险大，治疗中对患者身体的侵害又是致命的。这些医院或医院里的某些大夫就凭着"曾有人治愈"便极力建议患者使用，在动员患者接受这种方案时常常忽略失败的概率，强调的是治愈的可能。当患者听到这样的介绍，认真关注这"新的希望"时，他们便会说"做这种治疗，就是费用高些"又将患者的关注点全部集中到"钱"上。似乎，有了钱，你就能使用这新技术，你的生命就有救，没了钱，你就没了康复的可能。

这时患者全然想不到问问：这种治疗方法在国际上使用了多久？有多少人获益？又有多少人失败？它的风险何在？自己是不是到了山穷水尽非要使用这种办法的时候？除此之外，还有什么更安全的方法可以尝试？

"不就是钱吗？凑！"家属也是为了救人，便匆忙签字、凑钱、交费，如此豪爽地将亲人推至于极大的风险之下——当然，这时，患者成就了一个虚幻的希望，而医院完成的是一桩实在的买卖！

我说的这种现象并不少见。普通人不说，就是一些很受尊重的公众人物，有时也会误入其中。

某新闻主播，2008年患了淋巴瘤。他本来已经在肿瘤医院治疗得很好，几个月后，却不知为什么又转到别的医院接受了异体干细胞移植。（我猜想，可能是复发了。其实此病复发也不可怕，很多人都是在复发后又得到治愈。）就在他做完移植不久，突然心力衰竭，永远地告别了深爱他的观众，这让老百姓和医学界为他唏嘘不止。

当我先生也患上淋巴瘤后，我在美国癌症协会临床肿瘤学系列图书《恶性淋巴瘤》一书里看到了这样的论述："尽管异基因移植的 DFS 率（长期无病生存率）较自体移植具有明显的优势，但 OS 率（总生存率）相似，甚至逊于自体移植的总生存率。缺乏生存获益的原因是异基因移植的相关死亡率高。"（《恶性淋巴瘤》中《侵袭性淋巴瘤的造血干细胞移植》一文，TARUN KEWALRAMANI, MD，等，著，杨建良、石远凯、周立强，译。P232）。

我不知道，当时这位新闻主播在接受移植之前，他的家人、他自己是否知道他们所要面临的风险到底有多大；我也不知，他的病情到底处于什么程度，是否真的需要拿生命去为之一搏；我更不知道，我们的医院、医生除了怀有像广大观众一样对他的爱心与救助心之外，是否还有作为专业医生必有的与患者和家属将风险讲得清清楚楚、明明白白的责任心，而不仅只是让家属在风险认同书上签个字？时至今日，我希望一切答案都是肯定的，希望我的这位广播学院（今日中国传媒大学）的老同学在走时没有遗憾，衷心祝他远行平安！

说起忽悠，不得不提醒读者小心那些以挣钱为目的所谓的"老中医"。

这些医生的挂号费不便宜，开口就是五百元、一千元。而且，药还一定要在他们指定的诊所抓，每服药又是数百上千元，一次病看下来总要三千元、五千元。（这是八年前的数字。听说现在很轻易地就要花到上万元。）那么，他们的药真的有那么大的功效吗？

我们在北京玉渊潭练功时遇到一家人，他们从湖北荆州来京，丈夫三十多岁，被诊断为晚期肝癌，似乎没什么更好的治疗办法了，他太太听说有郭林新气功，便带他前来询问。两次谈话后我们成了相互关爱的病友。小伙子事业心很强，每天都惦记着工作，想及早回去。他觉得练习气功是个慢活儿，希望能有更快的奏效办法。

有一天，他们兴冲冲地来到公园，跟我说，他们去看了一位老中医，老中医很给他们信心，说："放心吧，吃我的药肯定能好！"这位年轻的太太说，"老中医那么自信，这也总算让我们看到希望了！"我问她挂号费多少钱，她说五百元，我问药费多少，说三千多块。可能因为花了三千多元取了几服药，他们认为那一定是绝好的药了。可是，也就是第三天，年轻太太跟我说，她先生吃完药有些上火，有低烧和咳嗽。因为我和海鹰要去看我们的中医，她求我把他们的药方带给我们的大夫瞧瞧。

给海鹰看病的中医是我们年轻时的战友，姓步，跟海鹰有在一个炕头睡过的交情。20世纪70年代后期，大家离开兵团，各奔前程，几十年不见，如今他成了京城孔伯华国医堂的坐堂专家。

当我把那位荆州患者的中药方子拿给他看时，他说："作为我们这个行里的人，本不该评价人家的方子怎么样，尤其，我没见到病人。如果你非要我说，我告诉你，这个方子太补了。"我问："这个方子里有一味药——愚人参，这种药上火吗？"他答："怎么不上火，愚人参就是人参，只是换了个叫法而已。"接着他说，"有些医生在开方子时，喜欢加一些参，因为只有加了参，药价才能上去。"我问他："如果在普通医院抓这服药大概需要多少钱？"他回答："一百多元。"

最后，我们的这位步大夫说了这样一段话：几千年来，中医给老百姓看病，用的就是那些长在田野里的花花草草，不可能贵到哪去。要贵，就是人参鹿茸，可当今世界，有几个人还用得上那种东西？再说，中医讲究的是慢慢调理，急不得。特别是癌症这种大病，一定是初诊时先吃三五服药，再诊脉、调方；再吃三五服，再诊脉、调方。当病情稳定了，才能两周看一次。那些一次就要你几千元的中医大夫，做的是一锤子买卖，根本就没打算你还会回来。既然他没打算替你长期负责，你怎么能信任他保你活命呢？

这真是一语点醒梦中人。

都知道有病乱投医不好，但是真轮到了自家，谁还不都一样。乱，是因为心乱，是因为疾病面前没了主意，是因为乱了方寸，手足无措，不知下一步的治疗方案在哪里。当你最困难的时候，有人说哪种药、哪种技术、哪个偏方能治疗你的病的时候，你一定如获至宝。但是，保持几分冷静，要给自己留出判断的时间。我想，只有这样，你才能找到最合适的治疗方法。

比如，有人给你推荐什么"绝活儿"或"秘方"，你不妨亲自到那里，跟众多患者一起排队，一起候诊，听听其他患者怎么说，怎么评价，看看有没有长期使用并且已经有了疗效的患者，如果答案是肯定的，你就可以试一试。如果大部分是第一次就诊，都是见到广告来的，你就要小心了。你可以试，但不要靠，以免耽误了你的救治时间。

再比如，医院向你推荐一种新技术。这时，你的任务就是听，要听医生全面介绍这种新技术到底是什么，怎么做，原理是什么，它是不是一线的治疗方案，是不是在广大患者身上普遍使用。如果不是，不是的原因是什么（因为成熟的好技术，一定是作为一线方案首先被推荐给患者的），是因为它尚不成熟？还是它尚在研究试用阶段，没有最终确凿的数据支持？还是价格昂贵？或是风险太大,生存比例低？

要知道，医院在推荐新技术时，往往出于两种考虑。一种是你已经治疗得很好了，他们会建议你趁着病情稳定，接受这种新技术（如自身造血干细胞移植），以减少复发的概率；第二种是你以前的治疗失败了，作为医院，他们除此新技术没有更好的治疗办法了。

我想，如果我面对这种风险大的治疗办法，会首先考虑：我是不是真的到了山穷水尽的地步？如果没有，我会先等一等，去找更稳妥的办法；或者，休养生息，等待自己的免疫系统自我修复；如果真的没辙了，一切都不可逆转了，我就试试这新技术，就像有人说的"死马当活马医"，权当赌一把，失败了也不后悔，就当留个教训给后人。

还比如，我们听说哪里有位"名医"，药方奇贵。如果你很有财力，可以试试；但是，如果手头并不宽裕，那就大可不必了。我想，有经验的、负责任的、真把你的病放心上的中医还是能找到的。并不是价格越贵医术越高。

总之，我们要本着既解放思想、广为接纳，又深入了解、冷静分析的态度对待一切新技术和"老秘方"。我们本已患病，再经不起那些以营利为目的的"医生"忽悠了，要避免我们的治疗走入歧途。

尽量在同一家医院做影像检查

> 因为每个医院的设备不同，
> 检验结果的参考范围不同，
> 得出的结论就不好比较。
> 所以，有关重要信息的检查最好要在一处完成。

癌症在确诊前需要做各种检查，有血象的，有影像的；进入手术、化疗、放疗之后，也要不断地做同样的检查，以检验疗效，并制定下一步的治疗方案。

此处我要提醒患者的是：尽管检查的次数频繁，前后延续的时间很长，但是仍然要尽量在同一家医院做检查，以方便治疗进程中的效果对比。

记得，我家海鹰做完活检手术，又经过免疫组化染色分析得出了"淋巴瘤滤泡性三级B"的结论后，医生让海鹰去预约两种增强CT检查：一种是颈胸部CT扫描，一种是腹盆部CT扫描。当时我们考虑肿瘤医院的检查要预约到多天以后，而且检查不能一天完成，必须来两次，要来回折腾，就干脆推掉了肿瘤医院的检查，直接到一家部队医院做了PET-CT（一种高清晰的全身扫描）。

等我们拿着部队医院做的检查光盘和打印出的全部影像图片送给肿瘤医院的大夫时，我发现他们根本不看，他们只要那张结论报告。

当我们在肿瘤医院做了两个疗程的化疗后，医生让我们在第三次化疗开始之前，完成血液和全身CT的检查。这次的检查我们当然要在肿瘤医院完成。待我们拿到检查报告后，看到上面明确地写着"本院首次CT检查"，接下来，报告里只写了患者当前的身体状况，缺少了其他病友报告里"较前次检查如何如何"的话。一问才知：我们治疗前的检查是在其他医院做的，肿瘤医院信息库里没有我们的影像资料，他们无法比较，也不负责比较。后来我们才知道，其他医院也是如此。无奈，只能自己比较了——先看看原来的片子——颈下的瘤子是3厘米，再看看今天的报告——瘤子是1厘米。好，有效果！在我们把报告交给主治大夫时，就主动汇报："太好了，瘤子比化疗前小了两厘米了，化疗效果很好！"

虽说自己也看明白了，但毕竟不如大夫直接看明白好。吃一堑长一智。我们以后再检查，不论多远，排队的人有多少，也一定要回到"东肿瘤"去做。果然，后来的报告就都有了这样的描述：

"双肺多发斑片影，较前增多，炎症或化疗药物所致肺损伤？"

"纵膈4R、5区多发小淋巴结，同前相仿。"

"与2012.5.9腹盆腔CT检查比较：同前相仿。"

"与2012.6.15CT图像比较：双肺多发斑片影，请继续追随。"

……

这样的描述一目了然，我觉得不仅我们患者心中有数了，而且医生的电脑里也储存着你全部的扫描影像。我觉得这样心里很踏实。

还有一次，那是海鹰结束第四次化疗后的一天，有一位医生给我打电话，询问海鹰最近的身体状况。我说，近来咳嗽，低烧，可能是感冒了。我问她是不是内科病房的，有什么事情。她说，她是CT室的医生，随后就挂了。我当时很奇怪，为什么CT室的大夫会给我打电话，后来看了检查报告才明白，她打电话是因为比较了前后两次扫描结果后，觉得患者的肺部阴影加重，可能有了问题，需要跟患者作进一步的沟通，以便做出准确的诊断。我想，我们很幸运，一是遇到了负责任的好大夫，二是连续在肿瘤医院检查，给大夫提供了可比较的依据。

血液的检查也是如此。

说来，血液的检查更频繁，基本每周一次，如果每次都往肿瘤医院跑有些太辛苦。所以，我的经验是：血常规检查在附近的小医院解决，而每次化疗前的"血全项"检查一定回到肿瘤医院去做。为什么呢？因为在血全项里有几项是考量癌症信息的项目。比如，有关淋巴瘤的相关项目是"乳酸脱氢酶"，它的指标高了就说明可能有问题了；它低了，就是有好转迹象。但是，因为每个医院的设备不同，检验结果的参考范围不同，得出的结论就不好比较。所以，有关重要信息的检查最好要在一处完成。

经过一年来的治疗与不断的身体检查，我在比较中看到了海鹰身体逐渐康复的过程。由此也想到，要将这个体会——尽量在一家医院做检查，告诉给读者，以让初诊患者少走弯路。

此事虽小，但不要忽略。

使用"升白针"的学问

> 不是所有品牌的升白针都让你腰疼，
> 也不是所有品牌的升白针都贵得离谱。

凡是经受过化疗的患者几乎都知道"升白针"——重组人粒细胞刺激因子注射剂——一种帮助提升白细胞数值的针剂，但是对于初次化疗的患者，可能就是头次听说了。

使用升白针的事在整个癌症治疗过程中不算大事，但是这里又确实有很多的学问。比如：怎么使用它、它可能给你身体带来的痛苦程度、不同品牌的升白针的价格可能相差很多、你去医院开药可能会被医生拒绝、有没有可替代的中药等。这些问题你不仔细研究，可能你一辈子都不知道其中的奥秘，可能你受了很多苦，却不知还有规避的办法。

为了让后来者多些现成的经验，我将我先生海鹰在使用升白针上的体会一一告诉给大家。

首先说为什么要用升白针。

化疗的不良反应首先就是骨髓抑制，是白细胞数值低、中性粒细胞数值低，使人处于一种极度无力的状态。除个别身体强壮底子好的年轻患者外，绝大多数患者的白细胞都不可能在短期恢复到正常水平。所以，我们必须求助于升白针。

大家都知道，化疗是按疗程进行的，通常一个疗程是 21 天。这 21 天里包括了化疗输液的实际天数。比如海鹰一次化疗 3 天，到下次化疗中间有 18 天停歇；有的患者需要化疗 5 天，中间就只剩 16 天停歇。那么这个停歇的十几天就要包括患者必须经历的白细胞数值逐渐下降的痛苦过程和逐渐升高的恢复过程。据海鹰和一些病友的经验，输液化疗的那几天并不是最难过的时候，最难过的是在一周或十天之后，那是白细胞数值降到谷底的时候。按计划，再有大约一周的时间就要开始下一个疗程了，能不能按时开始，就看这一周的时间我们能不能让白细胞回升到 4000 以上（这是白细胞正常值的下限）。

如果不是为了下一次的化疗按期开始，大家可以慢慢等——蒙头大睡，多吃些滋补品，求助中医，几个月下来，不愁白细胞上不来！但是，时间卡着你，你不能为了等白细胞的自然升高而让化疗时间延后，因为，癌细胞也在喘息，你要在癌细胞没缓过来的时候再给它以痛击！何况，你的滋补品到了肚子里还不知滋补给了谁！为了在剩下的一个星期的时间里将白细胞升上去，我们只好借助药物——升白针，让它把骨髓里的"未成年"的细胞提前调集出来，并释放到外周血里，以准备新一轮的战斗。

我翻看海鹰的治疗日记：3月31日，化疗的第一疗程开始，4月2日结束；9日浑身无力，验血，白细胞数值2200，当天开了升白针，连续3天注射；到4月12日，仍然无力，验血，1300，白血球数值更低！这时，距下次化疗还有7天时间。情急之下，接着注射，又是两针。到4月14日，再验血，2.23万元——太高了！向医生询问，答曰，高是虚高，很快会下去。果然，到18日，恢复到6400；20日，按原计划开始第二个疗程的化疗。

这就是说，患者在注射了升白针之后，白细胞数值并不能马上升起，它有个慢慢提升的过程，要等，不能太急。或者说，在它的下降期你即便打了针，也不能马上改变它向下的发展趋势，它一定要在降到谷底后，才会往上升。你等不及，药打多了，就会把骨髓里储备的细胞全部调出来了，成了杀鸡取卵，最后又全浪费了，很可惜。

所以，我们新的病友要体会自己身体里的细微变化，体会什么时候是身体的最低谷，该什么时候打针，打多少针合适，让这种我们不愿用，但又不能不用的药物尽可能在合适的时间、以合适的剂量进入身体，以取得良好的效果。

第二点要说的是，不同品牌的升白针可能引起不同的效果，它们的价格差距也不小。在海鹰身体康复后，我仍然愿意到网上去看看那些素不相识但同病相怜的病友。

"哪位知道怎么解决打了升白针腰疼的问题，家母打针后疼痛难忍，希望指点。"

"哪位知道有什么其他的办法可以提升白血球，现在我使用的药太贵了，承受不起！"

"还有什么更好地办法吗？太痛苦了！"

这是患者的求助。每到这时，我就恨不得让网络把我传送到患者面前，当面告诉他们：不是所有品牌的升白针都让你腰疼，不是所有品牌的药都贵得离谱，你可以试试……

但是，亲爱的读者，当我的经验变成白纸黑字写在这里时，可能事情就不简单了——称赞，好说，仅有给人家做广告之嫌；贬损就不行，人家会出来说我在诋毁人家的产品，破坏人家的市场。所以，请让我说得稍微含蓄一些，大家去悟一下，自然明了。

我先生一共化疗四次，也就是用了四次升白针。其中，第一、二、四次用的是在北京人民医院开的重组人粒细胞刺激因子注射液，每支300微克，每支167.90元，是杭州的一家药品公司出的，品牌是"吉粒芬"。

当时因为是第一次使用，心里没有品牌概念，医生开什么，海鹰用什么，使用过程中一切安好，没觉得有什么不同或特别的好处。第二次化疗后也用的是这个品牌，一切如旧。

第三次化疗后，因为正要到北京航天桥附近的一家部队医院去听淋巴瘤讲座，就顺便在这家医院开了升白针。这家医院销售的升白针是小剂量的，每支150微克，所以我必须开6支才能满足每天300微克连续打三天的剂量。当交费时才知道，这次的药很贵，每支204.81元，6支就是1228.86元。从剂量上核算,此药的价格是我们前两次使用药的3倍！

当时很不解这药为什么这样贵，心想也许药好，品牌大。

没想到，海鹰下午打的针，到了晚上，腰就开始疼，而且是"腰断了"似的疼，一会儿让给他垫个枕头，一会儿让帮他按摩。这种疼痛持续了很多天。当时我想，这一定是因为骨髓里的细胞被"催熟"了两次，现在是白细胞贮备不足提升太费力，所以造成了疼痛，这可能是此阶段的必然反映。

但是，我还是留了个心眼。第四次化疗后的升白针我有意识地还到人民医院购买，而且盯好了还是那个品牌——吉粒芬。太好了，海鹰打了针，一点疼痛没有，平安度过了他的骨髓抑制期。这回我真的明白了——不同厂家生产的药品出入竟是如此之大！

我曾问过大夫，为什么有的药厂生产的针打上就不腰疼，有些就疼得要了命？医生答：因为这种药是生物制剂，是一种活性物质，可能提纯度会有差别。我不知这种解释是否有理。

另外，我想，至于哪种药会引起不适，可能也会因人而异。我用着不疼的药，用在你身上可能就疼了，而用在我身上疼的药用在你身上就不疼了的，这些都说不准。

在我先生决定不再化疗后，我家的冰箱里还保留着2支吉粒芬升白针和4支另一个牌子的升白针。因为贵，我舍不得扔，考虑很久，最后我还是把那4支会引起疼痛的注射液拆开扔了，我不想让任何人因它而受苦。

一个周末，在玉渊潭练功处，来了一个带红帽子的瘦瘦的姑娘，她是因为淋巴瘤复发到这里学习郭林新气功的。她的母亲跟我说，她家是吉林农村的，女儿很用功，考上北京的大学，毕业后就在中关村的一家私人企业打工，平时工作很辛苦，一年前得的病。因为经济困难不敢停止工作，所以除了化疗住院每天都还要去上班。这样，几个月后又复发了。老板对女儿还算照顾，没有辞退她，她也就天天坚持上班。母亲看女儿一人在京化疗实在困难，赶过来帮几天，过两天她还要回老家秋收。说到医保，母亲一直叹气，不知为什么，女儿看病是自费。这时，我突然想起了我冰箱里的那两支升白针。我对这位母亲说，如果她需要升白针我有两支不用了，可以送给她。这位母亲高兴极了，却一直念叨："好几百块啊，你们自己留着用吧！"

第二天一早，我把那两支升白针放在盒子里，包了一层又一层，又与一个可以降温的"冰宝"绑在一起，放入一个保温小箱子，把它带到公园。因为我不知这对母女几点来，就将它挂在树上，嘱咐周围一起练功的癌友，谁要看到那个红帽子女孩，就把箱子给她。

几天后，我又见到了这对母女。母亲说，那天她一到公园，病友就说树上挂着给她的药，她收到了。我问，是否把药放进了冰箱，母亲说，当天就打了一针，第二天又一针，打完了。我问她是否腰疼，她说，不疼，一点不疼。现在白细胞已经升上来了，明天就住院化疗了。真好，药没有浪费，帮到了需要的人。

如果，仍有人想知道那个又贵又引起腰疼的药是什么品牌，我只能说，那是山东一家很有名的制药厂生产的，它的品牌也很响，几乎是生产升白针企业的龙头老大。当然，药贵的原因可能不只在厂家，还在医院，在流通渠道，在管理的机制。

总之，这是我们的一己之经验，你使用着怎么样，还需要自己的揣摩。我只提醒，万一你打针后腰很疼，不妨换个品牌试试。

第三，我要告诉读者的是，贸然到医生那里开升白针，可能会遭到拒绝。

那是我先生第二次化疗后，白细胞数值降到 2000 的时候。因为要在肿瘤医院提前预约 CT、验血、心电图等多项检查，我想，就请大夫一起把升白针开了，省得我第二天再往人民医院跑。

门诊开药的是位女医生。

她问开什么药，我说，升白针；她问，白细胞多少，我答 2000；她又问，中性粒细胞多少，我说，不知道，因为没注意过这个指标。这时，一直没抬眼看我的医生把手里的笔一放，说："开不了！"她说，医保规定两千以下才能开，否则，自费。可是，当时，她并没有要化验单看，只是凭我的口说。以后，我怎么给她解释那是前一天的化验指标，此刻一定降到2000以下了，她就是不给开了。所以那天没开成，我只能第二天再往人民医院跑。

此处我要告诉读者的是，我们的医疗体系还有很多的漏洞，还有很多不合理的地方。本来合乎情理的事情在执行中就变得如此不近人情，一些条条框框卡住的可能是真正的老实人。想那些开药卖钱的人怎会被医生的一句问话给卡住呢？其实，作为每天开药的医生，她心里比谁都明白，只是"今天我不高兴"！面对这样的医生，我们走开就是。

所以，患者，当你真的需要升白针时，带上你的化验单，以免日后遇见这样的医生跟你较真儿，惹你生气，也免得医保局"2000以下自费"的规定严格执行起来时你白跑一趟！

当然，说到这里，我还要提醒患者：升白针可不是多多益善。如果你的白血球不低，一定不要自作主张去打。我曾在广州二沙岛的公园里遇到一位年轻的乳腺癌患者，她说她的白细胞数值在4000时医生就给她开升白针，结果她的白细胞的数值总是在两万以上。虽说这样的高是虚高，它还会跌下来，但这毕竟太伤身体了！不知开药的医生是不是专业大夫。

第四要提醒患者的是：升白针一定要放在冰箱的冷藏室保存。

不只听一位病友说了，他们都犯过从医院买了升白针，到家后没有把它及时放进冰箱的错误。他们往往是到了家，把书包往墙上一挂就忙家务去了，第二天想起来时药已经在常温下放了十几个小时。这时手捧着药，就开始闹心：这药还能不能用？不用，扔了吧，真可惜，还得重新购买；如果你是医保报销，就开不成了，因为你的药量已经饱和，还得自费；不扔吧，打了没效果怎么办？

这还真是一件必须小心的事情。

升白针是一种活性的生物制剂，在医院时，就在药房的冰箱里放着。说明书上写着，一定要在摄氏2到8度之间保存，太冷太热都不成。离开此温度不能超过4小时。所以我每次取了它，一定是包好了打车回家，绝不顺道去干其他的事情，以免超时。

我在网上遇到一位患者家属，他说他老爸替他老妈把药取回家，就在常温下放了一周，后来才想起来，觉得可能问题也不大，就给老妈打了。谁知白细胞没升上去，老太太倒发起烧来，持续高烧一周了，不知怎么救治。

所以，升白针的事情看小而不小，我们当处处留心。因为在癌症治疗上，没有小事，哪个都关乎生命。

第三章

癌症康复：除了西医，还有什么方法能够拯救你？

"对付癌症，中国比西方招数多！"

找到病因是康复的根本

> 我相信，
> 任何一位患者，
> 不论男女老少，
> 他能罹患上癌症，
> 决不是空穴来风。

落笔写这段文字的时候，是 2013 年 3 月 20 日。

也正是一年前的今天，我先生海鹰在北京的中国医科院肿瘤医院做了腹股沟淋巴结切除活检手术。从那一刻起，我们生活的重心改变了。我们停止了工作，放下了手里的一切事物，集思考、学习、行为，为一件事情——癌症的康复！

可能有人会说，你要先治疗啊，瘤子没了才能说康复。而我想，康复是个大理念，它贯穿于治疗、调养、巩固三个阶段，它是纲，是领，是一切治疗手段的终极目的。因为，任何一位癌症患者，从他拿到诊断书的那一刻起，所有的期盼，就是彻底的康复。

那么，为康复要做的第一件事情是什么？

手术吗？

非也！

化疗吗？

非也！

那是什么？

是找到病因！

我相信，任何一位患者，不论男女老少，他能罹患上癌症，决不是空穴来风。

人们说，现在空气污染太严重了。是的，这给肺癌打下了基础；

人们说，现在食品里的添加剂太多了，激素太多了。是的，这可能成了多种癌症的诱因；

人们说，自然界自然生育的规律被人为阻止，妇女少生少育少哺乳。是的，这可能是导致乳腺癌、子宫癌的重要原因；

人们说，现代人忙碌、焦虑、急功近利；

人们说，今天大家有钱了，好吃、海喝，伤了肝毁了胃；

人们说，现今是娱乐爆炸时代，唱啊，跳啊，可彻夜不眠；

更有人说，这是信息时代，网络、游戏、微博、短信、飞信、微信，你来我往，无穷无尽，好一个"累"字了得！

这就是我们生活的大环境，一个易患病的时代，谁也躲不了。但是，即便是这样的环境，也不是所有的人都得癌。老话儿说，苍蝇不叮无缝的蛋，为什么癌魔偏偏盯上了我？我们不该好好找找原因吗？

那天晚上，我跟先生坐在窗前，面对远方不尽的车流，缓缓清理着思绪，悉数这些年来的工作、生活的状况和问题，以找到自身得癌的原因。

我说："你家人有癌症基因，你妈妈、哥哥都是癌症患者，这可能是原因之一。"

他说："这几年太累了，累得有时连眼睛都睁不开。如果说身上瘙痒是淋巴瘤的症状，这个痒也不是一年两年了，应该是这些年来替客户处理难事累的、急的。"的确，先生做的是媒介研究和市场咨询，他从来对别人的事比对自己的事上心。

我说："体力上的累不算，这段时间承担的工作压力太大。大的经济环境不好，市场竞争就更激烈。操心、忧心、烦心，这可能是得病的根本。"

先生沉思。

我接着说："你的心大，愿望多，一边忙公司的事情，一边又到大学讲课，哪天你能十点以前到家？咱们的晚饭时间从来是人家的夜宵时间。吃完了，您还要写书，还要上网、写博客、发微博，不到三点不上床，就是铁打的也受不了呀，更何况，你身体的底子本来就不好，我们又不年轻……"

先生不住点头。

我接着说："每个人的身体里大概都有一个耐受的极限，单是一个原因绝不会让你生这么大的病，一定是多个原因的叠加。你如果受了累，但是你快乐，你不会生病；就怕又累又烦心，加上熬夜晚睡。得病，虽是意料之外，却在情理之中。"

"对，从现在就改！"先生说得很坚决，"马上睡！"

这时是晚上九点，是不是早了点？

"不早，我是癌症患者。"

我想，找到了病因，制止它，扭转它，这才是治疗的根本。否则，你今天化疗好了，过两天可能又复发了。铲除病因，截断了癌魔赖以生存的基础，康复才有希望。

从此，我先生放下了一切工作，跟以往的一切难事、琐事说拜拜。他脱下西服，理了短发，刀枪入库，马放南山，将自己扮演的社会角色回归本色——一个治疗中的癌症患者。

在接下来的康复历程中，我能感到，我先生心如静水——化疗，体会的是药液在与癌细胞厮杀；休息，一本金庸小说带他进入江湖游侠的潇洒；练习气功，他张开双臂，拥抱的是绿树、溪水和蓝天……

我说，幸亏得了癌症，否则，我们仍在市场竞争那潭浑水里扑腾，得了癌症，让我们那么心安理得地退下来，让我们重新开始健康的新生活。

在这一点上，我感谢癌症的光临。

解开心结，康复才有希望

正因为心里有苦，又不能跟外人倾诉，
心结不能化解，病就来了。
其实，现在想来，
他们身边都少一个可点醒他们噩梦的好友或亲人。
可能，就是几句话，他们就可以避开这人生的一劫。

很多年以前，我就知道，癌症与心情有关。

那是二十多年前，我跟一个同事出差，在飞机上，她给我讲了她的妯娌的故事，让我明白了癌症与心情的关系。

事情是这样的。

女同事丈夫的哥哥是一个企业的负责人，四十来岁时离婚，带着一个七八岁的儿子生活。这时，有人给他介绍了一个二十多岁的姑娘。此女孩大学毕业，又是知识家庭出身，知书识礼，文文静静。不久，二人结婚，姑娘成为我同事的"大嫂"。

婚后的平静日子没过多久，矛盾就爆发了，其原因是在对孩子的教育上发生了分歧。一家三口围桌吃饭，大哥总把自己的一份往孩子碗里夹；一人一个水果，大哥也不吃，也要给儿子，再加上平时的娇惯，使这位新过门的大嫂看不下去了，就说："孩子自有孩子的一份，没有必要让他觉得那么特殊。"这下，大哥不干了："我们爷俩的事，没你说话的份儿！"这样的事情没几回，日子就过不下去了，只好离婚。从结婚到离婚，半年的时间。

我同事说，这位姑娘离婚没多久就病了——乳腺癌。我同事原本跟这位"大嫂"关系不错，就去探望。她说，见到"大嫂"时，吓了她一跳。原来那么年轻漂亮，可就几个月，人完全脱了形。"大嫂"见到她，泪如泉涌，说："我真不知道这是为什么，我大学毕业，家里条件也不差，介绍人当时都觉得我俩的差距大了些，可我没考虑这些，就看他一个人带着个孩子不容易，真是很同情他，就结婚了。没想到会是这样！再说，我对孩子很好，只是觉得他太惯孩子了，对孩子的成长不利，提醒他不能过分，没想到他竟能说出那样的话！我当初怎么就没看出他是什么样的人呢……"

同事跟我说这些事情时心情也十分难过。

我问："后来呢？"

"半年后，死了。"

什么？死了！一个年轻的生命，为了一个错误的婚姻，就这么急匆匆走了？从认识一个男人，到告别人世，就是一年多的时间，一个花季女孩变成了花下春泥！

我很多天没有从这个故事中挣扎出来，我想，这个姑娘死前不知心里有个多大的结！可是为什么，当时就没有人帮助她解开？

此事在我心里萦绕多年，只要提起癌症，我就会想到那位姑娘。

后来，我先生的一个最要好的战友也是因为心里的郁结得了病，我就更知道心病的厉害。

那是六七年前的事了。

有一天，海鹰被告知他的战友大鹿得了肺癌，已经是晚期了。大鹿不愿见任何人，就想跟我先生海鹰见上一面。海鹰和我马上赶到他的住所。

那是北京的深秋季节，暖气还没有来，房间里很凉。大鹿就一人在家。见了面，大鹿并没多少话，只是默默地坐着，看得出他很疲倦。我们问他怎么治疗，答曰，就在家附近的医院输液化疗；我问，谁陪你去？回答，自己。我又问，怎么吃饭，他说，哥哥做点菜，买一包馒头放冰箱里，他慢慢吃。

原来，生这么大病，全靠他自己一人顶着！为什么？他的家人呢？

接下来的日子我代替海鹰每天去看他，慢慢地知道了他的故事。原来，大鹿这些年在事业和家庭生活上都出现了问题。前几年他到深圳发展，后来又回到北京，事业没有像自己预期的那样有所突破；也正是这个期间，他的岳母家正准备拆迁，他太太跟他商量，如果办个离婚手续，她回到娘家，今后拆迁就会按照两套补偿，可能就有她的一套，总比现在住得这么憋屈强。其实那个时候，他们夫妻俩在感情上已经有了裂痕。大鹿虽然不愿，但最后还是顺从了太太的意思，办了离婚手续。开始，太太还常回这个家给他和女儿做饭，可慢慢地，太太越来越少光临。太太说，咱们俩都是离婚的人了，总在一起不好。

我先生说，大鹿从小爱面子，也一辈子善良，一辈子好强。他帮助别人时向来默不作声，自己受罪也是打碎牙往肚子里咽，尤其是这种里外都不好说的事儿。所以，别人都不知他心里的苦，他太拘于面子了。

正因为心里有苦，又不能跟外人倾诉，心结不能化解，病就来了。我知道这些的时候，已经太晚了，肿瘤在大鹿身上全身转移，没过多久，大鹿走了。

两个好人，都因为排解不开心中的郁结，患了癌症，最后不治。其实，现在想来，他们身边都少一个可点醒他们噩梦的好友或亲人。可能，就是几句话，他们就可以避开这人生的一劫。

去年，我又遇到了一件事，使我知道及时化解心中的块垒在癌症治疗上是多么重要。

事情是这样的。

我先生得病以后每天到玉渊潭公园练习气功，结识了好几位癌友，有年轻的，有年老的。其中有一位七十岁的王女士，从气质上看，是一位典型的知识分子。后来知道，她是一个大部委的出版社的高级编辑，已经退休几年，半年前得了肺癌。由于大家常听我介绍给我先生看病的中医步大夫的治疗理念，大家对这位中医很是认同，都希望请步大夫给他们也把把脉。

一个周六，我们带着几个病友很早就赶到医院，挂了最前边的五个号。大家依次进入诊室问诊，其余人在外等候。当王女士进去后，问诊了一个小时还没出来，大家正奇怪，门开了，王女士出来了，满脸的泪痕！

我问："真么样？步大夫怎么说？"王女士一下趴在我的肩膀上："太好了，我今天可痛快了，我终于说出来了！"王女士一边说，一边擦着不断涌出的泪。她告诉我们，开始的时候，步大夫问了问她的病情，就给她号脉。待号完脉，步大夫抬起头好一会儿没说话。然后慢慢地对王女士说："您有什么事情过不去呢，让您的心里有这么大的郁结？如果您心里难受，就找个地方痛快地哭一场。"步大夫就这一句话，引出了王女士不尽的泪水和憋闷在心里多年的委屈。最后，步大夫听了她的故事，给她开了方子，并叮嘱她："把你的委屈找人说说，想哭就哭，想摔点什么也没关系。当然，去公园里跟大家一起唱歌也是好办法，放开了唱，把你的郁闷散出去，你的病就好了！"

那天，王女士当着好几位病友的面，讲了她心中化解不开的事情。

事情的起因是房子。那还是20世纪90年代，全国都还在执行机关单位福利分房的政策。王女士所在的出版社人多，房少，她没有分到。王女士跟单位提出，是不是可以用母亲的房子跟单位的宿舍换一换，这样可以上班近些，又能够照顾年迈的母亲。单位领导同意了，但是房子要落在王女士的名下，因为单位宿舍不好出来个外单位人的名字。王女士觉得也对，就这么办了。但是，后来出版社再分房，王女士就没了资格。那时谁家房子也不宽裕，王女士就没再计较。多少年后，王女士的母亲离世了，那房子自然就是王女士的了。

可是，时间到了21世纪，特别是2009年以后，房价突然飙升，过去值不了多少钱的房子一下变成了数百万，王女士的兄弟姐妹有了想法：过去你跟母亲同住，大家不说，现在母亲故去，那房子应该成为大家的遗产，不应由你一人独享。好面子的王女士不愿欠兄弟姐妹的，就找到单位，希望能将她列为未分房人对待，却没有一个领导点头同意，也没有一个人承认她现在的房子是她母亲的。她跑了社里跑部里，但是所有的管理者都推说不知，后来又说知道了也没办法。事情就这么拖着、耗着，王女士找的次数多了，领导部门还有了想法，认为王女士难缠，说话也就不好听了。王女士是个知识分子，不会来横的浑的，气只能自己生，恨也无法散。就这样，她得了病。

此事，我一个局外人听着都生气，当事人化解不开就太可以理解了。但是，怎么办？化解不开就气自己吗？其结果是自己病了，人家却不知道，甚至还乐得如此，这不是乾坤颠倒吗？

那应该怎么办？

我想，第一就是宣泄。这是步大夫给出的办法。

就如王女士，她在步大夫的鼓励下把她包裹在矜持外表下的愤闷宣泄出来了，初期她还流泪，后来就淡然一些，再后来说起此事仿佛小菜一碟。她一天天开朗，笑容爬上了她的脸颊。两个月后，步大夫说：你好了，不用常来了，一两个月来调次方子就可。

第二就是想开。人们会说，想开？你真是站着说话不嫌腰疼！矛盾没处理，问题没解决，真理没辨明，怎么想开？

可是，世上真的不是所有事情都能在一时一刻把道理讲清的，有时需要时间，有时需要机会，有时还需要自身的条件。

比如，房子类的事情本可以借助法律辨清。但是，以一个七十岁的老人，是否具备足够的体力、精力和气量去打这种官司？大家以为打官司就不伤身体吗？来来回回的诉讼，来来回回的贬损，让一个讲了一辈子面子的知识妇女怎么承担？有些事情就是这样，在掂量过后，我们还是要放弃一些东西，以生命为第一。这就是，留得青山在，不怕没柴烧！

我说想开，是要告诉大家，遇事不外乎往宽里想，往长里想。

什么叫往宽里想？我给大家讲讲我先生得病初期的想法，大家就明白。

2012年3月底，我先生被诊断出癌症，我极端痛苦，可我先生说什么？他说，"比起那位刚从人大会上下来，却回不了重庆的政治局委员，我这点病算什么？我得病，治就是了，很单纯；但是那位领导和他的太太是个什么心理？今昔非昨昔，从天堂到地狱，而且是自己打的解不开的死结，估计现在就盼着赶紧得病，好自我解脱了。"

我一想，也是，我们不是天底下最难的人。

什么叫往长里想？就是往远里想，就是要明白一个朴素的真理：人无千日好，花无百日红。人生就是一条起起伏伏、弯弯曲曲的河，谁也不可能永远一帆风顺。但是，老话儿虽有"人生不如意者，常十有八九"，可也有"山重水复疑无路，柳暗花明又一村"。

我讲的第一个故事里那个姑娘，如果能想到她仅仅二十多岁，未来有大把的时光去邂逅一个重情重义的好男人，她就不会拘泥于一次婚姻的失误；第二个故事里的大鹿，虽说离婚时已年过五十，可我先生说，如果当时他知道大鹿为离婚的事排解不开，一定跟大鹿说，"嗨，哥们儿，没什么，你正好也解脱几天，想想有什么'情儿'，有没有一个'同桌的你'，抓紧时间去会会；你老婆要走，说要考虑考虑你们的关系，你也可以重新考虑考虑啊！"我说："你怎么这么低级趣味啊！"他说，"男人嘛，我这么一说，大鹿起码不会太郁闷，不会得病了。"

其实，事情就是这样。曾听说，美国有个进行了几十年的研究，结论是："浑人"不得癌，或者得癌的概率很小。估计有它的道理。这些人心里有事不憋着，及早散出去了，心里没有郁结，就不会得癌。

我们是不是也应学习点浑劲儿？或者换种说法，就是不装矜持，来点儿直率，来点儿潇洒，来点儿"大不吝"的精神？

不为别的，为了我们的康复，为了我们及早开始新的人生。

西医的高手在殿堂，中医的高手在民间

> 看中医的奥妙还在于患者与医者的缘分，
> 在于二者之间能否建立起来的信任感，
> 以及患者对医者治疗思路的接纳程度。
> 凡是大病，凡是需要时间慢慢调理的病患，
> 这一点尤为重要——因为疗效要靠时间来验证，
> 只有信任才能等待。

癌界有一句话，说癌症的治疗要"西医为主，中医为辅，兼以气功，伴以食疗"。总之，要调动一切积极因素来为癌症的康复服务。

当我们接受了西医的治疗，回头看，中华医药的宝库也一定是我们不可忽略的资源。中医，也是我们一定要求助的医道。

但是，看中医有看中医的学问，它完全不同于看西医。

西医看病借助现代科学仪器，诊断以数据为支撑，一旦确诊，治疗方案基本上是一个固定的模式；而中医不同，诊断靠的是医生在望闻问切上多年积累的经验，用药也是靠医生在其熟悉的那些味药里的巧妙搭配，重新组合。

所以，我常说，中医是以一种模糊逻辑在看病，它的奥妙就在那花样翻新的中药配伍里。对于一位医生来说，他看一百个患者就会有一百个药方，因为一百个患者有一百种身体状况；对于一个患者来说，他看一百位医生就会得到一百种处方，因为一百位医生就有一百种治疗的思路和一百种中药的配伍。

同时，看中医的奥妙还在于患者与医者的缘分，在于二者之间能否建立起来的信任感，与患者对医者治疗思路的接纳程度。可能小病不明显，凡是大病，凡是需要时间慢慢调理的病患，这一点尤为重要——因为疗效要靠时间来验证，只有信任才能等待。

那么，我们要到那里去找这样一位有经验，值得信任，又与我们有缘的中医大夫呢？

通常我们第一想到的，是到著名的中医院去挂专家的号。

但是挂号真难啊!

医院说可以网上预约。是的,一约就约出两三个月,你家的病人等的了吗?

排队?你要挂的大夫如果是位名医,那你一定要卷着铺盖前一天上午就到挂号大厅排队了,而且还不一定排上。你有这个时间和体力吗?

人到了这个时候就只有托关系了。我们也是如此。其实,找关系并不容易,也要拐好几个弯儿。如果不是这个特殊的病,我绝不会开口,但是一想到那巨大的魔鬼就罩在你头上,它分分钟会把你的亲人带走,我也就不管不顾了。

我朋友托的关系还真不软,是一所著名中医院的领导。这位领导也非常给面子,她也是很早到的医院,帮我们挂了个加号。并亲自把我们带到专家的诊室。当时专家正在给其他患者看病,所以点头示意,让领导放心,他会关照,领导就离开了。

应该说,等候专家看病的人真多,诊室的门是关不上的。一人看病,一两个家属陪同,他们的身后还站着下一个号的患者和家人,门口跨着门槛还等着一家,大夫被陷在重重包围中。还好,这位专家始终对病人微笑着,态度很好,真是不易。

轮到我们了,海鹰坐到了医生的旁边。

"怎么不好?"

"淋巴瘤三期,滤泡性的。刚刚化疗完一个疗程。"

"以往有什么不好?"

"肠胃不好,年轻时做过肠梗阻手术。"

"伸手,我看看。"专家把手搭在海鹰的脉上。这时有人进来问,"大夫,我下次什么时候来?"

"两周以后吧。"专家一边回答,一边让海鹰换手。

刚搭上,又有人进来问了件事情,专家也是很热情地回答了。

我很佩服专家的好脾气,但是,我心里也嘀咕:这两下号脉,专家都在回答别人的问题,我们这脉到底号着了没有?这时专家已经在飞快地写着药方,写好后递给了桌子对面的年轻医生,请他打字,然后跟我们说:"就这样,先抓14服,一服两天,吃28天。"并拿起一张打印好的纸,"医嘱都写在上面了,回去看看,照着上面做。"

我还想问点什么,但是,下一位患者已经坐下了。我看了一下表,我们从坐下到起来没有五分钟!

在我排队取药的时候,我发现我前面的一位刚好也是看这位专家的患者,我就跟他聊了几句，原来他是带母亲看病，母亲也是淋巴瘤。我俩交换看了一下方子，十味药里八味一样，也是14服，吃28天，也是剂量很小。

吃此大夫的药，海鹰说没什么感觉，我想，没感觉就应该是好，起码它帮助海鹰顶过了化疗的前两个疗程，身体上没出大的问题。

第二次看病，我实在不好意思再托人了，我们就自己找上门去。专家说，实在加不上号了，已经80个号了，看不完了。明天吧，中午12点到特需门诊。

有了大夫这句话，我心里踏实了。第二天11点，我和海鹰赶到医院，我心想，一定是医生晚下班给我们加个最后的号，所以一定要提前去等大夫，别让人家等我们。可到了才知道，该专家是下午看病，他让我们早来是让我们试着排加号的队。也幸亏是11点来的，到12点时，已经有几十位患者等着加号了！那天下午，专家有30个预约号，我们从30号往后排。还好，我们排上了。接下来就是等。一等就等到了下午五点。

我看着化疗期间的海鹰真是心疼，从上午十点出来，已经7个小时，不吃不喝不休息，期间不敢有一时的离开，一直在硬板凳上坐着，满头虚汗。

"怎么样，有什么不好？"大夫问。

"这次化疗后白细胞低，打了升白针，不知道为什么，腰疼得跟断了似的，以前没有这种现象。"

"伸手我看看。"大夫给他号脉。

有10秒？

"换只手。"

又是极短的一霎。

专家抬起头来，但并没有看海鹰，而是跟桌子对面的两个年轻大夫说话："腰疼是打了升白针后常见的症状，要加一些帮助升白细胞的东西。"接着又说了一些有关药学理论上的事情。我明白，那两位可能是他带的研究生。同上次一样，专家很快写了方子让学生帮助打字，并跟我们告别。这次的时间比第一次长些。有7分钟？

取药时，我看了一下方子——阿胶、鹿角胶、龟板胶、当归，怎么这么多的补药？待把药抓回了家，真要下锅时，我把鹿角胶扣下了。即便这样，两副药下肚，海鹰的嗓子就肿了，也不想吃饭了。我知道，他上火了，他本是个虚不受补的体质。

这以后，我明白，大医院的专家可能并不适合我们。

此处，我没有一丝责怪医生的意思，我也没有一丝贬损医生的想法。我深信，

抗癌：第一时间的抉择
——得了癌症，第一时间怎么想、怎么做

该医生能受到这么多人的追捧，能获得最高的专业职称头衔，一定有他的本事。但是，我们的患者太多了，多到了他无法招架的程度。

我和海鹰替他们算过一个账。专家看病，就是半天。满打满算4个小时，240分钟。普通门诊时他本来只需挂30个号，每人可得8分钟；但是应患者要求，一再加号，50个、60个，再加上像我们第一次那样，走关系来的，是他和医院无法拒绝的关系户，这可能就要加到了80个号。大夫不喝水，不上厕所，也就每个患者3分钟！还不包括患者的起来、坐下。听说，有的专家中午吃不上饭，数小时的号脉、写方，胳膊都肿了。

怨医生接诊太多吗？不能！我不能求人家加号时生怕人家拒绝，看病时间短又说人家不负责任；也不能没看之前盼着前一拨儿患者快快结束，轮到自己了，又希望占着大夫时间长长的，拖着不走。

这的确是个很现实的问题——著名医院里的好大夫，名专家属于全国的老百姓，每天拖家带口登门求医的病人无数，我们不是名人显贵，只能与老百姓一起去分享那可怜的4小时，在那人头攒动的诊室里，我们又能分享到大夫多少精力与智力呢？

有的患者很聪明，教给我他们看中医的办法——躲开一线大夫，专挂副主任医师的号。他们的道理是：副主任医师通常都有十多年、二十多年的看病经历，基本的医理药理早就烂熟于心，而且他们在专业职称上还没有到顶，奋斗精神尚存，所以看病认真，对一些疑难病例也喜欢钻研，再加上他们的号相对好挂，病人没那么多，时间就相对充裕，诊治就会细致一些。至于哪位大夫跟你对路子，就在实践中摸索吧，大不了这位不成下次再换。

我想，这个患者的办法大家不妨试试。毕竟，正规医院的挂号费并不贵。

有的患者走的是另一条路，到一些私人诊所去看中医。那里的大夫大多是从中医院里退休的老大夫。大夫不怕老，越老越值钱。但是，就是报销不了。一次挂号费一两百元、三五百元不说，药也要在他们自己的医院抓。如果是癌症，没有几千元出不了门。可能大夫的心地善良，但是经营者本来就是为了盈利才办医院，所以一切都出奇的贵。有的医院为了防止患者看病不抓药，还特地把药方编成密码，如1号10克，2号15克，你不知这1号、2号代表的是甘草还是薄荷，你到外面就抓不成，还得在他们这里抓。所以，去不去这样的医院就看你的经济实力怎么样了。

我们一起练功的癌症患者魏大姐说，她始终在她家附近的社区医院看中医。医生也不是什么名医，但是看病的年头不短，很有经验。三年来，她一直吃这个医生的药，医生也看得十分用心，药方在不断地调整中，魏大姐的身体也逐渐康复了。

我想，癌症康复的路很长，吃中药调理不是一天两天的事，所以，我们一定要找一位愿把海鹰的病放在心上的大夫。这样，我们想到了曾经的一位兵团战友——步云霓，一位在孔伯华国医堂的坐堂医生。

步大夫曾是我们年轻时一个连队的战友，还曾跟海鹰在过一个班，有在一个炕头睡觉，在一个锅里搅马勺的经历。那时候，只要有谁病了，他就会说，应该吃点什么药，应该怎么治。原来他的父亲步玉茹在文革以前就是北京的一位很有名的中医，他从小耳濡目染学了不少。几年后，知青纷纷回城，大家就失去了联系。

几年前，另一位战友到他家附近的孔伯华国医堂看病，候诊时无意间看到挂在墙上的专家介绍——步云霓。哎，这不是我们战友嘛！可那天，他挂的不是步大夫的号，两人错过了见面的机会。今天，我先生得了癌症，要找一位能把他的病真正放在心上的大夫，战友马上推荐：去试试步云霓吧，毕竟是一个连队出来的！

那天，我六点多就到了孔伯华国医堂，7点挂号，每位大夫限挂15个号，还不错，我挂到了步大夫的第7号。大概在7点半的时候，我在医院的大门处闲站，看一个华发满头却精神矍铄的人走了过来，尽管四十年过去，我还是一眼认出："步云霓！"此人站住，"你是……？""我是五连的，徐晓。""五连的？""你大概不记得我了。那你记得海鹰吗？""海鹰，记得，他怎么了？""他得癌了。今天专门找你看病。""他人呢？""在里边等着呢。""马上过来，到我的诊室，一号诊室。""可我们是第7号。""没关系，还不到8点，我们是8点半才开诊。"

就这样，分别四十载的战友以医者与患者的方式相会了。应该说，步大夫并没有流露出重逢的惊喜，我们也没有相互询问四十年来的各自经历，就在进入诊室的第一时间，谈话就进入正题。

"怎么，生病了？说说病情吧。"

接下来是号脉，步大夫的手指在海鹰的手腕上沉下，时不时还要移动一下，时间很久，能感到他在思索，我和海鹰谁也不说话，生怕打扰了他。"好，换只手。"又是很久。"伸舌头我看看。"因为隔着桌子，步大夫还专门站起身，往深里看了看。然后低头写着什么。写的中间，又让海鹰伸了一次舌头。

因为有在大医院看专家的经历，我知道我们占步大夫的时间有些长了，心里很不安。可看步大夫仍然沉浸在对药方的斟酌中，我俩只能屏住呼吸等着。

步大夫写好方子，就开始给我们讲述海鹰脉象上呈现的问题，以及他的治疗思路与方法，并给海鹰提出了几点命令式的建议。

从步大夫的诊室出来，正好是 8 点半，我们一句题外话没有，就是看病——整整 40 分钟！

我知道，我找到了我们需要的大夫。因为我能够感觉到步大夫真把海鹰的病当回事，并把他的医术与海鹰的疾病连在了一起，同时他以他的眼神、语气让你坚信在他的呵护下你能康复，你能活。

果真，海鹰在步大夫的关照下一步步康复，我们一些癌友也前去求医，也都得到了不错的疗效。

以后，我凡遇到想看中医的患者，都这样建议他们：不一定非在北京，不一定非得到大医院，不一定非得看著名的专家；回到家乡去，找一位当地有经验的、有责任心的大夫，一定会比只看三分钟的大夫效果好。因为，我们得的病是慢性病，需要长期的诊治。医生也一定会在不断的诊断与调方过程中找到最适合你的良方。

我以我的经验，以史书上的记载，推断出这样一个结论：

西医的高手在殿堂，中医的高手在民间。

不知对否，仅供参考。

步大夫的中医思想

> 我不能帮助你马上杀灭瘤子，
> 但是我能帮你调整好身体状况，
> 改变生瘤的基础。
> 只有身体恢复到正常状态，肿瘤才能根除。

2012年6月24日，是我们第一次去孔伯华国医堂挂步云霓大夫号的日子，那也是我先生海鹰结束了第四次化疗，出现肺损伤，每日低烧、咳嗽，没有胃口，身体极度虚弱的时候。而今，时间过去一年多，海鹰已经红光满面，每日步行十公里，室外锻炼四小时，完全一个健康人。这虽说是西医、中医、气功各种手段共同作用的结果，但最初帮助海鹰恢复元气，恢复心肺脾胃的正常运作，中医，应该是第一功臣。

因为看到了海鹰的治疗效果，与他一起练功的癌友也纷纷前去求医。以后的"功休"时间，便成了癌友们交流步大夫诊疗思想的园地。今天我把大家给步大夫总结的治疗思路写在这里，或许对读者能有些参考价值。

首先，我们感觉，步大夫看病的着眼点不在肿瘤，或叫不死盯着肿瘤，而关注身体各器官的正常运转。

步大夫说，肿瘤只是你身体出现问题时的一种表现，不代表你身体的本质。我不能马上帮你杀灭瘤子，但是我能帮你调整好身体的状况，改变生瘤的基础。你身体长瘤子，不是一天造成的，你要杀瘤子，也不是一天就能杀没的。只有身体恢复到正常状态，肿瘤才能根除。不能急，要一步步来。

步大夫的第一步，是让我们停止一切的进补，这让我们很奇怪。

众所周知，化疗可以把一个看上去不错的人打击得面如死灰、气息奄奄，真的就像要行将就木了。这时，大多数患者和家属要做的就是进补，把一切可以搞到的好东西都想往患者嘴里塞，希望他能尽快强壮起来。我对海鹰也是如此。可是，越想让他吃，他越吃不下，他说，一点食欲都没有，恶心。

那天，步大夫在给海鹰号完脉时说："停掉一切滋补品，停掉肉类、蛋类，吃饭只吃八成饱，饿着点最好。"

"那小米海参粥能吃吗？"我问。

"不成。"

"冬虫夏草？"

"不成。那里面多少还是有些火。"

"我买了好多阿胶核桃糖，听说是补气补血。"

"您还补呐，上次的药方里这么多的胶，海鹰早被糊住了，撤还来不及。"步大夫接着说，"不是不让你补，是你现在根本补不进去，身体不具备消化吸收这些补品的能力，吃了也白吃，还适得其反。"

"那吃什么？"

"家常便饭。粗茶淡饭。平时咱们老百姓家的饭。记住，清淡一些。"步大夫看我面有疑惑，再次嘱咐，"记住，不要吃饱，起码坚持一周。什么时候可以吃了、补了，我会告诉你。"

我们听了步大夫的话，每天早上小米粥（连红枣都撤了）、馒头、蛋羹（还是偷偷加上了，因为担心海鹰一上午的练功体力不支），中午肉末冬瓜面，晚上也是汤面馒头一类的，平常饭，很简单。同时，喝着步大夫开的中药。

就这样，三天过去了。周四那天，海鹰跟我说："不成了，我太想吃肉了。今天在公园里练功，看到一帮人在亭子里聚餐，我恨不得上前跟他们要个鸡腿吃！那味儿太香了！"

"你不是什么都吃不下，看什么都恶心吗？"

"不是，不是，现在不是了，是太想吃了！"

下一个周末，我们见到了步大夫，步大夫笑着说："胃口开了一些，但还不能急。这周，可以吃一点肉末、小肉片。早上多吃点，中午也凑合，晚上绝对少吃，而且晚饭不要吃肉。"

这是步大夫的一个治疗思想，为了进补，就不能尽补，要先撤。他说，这就如同要想火旺，不是拼命加煤，而是要先撤炉子，让火有个喘气儿的地方。

同样的道理还应用在另一位癌友的大便不畅的治疗上，效果甚佳。

这位癌友是北京一所医院的护士，将将四十岁，我们叫她小秋。小秋圆圆胖胖，性情开朗，就是好吃。据她先生说，两人刚结婚那会儿，买半扇猪排骨回家，一顿全炖了，两人吃得仅剩汤。可是，贪吃的结果是小秋得了肠癌。最郁闷的是她化疗效果不佳，已经转移到了盆腔，肿瘤压迫股骨，每天晚上疼得睡不了觉。更要命的是肠子手术后有一节蠕动无力，大便干燥，数日不解。所以，她每天坐在公园的椅子上就是苹果、香蕉、红薯，一通乱吃，说是可以帮助通便。

她到步大夫处看病，同样，步大夫也让她每餐七分饱，更让她停了一切补品、零食和水果。

"什么，水果都不能吃了？我大便干燥，人家说苹果、香蕉能治便秘，还有，我得吃红薯、雪莲，那也是为了治便秘的。"

"那你为什么还是便秘呢？你吃这么勤，这么多，怎么没考虑肠子的负担？它本来就病着，蠕动无力，你又给它前面再堆上一大堆，它怎么工作？所以，绝对不能再吃了。"

小秋很听大夫的话。隔了两天在公园见面，小秋说，还是没拉，真着急。不过，这两天瘦点儿了，自己都觉得自己好看了，身上也轻松了。又过了一天，我刚到公园，小秋冲着我大声叫："拉了，拉了，太痛快了。"随后，她不好意思地说，得了病后，好像什么都不在乎了，今天早上在家解手，一下拉了那么多，她兴奋地叫丈夫："快来看啊，我拉了，拉得真多！"

是不是听着跟笑话一样？其实癌症病人就是这样。我们抗癌乐园里有句经典名言——"我们都这样了，还管别人怎么看！"每每说起这话，大家就提高嗓门，一通哄笑，很快乐。

当小秋体重减下去一些，骨盆里肿瘤压迫的疼痛感也相应减轻，她觉得很开心。

步大夫在进补与排泄上的辩证思想得到了我们癌友的肯定。那么，在治疗便秘的方法上，步大夫也有他的高见。

他说，人体里的各个器官是相互依存又相互制约的，哪一个部件也不是孤立存在的。中医最怕的是头疼医头，脚疼医脚。你说，你今天大便干燥，我为了得个好名声，让你马上拉还不简单吗？给你的药里加上一点大黄，你一下就拉痛快了。但是明天呢？以后呢？你可能因为这一次的痛快，会数日不解。因为，肠子里的那层润滑的津液也全都被药打下去了。其实，大便干燥，是因为肠子无力，是气血不足引起的，这是许多癌症患者的通病。你身体有病，化疗后体质更弱，如果这时让你泻，那是釜底抽薪，所以我们只能慢慢调理。要调气血、调脾胃，这些好了，你的大便自然就好了。

我还记得，步大夫讲这些时，我插话说，我也大便不好，但是我知道，只要吃个苹果就好了。他说，不成，那不是本质的好，要每天自然解便才成，就如你每天到点吃饭，到点就睡，睡下就着一样。后来我也挂了他的号，请他给我诊脉，开了中药，几服下去，果然不必再靠苹果推动了。

步大夫把深奥的中医理论简化为吃、拉、睡。

他说，作为患者，你不必瞎琢磨你的身体又有什么问题了，你只要掌握好三个指标，就知道自己的身体状况如何。这三个指标就是吃、拉、睡。你能吃饭，吃什么都香，吃了舒服，消化得了；你能排泄，自自然然，每天到点就有，不干不稀，香蕉便；你倒头能睡，睡下就着，没有噩梦，起床清醒。就这三样，你做到了，什么病都好了。即便你身上还有个把瘤子，都无关大局，它不会影响你的生命。

步大夫说，不要小看这吃、拉、睡，这是你身体的自然运转过程，有进有出，又作有息，循环往复，生命不已。

通常，提到中医治疗癌症，就要提到以毒攻毒的化瘤方子，我也曾就此向步大夫请教。步大夫给了我们这样的解释。

步大夫说，其实，中医里从来就没有说过哪种中药是专门治疗癌症的。比如人们常说的蝎子、蜈蚣、土鳖虫等，它们确有逐瘀、通络、破积、消肿的功效，可以起一些散结的作用。但是，这些药都是大凉，又都有毒，对人的肝脏没有好处，所以并不轻易使用。像海鹰，身体里已经没有肿瘤，就更不需要用它们。

步大夫还说，在中医这行里，凡是好大夫，一定不是在最初就给患者使用厉害的药，要从药力小的材料使起，逐渐增加力量。如果患者使用药力小的药病就能好，为什么还要使药力强的呢？是药三分毒，一定要把厉害的药放在最后。有人说，这是大夫给自己留的一手，其实这一手是留给患者的。在患者山穷水尽时，我们还有救命的一手留给他，这才对得起医生的称谓。

对一些慢性病，特别是癌症的后期康复，讲究调理。这就像给汽车换轮胎一样，一个轮胎有五个大螺丝，你不能一个螺丝拧到底，那其它几个螺丝就拧不上了，要这个螺丝拧两下，那个螺丝拧两下，再回头这个拧两下，一点点拧，才能把这个轮胎上正，上结实，跑起来才不会出问题。中医看病也如此，可能要经过几次调方。如果，医生求成心切，或者利用患者救命的着急心理，下猛药，下贵药，挣钱，他就不是真心为你看病了。

步大夫开的方子通常都不贵。六服药，一百来块，谁都吃得起。所以，农民工都来找他看病。海鹰的药一次六服，加上煎药的服务费，不超过150元。（当然，这是2012年的价格。）

每次步大夫给海鹰看了病后，都会给几点医嘱，而这些嘱咐里又包含了很多的道理。

比如，他第一次给海鹰号脉后，嘱咐他不要累着。我先生说，还行，就是练功，不太累。大夫说，练功也不能累。我不听你说，我听脉说。你的脉告诉我你累着呢。这些天，不能练那么多，要适可而止。其实那几天海鹰就是很虚很累，一点没说错。

比如，海鹰在北京最热时也不能吹空调，一丝的空调也能引起他的鼻塞。步大夫只要听到海鹰的声音，就会嘱咐："到家吃一大碗热汤面。一定多些汤，趁着烫吃下去，绝对会好。记住一条，热汤面能解决的就不要吃药。"这招果然灵。

比如，步大夫嘱咐海鹰不要吃羊肉等易上火的食物和一些南方水果，说他的体质属"易上火性"，所以不要吃。海鹰说，那就少吃点。步大夫说，身体是养出来的，你怎么对它，它怎么对你。你小心伺候它，它就不生病。你本来得的病就在淋巴上，最怕上火，你吃羊肉倒香了，我这儿就全白忙活了。

比如，我问，化疗后，海鹰身体里一定沉积了很多的毒素，怎么办？步大夫说，中药调理是一方面，还有就是喝水。水是最好的解毒药，要比平时多喝一些，排尿，这比任何护肝药都好。

比如，步大夫说，有小病时赶紧来看，千万不要等病大发了，那样谁也治不了。中医讲究"治未病"就是这个道理。

比如，海鹰三个月后身体恢复得不错，又跃跃欲试想做点什么，步大夫叮嘱他："都这个岁数了，不要做了。实话告诉你，得了病的人，再好，也不能跟没得病的人比。这就像一个裂了纹的碗，锯上了，你就凑合着使，小心捧着，可以使一辈子，你要是不小心，再裂就没法儿锯了。"

步大夫句句大实话，实话里又充满哲理。他喜欢跟患者多交流几句，喜欢让患者知道自己出了什么问题、医生的治疗思路，以及患者应该怎么配合等。这样一来，步大夫的看病时间就长了。如果是初诊，起码半个小时，复诊的也要在二十分钟左右。所以，每天十五个号，多一个不加。他说，有时初诊的病人多，他就要看到下午两三点。他说，病人不容易，一个号一二百块钱，总要对得起人家。

我们很幸运，找到了这样一位有过共同经历和同样价值观的中医大夫。这使我们心相通，意相连。说来大家可能不信：虽说我们去看病多次，但时至今日也没有聊过一句闲天，彼此都不知这几十年的路是怎么走过来的。时间全用在了看病上。

凡是去找过步大夫看病的癌友，回来都会跟我们聊上两句。他们在复述大夫的治疗思想的同时，都会说这样的话："步大夫医德真好。"我想，这可能源于当年在内蒙古兵团的艰苦生活打下的底子。他了解百姓，了解百姓生活的不易，深知百姓得了病后的生活更难，所以，他的治疗思想贴近百姓，贴近患者的心。

耐人寻味的"郭林新气功"

我思量：

身边的例子是不是可以给我这样的结论

——没练习的，走了；

练习的，即便复发，也可以阶段性地顶住；

长期练习的，就可以康复？

与癌症无关的人大多都不知道郭林新气功，我初次听说它也是因为我的兵团战友安平得了肺癌。

那是2009年春，战友们聚在一起为安平的治疗出谋划策。安平肺上的肿瘤位置偏中，不好手术，他又不愿化疗，那怎么办？这时有人说："听说有种气功专门治疗癌症，叫郭林新气功，北京很多公园里都有人练习，不知怎么样。"我说："我家离玉渊潭公园不远，这事我负责打听。"

第二天上午，我到公园南门口的售票处打问，人家告诉我，沿河边一直往西走，走到最西头，路边有一块大石头，上写"生命绿洲"，那就是了。

那天不是周末，所以没见到集体练功的人群。我也不知谁是游客谁是练功的患者，只能贸然地上前询问："请问，这里是学习郭林新气功的地方吗？"

"是啊。您什么病？"

"是我的一个战友病了，肺癌。"

"让他来练吧，能好！你看，我们都是癌症患者！您周末上午10点以前来，先报个名，有专门的老师教。"这些患者十分热情，脸上没有一点病气。

我把打听的结果告诉给安平和他的家人，希望他一定去。但是，不知什么原因，安平一直拖着，有次被他的家人催得不耐烦了，去了一趟，但是回来说："我不愿跟那些老妇女们搅和在一起。"

安平不愿，大家也没有办法。随着他病情的加重，他也无奈地接受过化疗，喝过著名中医的汤药，也尝试了"祖传秘方"的拔癌膏药，但是，到了第二年的春天，安平还是走了。我们大家虽然难过，但也觉得这可能就是癌症的必然结果，谁也没有办法！气功的事，我也再没想起过。

安平刚走，我的一个同事，也是我的好友舒朗也被确诊为肺癌，而且问题更严重，发现时已经骨转移，所以不能手术，只能化疗。我心里十分难过——难道我的这位好友也要在几个月后离开吗？

我不是医生，我能做的就是不断地去医院，去她家里看望她。

我非常佩服我这位好友，佩服她的独立精神，佩服她的顽强毅力。舒朗的丈夫在十几年前病故，身边只有儿子一起生活。她不愿让儿子为她每天请假耽误工作，就说她身体有劲儿，可以自己跑医院，不必儿子帮助。所以，每次的排队挂号、验血、看大夫都是她一个人独往独来。就连化疗时，也常常是她一个人提个小包来了，走了。有一次，我要去看她，她告诉我，她正在学习郭林新气功，地点就在她家附近的地坛公园，如果我要来，中午我们就在地坛公园门口见面。

那天，我站在公园门口往里看，整整12点的时候，一个戴着大帽子的瘦小女人从里面走了出来，很坚定。走近再看，除了帽子底下能看出掉光了头发，其他与正常人没有两样。舒朗说，除了6次化疗的住院时间，她每天吃了早餐就直奔公园，从8点练到12点，基本是风雨无阻。

如今，舒朗患病已经三年多了。三年多来，她的癌细胞始终没有消停过。本来化疗就没有把原发肿瘤彻底打下去，到了2011年夏天，她在肿瘤医院的一次检查中，又发现颅内和肾上腺都有了转移。我当时心想一定是误诊，因为她看上去好好的，不像有什么大问题。但是一看片子，清清楚楚，颅内4个圆圆的大白圈，再对比以前的片子——干干净净，没有！真是无奈，舒朗只能接受放疗。

此时的我，不知怎么安慰我的朋友，她大概也感到自己来日无多，就说，有件心事未了，希望大家帮忙。她说，儿子不小了，可一直没有合适的对象，她如果能看着儿子成了家，她走了也就没什么惦记了。为此，我们这些朋友马上调动起来，给舒朗的儿子介绍对象。好在，他儿子条件很好，一年后，儿子结婚了。再回头看舒朗，这段时间她在肿瘤医院做了20次针对脑肿瘤的放疗，又到海军医院做了针对肾上腺的微创手术，还在煤炭医院做了针对原发病灶的氩氦刀手术。

以前对舒朗练习郭林新气功我没有太在意，但是当我先生也患了癌症，也要学习郭林新气功时，我才意识到：是呀，为什么舒朗一次次复发，她能一次次地闯过去？为什么她在一次次创伤性的治疗后又能慢慢缓过来？居然坚持了三年多的时间？要知道，很多人是在不断的治疗中身体一天天虚弱，最后终于身体的耐受力敌不过药物的杀伤力，酿成不治。莫非她的耐受力与气功有关？

郭林新气功因舒朗的例子给我留下了深刻的印象。而另一个例子，则让我对此气功彻底信服了。

话还是要从我们那群兵团战友说起。

当年，我们内蒙古兵团一师四团五连，前后有三百多位来自祖国各地的战友。前两年大家统计了一下，已经有三十多个战友不幸故去，而离去的原因绝大部分是因为癌症。癌症，成了我们五连人的魔咒。

当我先生也患了癌症，当我愁肠百转的时候，一个战友来电话说："徐晓，我建议你跟华沙联系一下，她多年肺癌，为什么她没事？你可跟她取取经。"

是啊，我怎么忘了，华沙是我们连队最早得癌症的战友，在上世纪80年代，她大学毕业刚工作没几年时就得了肺癌。但是她一直活着，后来还听说她恢复得很好，又上班了。有个现成的榜样，我当然要向她请教！

电话拨通，我向我这位分别多年的战友直言相告："海鹰病了，癌症，淋巴瘤，现在你们不仅是战友，还是癌友了。所以想听听你的抗癌经验。"华沙说，她得癌症时可能因为年轻，身体底子好，手术、化疗都扛过来了，组织上也比较照顾，工作压力不大，所以二十多年没事。但是就是前两年又复发了，在肺上又有了两个三四厘米大的瘤子。当时医生问她最近发生了什么，她说，前不久在打乒乓球时摔了一跤，大腿骨折。医生分析可能是为了治疗腿伤，大量补钙，结果引起癌细胞活跃，癌症复发。我问她怎么治的，她说放疗。但是，放疗的效果一般，在瘤子两厘米时放疗就没作用了，瘤子也不往下走了，只好放弃。我问，那以后怎么办了？她说，吃中药、练气功。前不久她做了CT检查，两个瘤子已经基本看不到了。

一听到"气功"两个字，我马上警觉，问："什么气功？"

"郭林新气功。"

"你说是郭林新气功？"

"对啊。"

"你从什么时候开始练郭林新气功的？"

"从80年代吧。"

"就是说，你当年刚一得肺癌，你就开始练了。"

"对啊。"

"你在哪儿练的？"

"天坛公园。那离我家很近。"

"你每天去？"

"头几年每天去。后来上班了，就不常去了，这次复发后又是每天去。"

华沙没有显出对郭林新气功的热情推崇，语气很淡然，这很像她的为人。但是她很早就练习郭林新气功的事实对我震动很大——这么说，我们连队里唯一躲过了癌症死亡之咒的华沙，一直在练郭林新气功，这点说明了什么？

后来，我又向那些因癌症而故去的战友的家属和好友打问，他们生前是否学练过郭林新气功，答案都是否定的。很多人根本没听说过什么"郭林气功"。

打问的结果引起我的思考。我琢磨：我身边的例子是不是可以给我这样的结论——没练习的，走了；练习的，即便复发，也可以阶段性地顶住；长期练习的，就可以康复？

这个结论如果是肯定的，它将有世界级的意义。但是，事情可能不会这么简单，毕竟感觉代替不了科学，而科学的结论需要数据的支持。那么，世界上又有哪家医院、哪家医学院、哪家医科院肯为了一个中国民间的气功去投入精力、物力、财力去做有关的研究呢？

我曾在一位西医大夫面前提到过郭林新气功，她一口否定："气功要是顶用，为什么医院里不开个气功科？"一副拒人千里之外的口气。所以，等气功能上了台面，其路遥遥。

但不管他人怎么说，现实的例子就在我的面前，作为老百姓一级的患者，我们着眼的是现实而非理论，是当下而非未来。所以，我和先生决定：跟随感觉走，学练郭林新气功！

郭林，奇人也

郭林可能是上天送来的一个奇人，

否则，怎么这么巧，

她会气功，懂中医，又能接受西方先进文明，

会学习，善创造，

兼而有舍己为人的侠客风骨与慈悲仁爱的宽广胸怀？

如无这综合的机缘，任何人都不可能成就此功。

郭林新气功是什么功？跟北京的菜馆"郭林家常菜"有关系吗？

这个问题现在听起来很蠢，但是当我初次听说时，心里就是这么想的，以后，也常常被别人这样询问。

当我随先生学练郭林新气功以后，我读了一些与此气功有关的书，如《癌症≠死亡》《癌症患者康复实录》《郭林日记》《健身抗癌郭林气功》等，遂对郭林新气功有了一个初步的了解。我现在可以这样回答了：郭林新气功与郭林家常菜没有丝毫关联，它是一个以发明者郭林命名的新式气功。这种气功以它在癌症康复上的奇效而被无数癌症患者所追随，成为众多患者心中的生命旗帜。

郭林，是郭林新气功的创造者，同时也是一名癌症患者。1949年，在她40岁的时候，她患了子宫癌，确诊时已是晚期。那个年代，得了肿瘤几乎没有其他办法，医生能做的就是手术切除。在接下来的数年间，郭林始终处于癌细胞转移、手术，再转移，再手术的痛苦煎熬中。到1963年，郭林又做了膀胱切除手术，而这已经是她的第六次手术了。

面对癌细胞在自己身上的肆虐，郭林深知各种医术在癌症面前已经没有了招数，要想活命，必须自己找到救治的办法，要靠自己闯出一条生路。

郭林这样想不是没有她的道理，因为她有着与旁人不一样的人生经历。

郭林原名叫林妹殊，1909年6月8日出生于广东香山县，也就是今天的中山市，后移居澳门。她的家庭是一个气功中医世家。祖父是一位乡村的草医，又是医灵观

的道士。郭林的伯父、叔父及堂兄都是气功、武术的习练者。因为郭林的父亲在辛亥革命中牺牲，所以郭林在很小的时候便跟随祖父生活，耳濡目染，中医与气功便深深注入她的心田。同时，郭林自小就有男孩子的性格，喜欢蹦蹦跳跳，五禽戏就是那时学会的。到了她的青年时代，郭林又在体育和美术上表现出了她的过人之处，成了那个时代最摩登的现代人。可能因为其父辈属慷慨悲歌之一族，热血也在郭林胸中涌动，在抗战时期，郭林又成为抗日救亡的社会活动家。新中国成立后，郭林成为中国画院的专职画家。而这一切，就有可能成为郭林自救的资本。

当郭林决定自救时，她便开始苦读中西医学，并与自己熟悉的古老气功相结合，逐渐摸索出一套以"风呼吸"法为特点，强调增大吸氧量，变静功为动静相兼的一整套蕴含人体自愈理念的新式气功。在摸索与习练中，郭林的癌症得到了控制，并最终康复。

20世纪70年代，正值"文革"时期，作为专业的山水画家，郭林失去了作画的冲动，当她面对那些身患高血压、青光眼、红斑狼疮等久治不愈的痛苦患者时，她血液中的那股侠士豪情便又涌动，她决定把自己的全部精力用在救助患者，用在传功济世上。当她在北京的东单公园摆开了义务教功的场子，追随的学员便从几个到几十个，到上百个、数百个，学员队伍如滚雪球般迅速扩大。1974年，有个中年人走到郭林面前："郭林老师，你能将这么多患疑难杂症的病人治好，是不是也能治好我的癌症？"面对患者恳求的目光，郭林接受了，从此拉开了郭林新气功主攻癌症的序幕。

癌症是当时社会最大的疑难病症，只要患上，几乎没有人能逃脱它的魔掌。但是，郭林带领着这些肝癌、肺癌、胃癌、子宫癌等被医生判了死刑的患者，在公园里吸吸呼，吸吸转，奇迹居然真的出现了：他们活过了三个月、六个月、一年、三年、五年，他们身上的肿瘤停止了漫延，又开始一点一点地缩小，终于不见，他们成了重新回归社会的健康人！

这一切在癌症的治疗史上简直是不可思议：怎么可能？没有化疗，没有放疗，没有药物，就凭着每天的树下呼吸，肿瘤会自动消失？会不会你们根本就不是癌症，全是误诊？

然而事实胜于雄辩。当这些患者拿出他们先前的诊断书，再对照今日的身体检查单，真真切切，他们是癌症的康复者，他们是郭林新气功的受益人！

在1982年，著名作家柯岩女士因为自身的疾病，有机会接触了郭林新气功，有缘与这些向命运抗争的斗士相识，她以自己的亲眼所见写出了报告文学《癌症≠死亡》，第一次向世人高呼：癌症不等于死亡！这使所有癌症患者看到了生的希望！

有人问，郭林老师今安在乎？否。郭林老师在1984年12月14日，因为到各地传功的过度劳累，突发脑溢血，病逝于北京。享年75岁。

郭林老师去了，可郭林老师带出了一批有情有义有文化的康复者，他们接过老师未尽的事业，承担起拯救患者的责任，把郭林新气功继续推广。

而今，郭林老师已经仙逝30多年，可郭林新气功传播的脚步从没有停止过，救治的患者越来越多。

郭林新气功就是这样一种生于斯，长于斯，植根于中国大地，能让普通百姓伸手可得的治病之法。鉴于此，郭林新气功在民间，在庙堂，在祖国的两岸四地，在世界各国被广为传播，它如涓涓细流，静静漫延，润物无声。

当我对郭林新气功有了这些了解之后，我突然冒出这样一种想法：郭林可能是上天送来的一个奇人，否则，怎么这么巧，她会气功，懂中医，又能接受西方先进文明，会学习，善创造，兼而有舍己为人的侠客风骨与慈悲仁爱的宽广胸怀？如无这综合的机缘，任何人都不可能成就此功。郭林，奇人也！

同时，一个奇人带出了一群义士。这些人，虽为患者，但是康复后，不忘他人，不忘责任，能将心比心，放弃舒适，敢于担当，勇敢地挑起传播气功救助他人的担子，风雨无阻，一路前行。

这就是我了解的郭林新气功，仅为走近之管窥。

走进"郭林新气功"

> 这就是郭林新气功最大的长处——
> 由个体抗癌演变为群体抗癌。
> 它汇个体的力量为群体的力量，
> 如涓涓细流汇为澎湃的江河，
> 气势雄浑，不可阻挡！

北京是郭林新气功的发祥地，自然，她就有最多的郭林气功辅导站。这些辅导站遍及北京四九城的各个公园，如天坛、地坛、北海、颐和园、陶然亭、龙潭湖、团结湖、玉渊潭等，其中玉渊潭辅导站的规模最大，它是北京郭林新气功推广中心的总部。

我家离玉渊潭公园最近，当然首选玉渊潭。

我记得，那是我先生海鹰刚刚结束化疗第一个疗程的第二天，4月3日，一个周二。因为这里是每周二、四、六、日辅导，又刚好是月初，所以正是新学员报名的时候，我马上交了学费，海鹰便加入了学功的行列。

学功的新学员真不少，我数了数，起码有四十位。我坐在一边感慨：现在患癌症的概率真大，仅仅一个玉渊潭，一个月就冒出这么多！

学员有男有女，有老有少，当然女性多于男性，老年、中年多于青年。初来乍到的学员因为互不相识，大多沉默。仔细打量他们，每个人的脸色都不好，不论肤色是白是黑，都掺杂着重重的铅灰。可能其中有不少人是像海鹰一样刚从化疗床上爬起来，所以显得疲惫不堪。有些女士戴着大大的帽子，大概是希望遮住掉光了头发的脑袋。还有些人动作极不协调，总是走成一顺，自己都觉得很尴尬。他们排成两路纵队，围着一棵挂满了背包、水壶的大树，首尾相接，听着老师的号令："吸吸呼，吸吸转，吸吸呼，吸吸转"，一圈又一圈，在那个二百来平方米的空地上笨拙地行进着。

看着队列中的海鹰，我突然升腾出一种对他由衷的钦佩——昔日，他常是在聚光灯下激情演讲，今日，却能放下身段，与这些灰头土脸的病人一起，像摸鱼一样，在公园的一角，学练气功。这不是每个男人都能做到的，特别是过去自觉还干得不错的男人！

待功间休息的时候，大家挤坐在公园的长椅上，才开始了相互间的询问与攀谈。原来，这些看上去脸上没有光彩，眼睛里没有神气，着装没有颜色，满脸病气的学功者个个都不简单！在这些学员里，有国家部委的干部，有杂志社的编辑，有广播电台的播音员，有研究韩战的作家，有医生，有护士，有律师，有教师，有会计，有个体劳动者，真是五花八门，应有尽有。

一位来自内蒙古鄂尔多斯的妇女跟我聊天："我原来就是一个很穷的农民，后来听说卖羊毛能挣钱，我就一个人揣上点钱走村串乡收羊毛，没想到，头一个月就挣了两千块！后来我就带着全家做，生意越做越大，我就凭这个发了。我丈夫都说我：'你这女人真能干！'现在，我得病了，我就不相信我好不了。你看，我又跑到北京来学气功了，这次我女儿还能陪我来。经济好了嘛，怕啥？我每天都唱歌，我歌唱得可好呢！"随后，她真的就唱起了草原的牧歌，笑容展现在她美丽的脸上。

面对这样一群人，我想，疾病虽然把他们昔日的光彩抹尽，却没有抹掉他们向命运抗争的锐气。今天能来这里学练气功的，有一个算一个，都是不肯向命运低头的强者。能与这样的强者为伍，是机缘，是骄傲！

因为海鹰还要住院化疗，四月的课程海鹰没有全部掌握，他五月再学；五月学完还觉生疏，六月又来一遍。他先是跟着姜寅生老师和付宝华老师学，后又跟着吴老师学，再后又接受万柔柔老师的指点，并向众多能遇到的前辈请教。随着熟练，海鹰的动作逐渐到位，气感越来越好，到了夏天，他便成了玉渊潭公园里独立练功的老功友了。以后，玉渊潭，那个有块"生命绿洲"大石头的场地，就成了海鹰最喜欢去的地方。无论刮风还是下雨，海鹰每日必到，每到必为四个小时。他说，他在那里感到快乐！

的确，习练郭林新气功的地方不仅仅是个学功的场所，而且是患者相互倾诉，相互鼓励的"话吧"。坐在这里的，除了患者，就是患者家属，所以，这儿没有健康人对他们居高临下的指点，也没有他们对健康人的羡慕与仰视，有的就是病友间由衷的同情与关爱。很奇怪，这里从不避讳"癌"字，但也很少听到"癌"字，一句"你是哪儿"，回答"肺"，就知道他得的是肺癌；如果答"肠"，那便是肠癌。彼此彼此，不必多言，都是癌。

如果说我先生没去练气功前还把自己的病当回事，去了才知道自己的病最轻，毕竟身上就一种瘤子，化疗效果还不错，而这里的很多病友仍带瘤生存，有的还在不断转移，即便这样，也没见他们愁眉苦脸。我先生说，有这么多功友做伴，我怕什么！

是的，这里自有一股豪气，一股对癌魔蔑视的豪气。

有一位功友，我们叫她魏大姐。认识她时，她刚好70岁，学练郭林新气功已经三年。旁人说，她一年365天，风雨无阻，连大年初一都来。

魏大姐给我讲了她的故事：三年前她被查出患了淋巴瘤，弥漫大B性，颈下、腋下、腹股沟到处是两三厘米大的瘤子。第一次给她化疗时她休克了，第二次仍然休克。这两次化疗瘤子没下去多少还差点要了她的命，所以她说什么也不化了，孤注一掷地练习气功。她说："我想明白了，我今天能来公园练功，我明天就能来。我都这岁数了，来一天我赚一天。"魏大姐每天早上7点快快乐乐来练功，11点收功，再到公园门口的自由市场去买菜。她说，她得活，她有任务，她得给上中学的孙子做饭。我问她，现在瘤子的情况怎么样了，她说："始终没再去检查，查出来又能怎样，又不能化疗，徒添烦恼，就这样吧。"我们说："好，魏大姐，有你这面旗帜在前，我们就在后面跟着。"

2012年底，魏大姐禁不住大家的一再劝说，到医院去做了三年来的第一次检查，结果——全部未见！这个结果对所有的功友都是巨大的喜讯，大家相互转告：魏大姐单凭气功把瘤子练没了！魏大姐能成功，我们就能成功！

在郭林新气功的修炼园地，我们获得的不仅有勇气，还有患者的经验与教训，这里简直就是一个癌症大学堂。

在海鹰的同期学友里有一位五十岁上下的男士，我问他问题出在哪里，他说是口腔。的确，他的腮帮子鼓起来，像嘴里含了个核桃。他说，他平日带假牙吃饭，有段时间假牙活动，常把牙床磨出血泡，他懒得去医院更换，又喜欢吃肉，不得不继续使用这不合适的假牙，一段时间之后，他发现牙床溃疡，而且怎么也治不好了，一查——口腔皮癌。后来经过放化疗，一度康复。就在去年，他跟家人到越南旅游。他说，因为那里曾是法国殖民地，生活习惯大多沿袭法式，早餐多为黄油果酱，蛋糕面包，他也喜欢，吃了不少，回来以后没多久就复发了——因为癌细胞喜糖。所以他提醒我们两点：一定不要让牙齿处于发炎的常态，一定少吃糖。

这次，医生建议他手术，要把他的左侧牙床和颈下淋巴扫去，基本半张脸就没了。他说，他回家跟妻子商量，他不愿当一个"没有脸的人"，所以拒绝了这个"无法见人"的手术。他说，他宁愿在气功上赌一把，活就要活得像个样。

因为这位患者是外地人，学了一个月气功，毕业就要回去了，临走时，他跟我说，这一个月来，他嘴里的肿瘤没有发展，没再往大里长，这就是进步，待他回家乡后一定接着练，争取把它练下去。因为没留下联系方式，现在也不知这位仁兄怎么样了。很是惦记。

春去秋来，我先生在玉渊潭练习郭林新气功已经数月，跟那里的癌友结下深厚的友谊。外地学功的人们学会了纷纷离去，剩下北京的功友每天见面。他们常常排成一行队伍，沿着八一湖的岸边，以郭林新气功特有的姿势，摆手、翘脚、转身、吸吸呼、吸吸转，整齐划一，一路前行——这才真正成了玉渊潭的一道风景。公园里的游人驻足观看，他们却全然不顾，沉浸在自己的意念里。我曾问我的先生："每当这时你心里是种什么感觉？"他说："自豪，一种勇士出征，一种战机齐飞的感觉。"

他们这一行人成了患难的挚友，虽然年龄相差不少，但一律兄妹相称，几位女士被封以大妞、二妞、小妞，几位老头被呼作张哥、李哥、刘哥，他们建立了自己的QQ群，名字叫：一个都不能少！

这就是我们走进郭林新气功的体会——亲切，温暖，充满希望。

我想，这就是郭林新气功最大的长处——由个体抗癌演变为群体抗癌。它汇个体的力量为群体的力量，如涓涓细流汇成澎湃的江河，气势雄浑，不可阻挡。如果说，我们每一个练功者就是那细小的水流，这水流正好借势涌向大海。

读者，如果您也是患者，也欢迎您到那里去看看。这个辅导站的官名是"北京抗癌乐园"。衷心地希望你也能在这里找到快乐，并最终痊愈。

关于防止复发的患者箴言

> 我想对已经复发的癌友说:
> 不要害怕,不要灰心,让一切重新来过。
> 既然有那么多复发的患者已经康复,你也能!

癌症患者最怕的可能就是癌细胞的转移与复发了,因为这可能意味着你前期的治疗、调养,以及一切的努力都付之东流,而且更糟。

但是,往往你怕什么它就来什么。最近,我的好友舒朗脑子里的肿瘤莫名其妙地复发,压迫了她的吞咽神经,一度让她不会吃饭;我非常喜欢的网上抗癌漫画《滚蛋吧,肿瘤君》的作者熊顿姑娘在她刚刚出书,灿烂的笑容还未在脸上褪去的时候,肿瘤却大面积转移,让她突然离世;而我的一个老朋友的先生也因为肺癌复发第三次住进了医院!

这都是怎么了?他们原本已经见到了疗效,见到了希望和光明,怎么一下子又把他们推进无底的深渊?人说,这就是癌魔的可怕之处。

是的,我们看到很多的患者复发了,也看到很多的病友不治,非此就不是癌症。但是,我们也确实看到有很多患者在复发后又康复了。这些患者的聪明之处在于他们总结了复发的教训,并纠正它,从而不再让癌魔来叩门。有幸,我与这些癌友成为朋友,他们把自己的故事、自身的经验与教训毫无保留地告诉我,希望作为前车之鉴转达给我的先生。今天,我将此奉献给所有患者,希望大家能在这些故事中得到自己的收益。

第一个给我讲故事的病友是一位五十多岁的女士,名叫雨晴。因为她也是一位淋巴瘤患者,所以我俩聊得最多。

雨晴是上海人,后移居意大利。2010 年,她在意大利被诊断出非霍奇金淋巴瘤,弥漫大 B 性,意大利医生给她采用 R-CHOP 方案化疗,6 个疗程,效果不错,彻底缓解。但是 11 个月后又复发了。因复发时她人在北京,她就在北京肿瘤医院治疗,同样的化疗方案,又是 6 个疗程。现在瘤子没有了,她赶紧来学练郭林新气功,以免再次复发。我问她："雨晴，你说复发到底有没有征兆？你是不是仔细推想过，为什么你都治好了，怎么又突然复发了呢？能告诉我你的猜想吗？"

那天，雨晴听我这么一问，叹了口气，说："嗨，说来丢人，气的。"

"为什么？什么事让你这么生气？"

"还不是为了儿子嘛！其他事哪用这么牵肠挂肚。"

原来，雨晴的儿子也移居意大利，前年，有人给他介绍了一个国内的对象。女孩的家人一听男方家是外国的，认为有钱，一定要先给一笔钱才能领结婚证。雨晴无奈，把钱转了过去，姑娘家这才同意把结婚证领了。按说，这对新人可以在国内先办了婚礼，再申请夫妻团聚移民意大利，但是姑娘不干，一定要人到了国外才能办婚礼。一来二去，雨晴和儿子都看出来了，这姑娘根本就不是想跟他过日子，就是把他当成一个出国的跳板。这回真是无奈了，最终，两个年轻人又办了离婚手续！雨晴说："我心里太难受了，就因为儿子老实，就这么几个月，一来一去，孩子就成了结过婚的人，其实连女孩碰都没碰过，这让我这当妈的能不觉得冤吗！"雨晴说，就这么一场气，肿瘤就一下复发了，来的真快啊！

我问雨晴："现在你平静了吗？"

"再躺到输液的病床上，不平静也得平静了。事情已经过去了，生活还得往前走，就算是闯过一劫吧。现在就是安心练功了。不想了。"

雨晴真的不想了，她说，上次是11个月后复发的，这次一定坚持不复发，第一个目标是12个月，第二个目标是两年，再就是五年、十年。手段就是——让一切烦恼远离！

雨晴的教训是：生气容易引起复发，所以永远不要生气，遇事要想开，任何令你烦恼的事再大，也没有生命事大。

第二个给我讲故事的是小马，一位四十来岁的漂亮女士。

小马真的很漂亮，无论个头、身材、脸庞，还有那大大的黑漆一般的眼睛，哪里长得都好看。尤其，她有一头浓密的波浪形鬈发——自然，光亮。那天她发现我盯着她的头发看，她一下笑了："是不是觉得我的发型不错？经常有人问我头发哪烫的，多少钱。我告诉他们，要想烫这种发型，去肿瘤医院，20万元。"原来这一头"大波浪"是她化疗后的意外收获——待新的头发从"大秃瓢"上再长出来时就成了这样漂亮的自然卷儿。20万元是她的化疗费。

小马说，在2011年初夏，她突然高烧，而且持续不退。她发现自己的左胸上

第三章

癌症康复：除了西医，还有什么方法能够拯救你？

长出一个小小的肿物，便到附近的一所部队大医院检查。检查的结果是淋巴瘤，弥漫大 B 性。医生马上以 R-CHOP 方案给小马化疗。化疗效果很好，药一进去烧马上就退了，到第二个疗程结束，胸上的瘤子已经不见了。在第四个疗程后，医生找到了小马，跟她说：你现在瘤子已经没有了，身体状况还不错。我们建议你趁着现在化疗效果好，做一个自身造血干细胞提取，然后保存起来，这样可以在万一复发时把好的细胞输进去，你就比别人多了一种救治办法。而且，提取干细胞的机会转瞬即逝，待以后身体出了问题想提都提不了。

医生的话对小马的诱惑力不小。为了不失时机，小马在提取干细胞的确认书上签了字。接下来的十几万元费用小马说都可以忽略不计，只是那为提取干细胞要忍受的五次大剂量化疗却让小马痛不欲生。

小马解释说，为了在患者身上提到完全健康的干细胞，首先就要用大剂量的化疗药把身体里可能带有癌细胞的造血细胞杀到零，然后再用细胞刺激因子去把骨髓里的幼小健康细胞动员出来，流到外周血里，医生利用器械抽出血液，从血液里过滤出好的细胞予以保存。小马说，就是那五次大剂量化疗，使她恶心、呕吐、水泻、严重骨髓抑制，白细胞数值到了 500 以下的最低点，那种感觉是生不如死。真的也幸亏她身体底子好，她挺过来了，而且医生说，她很幸运，只用了两天，就提足了健康细胞的数量，结束了痛苦。她说，后来得知，不是每个人都能抗过此关的，不少患者就是在白细胞到了最低点时身体免疫系统全面崩溃，很快就结束了生命。

说到这次提取干细胞，小马说，如果放到今天她是决不会做的。因为，自那以后，她的身体状况很糟，更没想到的是，仅仅五个月后，肿瘤真的复发了。但是，小马没有回到部队医院去输回自己已提取的干细胞，而是来到了玉渊潭公园的生命绿洲，她说她的身体再也禁不起化疗了。她要靠中医与气功就救自己。（一年过去了，小马从刚来时的弱不禁风到今天的每日四小时户外气功锻炼，她不累不喘，就是一个健康人。）

小马的教训是，当时自己为了一个未来的"可能"接受了过度治疗，伤了身体，这成为肿瘤复发的原因。

所以，避免过度治疗，把治疗控制在自己的身体可承受的范围内，是避免复发的重要环节。至于身体的承受力，只有自己知道，要相信自己，相信自己的身体传导来的信息，不要光听别人怎么说，要细细掂量。

第三个故事来自一个吉林二十多岁的年轻姑娘。

抗癌：第一时间的抉择
——得了癌症，第一时间怎么想、怎么做

姑娘太年轻了，因为总戴着一顶红帽子要遮住她掉光了头发的脑袋，所以我就一直叫她小红帽。小红帽的家在吉林农村，父母是纯粹的农民，一家人只有她有出息。她学习好，大学在北京念的，毕业就在北京的一家私企工作。从小红帽瘦弱的身材看，她的营养不会好。想想也是，一个刚毕业的女孩能挣多少钱？她还要租房、吃饭、交通，可能还要支援一下农村的父母。2011年她病了，癌症，也是淋巴瘤（当今似乎成了淋巴瘤的天下）。可怜的姑娘担心因病失去工作，不敢请长假，只能化疗时请三天假，然后继续上班。几个疗程后，肿瘤在强大的药物作用下退去，小红帽以为好了，在岗位上完全把自己当个好人使，又回到繁忙的工作中。但是仅仅几个月，肿瘤卷土重来。可是，小红帽没有像前两位女士一样，能够改正自己的"错误"，她仍然在上班，仍然是边化疗边工作。她说，不这样，连在北京租房的钱都没有了！其实，这是一种恶性循环，病本身就是压力与劳累引起，得病了，就必须停下来，哪怕回到农村，回到那最原始的土地。城市的压力、工作的压力也是肿瘤复发的原因。

这个道理在另一位患者身上也得以印证。

这个患者是北京一所著名大学的教授，四十多岁。最初跟我接触的是他的学生，前来询问郭林新气功是不是对癌症真的有效，如果有效，就叫他的老师前来。老师真的来了，我俩聊得很投缘，至今都保持着联系。这位老师也是肿瘤缓解后又复发的。我问他，你能不能停止工作？他说，工作量可以减，但是不能停，因为有要带的学生。

这真是两难！

但是，哪个比生命更重要呢？

给我讲第四种复发故事的是一位出租汽车司机。

那天，我跟先生打车去公园练功，遇上堵车，就一路闲聊。司机得知我先生得了癌症，又看我们情绪那么好，很是佩服，他感慨说他兄弟也是癌症，现在得癌的怎么这么多。我问，你兄弟是什么癌，他说是胃癌，我问他现在怎么样了，司机师傅很不好意思地说："真不该跟你们提起这事，我兄弟走了。"接着，他善意地告诉我们，他兄弟本来都治好了，但是又开始喝酒，喝大酒，不爱惜身体，生活满不在乎，一年后就复发了，而且病来如山倒，一下就不行了。他说："得了病的人就要小心爱护，别不把人家癌症当回事。"

患者的话句句箴言！

几位复发的患者掏心掏肺地把他们的教训告诉我，就是要提醒后来人减少复发。我总结了一下，避免复发就要：快乐生活，凡事想开，不要生气；治疗时要量力而行，守住自己免疫系统的这道底线，切不可过度治疗；不要过劳、过累，甩掉压力，让精神彻底放松；要懂得爱惜身体，不可放任。

当然，面对癌症这个头号的魔鬼，避免复发远不止这些，每个患者都有自己的经验和教训，都有自己的防范高招。比如，早睡、少糖、多食清淡、注意营养、常喝菜汁、防止上火、适当运动、练习气功、坐禅入境等，不一而足。

另外，我想对已经复发的癌友说：不要害怕，不要灰心，让一切重新来过。既然有那么多复发的患者再次康复，你也能！你唯一要做的就是开动脑筋，找到自己复发的原因，避免再犯。让我们小心谨慎地对待自己的身体，给自己设定个不难达到的目标，让自己先闯过三月关、半年关、一年关，再闯过三年关、五年关、十年关，健康生活一辈子，永不复发，去享受人生的自然寿命——这是我对所有患者的由衷祝愿。

生命第一，事业第二
——写给年轻的患者

留得青山在，不怕没柴烧。
先考虑生命，再考虑其他，
这是责任，也是大道。

在以上的章节里我常常提到：得了病的患者要想得开，要放得下手里的工作，放得下心中的惦念，放得下肩上的担子，让身心回归自然，这样，我们才有康复的希望。

但是，"放下"一词，说来容易做来难。

老年人好说，放下就放下了，本已经退休，以后除了自己的吃喝拉撒睡，一概不惦记。但是中年人呢？年轻人呢？特别是那些有理想，有抱负，正准备施展拳脚大干一番的孩子？

那天，2012年5月初的一个郭林新气功开学日，在一群灰头土脸的患者中站着一个男孩儿，这个男孩儿马上吸引了所有患者和家属的目光。可能大家都会想：老天爷，不要让这个英俊的孩子加入这个行列吧，但愿他是陪别人来的，不要说是因为他自己！

男孩儿的个头一定在一米八以上，高高的鼻梁，很漂亮的嘴唇，鹿一样的眼睛里流露着谦和善良的神态，论长相，他不输给当年台湾小虎队里的任何一位。

周围的患者家属们都在窃窃私语，小心地打探着他的情况，如对邻家的孩子。从气功学习的报名单上大家知道，这个男孩儿1989年出生，应该还不到23岁，是肺癌，并转移到了腰椎。我还听说，这个孩子刚刚从英国取得硕士学位回国。

自我知道他的情况之后，很想有机会跟他的父母聊聊，希望能以我的见解给他们一些安慰，给孩子一些鼓励。真巧，在一个周末，男孩儿的父母都到公园来了，来看孩子练功，而我，就站在他们身边，也正看着学功的海鹰。

"你们是那个男孩儿的家长？你们的孩子长得真好！"谈话就这样开始了。

男孩儿的母亲告诉我，2011年底，孩子刚刚从英国回来，大家都还沉浸在一家人团聚的快乐中，没想到，就是转过年来的一月，她发现孩子总在咳，一会一下，一会一下。她让孩子去看，谁也没想到是什么大病，就这样检查啊检查，最后居然说可能是肺癌。但是，哪个医院都不愿给这个孩子下最后的诊断，一会说没事了，误诊，一会说不对，就是癌，这家说是，那家说不是，所以，那段时间对孩子，对家长都是折磨。过了春节，症状越来越明显，肺癌无疑，而且已经转移，转到了腰椎，医院说已经失去了手术的机会，只能化疗。医生考虑孩子年轻承受力强，同时也希望能在初次用药时把癌细胞一下杀灭，便采用了大剂量化疗法。母亲说，孩子本来很坚强，但是化疗那些天，孩子太痛苦了，恨不得放弃，她紧紧地搂着儿子，告诉他，为了妈妈你也要挺下去。孩子的泪与妈妈的泪流在了一起。

我说，的确，看着孩子生病，真不如我们自己生病，你们作父母的心情，这里所有的病友都能理解。我告诉他们，我先生也在学功的队伍里，要相信郭林新气功一定能帮助他们康复，关键是要有信心和恒心。我说，你的孩子刚从英国回来，今天能到这里学习气功就很不简单。按常理，他心底会有一些失落感——怎么一下从西方的现代世界就掉到这么个环境里，跟一群老头儿、老太太一起，像摸鱼一样在这里"吸吸呼"？但是，要告诉孩子，能来这里练功的都不是弱者，这里也有很成功的人士，比如也有国际大公司的老总级的人物。所以，来这练功不丢人，一定让孩子坚持下去。

那天尽管我们都希望聊下去，可我有事不得不离开，很可惜，自那次告别我们就再没遇见过。

以后，在陪我先生化疗的期间，我还在病房里遇到过好几位年轻人。他们或十八九岁，或二十三四岁，也有的刚刚结婚生子。每当看到这些年轻的面孔，我就在想，他们如此年轻就得了病，那他们未来的职业前景将会怎样？他们能想得开吗？

就拿那个刚从英国留学回来的男孩儿说吧，我不知他在英国学的是什么专业，但是我想，如果他学的是金融，他一定想回国进入一间大银行；如果他学的是技术工程，也一定希望进入一家国际公司或上市企业；如果他学的是传媒，凭他的形象和气质，他进入哪家媒体估计都不是问题。那么，一旦他第一步的愿望实现，他未来的前景便在他一步步的努力中逐渐打开，那将是一幅灿烂的画面。然而，他今天病了，得的还是一种需要调集所有精力、体力来对抗，需要时间慢慢调养才能康复的疾病，为了对付这个疾病，也许他要花上一年、两年，甚至更长时间，这么一来，他就要错过学习的机会，错过面试的机会，错过进入一家优秀机构的机会，错过升迁的机会，总之，可能要错过实现最初理想的机会。

如果是这样想谁都会沮丧。

但我真希望这些得病的孩子们能换个思路。

比如，我在2007年春天随大溜买了一些基金，正赶上那个狂飙突进的好时候，眼看着钱一天天增多，几乎翻倍。我劝我的好友也去买一些，她说不敢，我当时心想：落伍了吧，不买，你就赚不上，我这一下涨了几十万元了，这不跟满地捡钱一样！但是，一夜疾风，股市狂泻，基金也往下掉。那段时间真闹心，出吧，不甘心，昨天还挣着三十万元呢，今天怎么就成二十万元了，等着涨回去！大家都猜到结局了，我的钱至今还被套着，而我的朋友利息拿了一大把，提起此事还笑话我呢！

我说这不着边儿的事是想说明一个道理，谁也不知前面有什么样的路在等着我们——顺境的后面有没有泥潭？而泥潭背后又有没有金山？

我曾在电视里看到过一个三十多岁的年轻人讲他的人生感悟。这个年轻人因为病，好像是良性的脑瘤，让他的脑袋完全变形，坑坑洼洼，很大，五官也不对称，那不是用个"丑"字可以形容的。他说，他曾是那么羡慕健康的人们，也感叹命运的不公，但是有一天，他突然听说街坊的一个漂亮女孩车祸死了，他万分震惊——那个女孩曾是他无比羡慕的对象。他说他一下明白了：不要羡慕任何人，接受自己，接受命运，过好自己的每一天。从此，他走到人前，以自己的知识去做电话心理咨询，以自己的故事给失落者信心和勇气。

其实，所有的年轻人都以为未来的时间很长很长，足以让自己在职场上施展才华，能够去摘取职业成功的桂冠。但是，人到了中年，才知人生大多平平，平就是常态，能平就好。

我的战友华沙，清华大学计算机专业毕业，那个年代真是凤毛麟角、人中翘楚了。毕业后，她分到中国人民银行总行，负责对外设备引进，没多久，她就荣升部门的负责人。可是，就在那个时候，她得了肺癌，不得不放下所有的担子专心治病。她手术、化疗、喝中药、练气功，终于活了下来。在那个年代，这也算是个人间奇迹了。华沙康复以后，也上班，但她不能再像以前一样拼命，她要量力而行。三十年过去了，今天再见华沙，满脸慈爱，一身雍容，她放弃了职业上的辉煌，换来的是生命本身的魅力。

还有那些在北京抗癌乐园里教授郭林新气功老师，每每读到他们的履历就不能不为他们的命运感叹。这些人曾为工程师、教师、医生、学者、干部、军人，个个都是行业里的强人。但是，就在他们三四十岁的年纪，就在他们事业蒸蒸日上的时候，他们不幸罹患了癌症，从此只能从事业的巅峰撤下。当他们康复以后，虽不能再回到从前的岗位，但是他们发现有另一种事业在等着他们，那就是群体抗癌。这个新的事业在起步时可能默默无闻，也没有被归类于社会行业的哪个档位，但是，这些老师接受了它——这个平实、辛劳的"职业"。

有些年轻人也许会说：我不甘心这样，我宁愿要一分钟的闪光，也不要长久的寂寞；还有些人觉得他对于岗位是那么重要，事业离不了他——那些生了病，仍拼命战斗在第一线的英雄可能就是这么想的。但是，对这种做法我不敢苟同。

为什么？那样不崇高吗？

我答：看似崇高，但不可取。因为，你得一时之崇高，失去一生之责任。再有，许多人，总盯着事业的闪光，却忘乎对生你养你的父母之责任。

下面我给大家讲一个故事，从这个故事里大家就会知道，我们每个人的生命并不属于我们自己。

津生与嘉莉都是我们下乡时一个连队的兵团战友，回京后，他们结了婚，有一个十分优秀的女儿。这个三口之家很受战友的羡慕：津生事业有成，当了京城一所中学的校长；嘉莉十分贤惠，照顾婆婆，关爱丈夫，指导女儿；女儿先是考上南开大学，毕业后进入建设银行，很快又得到提拔，前途一片光明。这家人真是其乐融融。

就在女儿刚刚过完26岁生日的一天早上，女儿起得床来，突然跟妈妈说："妈，我头疼得厉害。"随后就要躺回床上去，刚到床边，又跟妈妈说："妈，叫救护车吧。"说完，就倒下去了。待救护车来了，孩子已经没了知觉，送到医院，医院说，急性脑出血，已经脑死亡！

这是多么不可思议的事情！之前没有一丝征兆，仅仅几十分钟，就告诉说女儿没了，这不可能！我的战友绝不接受这个诊断，救，救，一定要把女儿救活！那段时间，我们连队的战友纷纷到医院看望这两口子，希望在救孩子上出把力。嘉莉跟战友们说，无论如何也要救孩子，哪怕就是植物人她也要守着孩子一辈子。那段时间，他们几乎不吃不喝不睡地守在孩子床边，呼唤着女儿。嘉莉说，她真后悔啊，后悔不该回到北京，就该跟津生留在内蒙古沙漠里当一辈子农民，生了孩子也在农村，不进城，不上大学，不受这份压力！她求老天爷，能让她拿现在的所有"好日子"去换回女儿的苏醒。

但是，老天爷没有随我战友的心愿，三个月后，还是把他们的女儿带走了。以后，我们再见到津生和嘉莉，谁也不敢提"孩子"两个字。

过了好久好久，跟一个战友聊天，他说，你知道津生现在怎么想吗，我说，不知道。他说，津生说，他的一生彻底失败了。

失败了？怎么会？女儿虽然去了，可津生还有工作，还有人人羡慕的校长的岗位，还有爱他崇拜他的学生，还有始终把他当作老大哥，敬重他的战友，工作上他有成绩，职务上他有荣誉，人脉上他有好的声誉和口碑，这怎么能说一生都失败了呢？但是当我认真地设身处地思考后，我理解了他。孩子，是自己的根，而一切的名誉、地位那是身外之物，都是浮云。女儿走了，他心里的那个根被掘走了，那块心田也就被掘空了。白天，一切的光亮都在表面上闪光，只有到了夜晚，那个洞才显现出来，那么深，那么黑！

从此，我知道，孩子一旦出生，他的生命就不仅仅属于他自己，而是与他的父母紧紧相连，他对父母的责任与生俱来。

所以，年轻人，当你得了病，为了你的父母，你要学会放下，放下暂时的事业，放下未来的理想，积极治疗，积极康复，还一个健康的孩子给你的父母！

还记得我在前面章节里提到的那个与我先生同病房的小刘狄吗？她刚到澳大利亚留学半年就患了淋巴瘤，而且是最凶险的伯基特淋巴瘤。这个聪明的姑娘没有一丝犹豫，转身回到国内，第一时间投入到抗癌保命的救治中。她说："我父亲已经没了，我不能让我的母亲再失去我。"2012年3月底，她与我先生同期开始化疗，到了7月，她的化疗结束，她回到家乡唐山休养，到了年底，她觉得身体恢复了，12月，她跟那个在她化疗期间不离不弃的小伙子结了婚。2013年1月，小刘狄带着她的新郎官回到了澳大利亚，她继续她的学业，小伙子也找到了工作。刘狄在给我的来信中说："徐阿姨，我们开始新的生活了。这段时间你知道我妈有多高兴吗？自我父亲去世后，我妈几乎抑郁，我得了病后她简直不能活了。可是现在，因为我的大难不死，我妈也彻底缓过来了，她现在就像变了一个人，穿鲜亮衣服，还去参加卡拉OK唱歌，每天就是笑。我现在正给她申请到澳洲旅游呢！"

事情就是这样，看似放下了，其实却是得到了。留得青山在，不怕没柴烧。先考虑生命，再考虑其他，这是责任，也是大道。

对有些中年患者，道理也是如此。

有些患者已为人父，已为人母，为了那个叫你一声爹喊你一声妈的孩子，你一定要活，再放不下的工作也要放下，世界大得很，没有你的工作照样进行，再重的担子也有人等着来挑，再专业的活计也有人会学，但是对于你的孩子，你是他（她）的唯一。即便你穷，你平庸，甚至你病歪歪躺在床上，你也是他（她）心灵的港湾，没有谁能替代得了你。你在，他（她）的家就在。为了孩子，就要放下，就要全身心地投入抗癌康复的"工作"中去。要还一个健康的父母给孩子，给这个家！

在这一点上，我并不崇高，我仅希望我所有的兄弟姐妹都有一个幸福平和的家。

抗癌：第一时间的抉择
——得了癌症，第一时间怎么想、怎么做

没有运动就没有康复

运动给我们带来了富氧与快乐，

而富氧与快乐正是癌细胞的天敌。

正因为如此，

运动给我们带来了彻底战胜癌症的希望。

我们不能说：没有手术就没有康复；

我们不能说：没有化疗就没有康复；

我们不能说：没有放疗就没有康复；

但是我们可以说：没有运动就没有康复！

运动，在癌症的康复上太重要了，这有事实可以证明。

我先生的姐姐、姐夫都是 20 世纪 60 年代北京地质学院毕业的老大学生，分配到新疆克拉玛依油田后两人干得风生水起，特别是姐夫，改革开放后成了大油田的技术老总。1997 年的上半年，他为了一项重大的技术引进忙碌，找资料、比较、谈判，废寝忘食。劳累使他病倒了，高烧不退，后来他摸到颈下淋巴结肿大，新疆的医院给他做了活检，结论说有癌症的可能，遂到北京的肿瘤医院确诊，定为非霍奇金淋巴瘤。接下来，他接受了当时所有的医疗手段的治疗——手术、化疗、放疗。记得当时我们去医院看他，他的脸上、脖子上被紫药水画着一个横平竖直的大框子，真有点瘆人。他满嘴全是泡，里面全烂了，人瘦得已经脱了形。他说，他最痛苦的是吃不进去饭，每喝一口水都像是在舔刀尖。治疗结束后，他又回克拉玛依去了。

那个年代，十个癌症九个埋，还有一个不是癌！我们心想，那可能就是最后的见面了，说不定什么时候就会接到姐姐的电话。所以，每次接听姐姐的电话，我们都是那么小心翼翼。问到姐夫怎么样，姐姐都说"还可以"。就这么"还可以""还可以"地过了几年。也不知从什么时候开始变了，电话内容改成了"你姐夫要到国外出差，路过北京见见大家。"这么说，他好了？的确，他好了，红光满面，气宇轩昂，声如洪钟。

这次，是我先生病了，他打来电话叮嘱："小云（先生的小名）啊，可不要被病吓倒啊，不要懒，要运动。你知道我当年是怎么恢复的吗？打网球！我每天打一个半小时！开始身体虚弱，慢慢就好了。出汗，让自己出汗！"

姐夫是个典型的革命浪漫主义者，他是广东人，为了20世纪50年代特有的报效祖国的理想，立志当个勘探队员、地质工作者。为此，他每日洗凉水澡、跑步、考地质学院。病了之后，他仍然努力——努力治疗，努力锻炼，向命运抗争。结果，他成功了，他现在好人一个。

还有就是我先生弟弟的老岳母——原北大医院的儿科主任白大夫。白大夫退休后，因为名声在外，她始终没离开过听诊器，讲课，出诊，很忙，很忙。但在79岁那年她被诊断出了肝癌。老太太很想得开，自己要求手术，每次她与主治大夫商量着来，做一次手术歇一段时间，让身体缓缓。这样她前后接受了6次手术，现在你要见她，一定看不出来她是个癌症患者。问她凭什么能抗过这一次次的手术和化疗，她说：锻炼啊！我问，您怎么锻炼？她说：上下楼，在北海公园转大圈。

白大夫住的是北大医院的专家宿舍，在北京的府右街，离医院很近。早年分房给她时她还算年轻，所以是顶层——五楼。女儿曾想帮她换换房子，毕竟年纪大了，又得了病，没有电梯实在不方便。但是老太太说："这儿离医院近，哪也不去。五楼算什么，我今天能上，明天就能上，上上下下就是锻炼，真的不能下楼了生命也就要走到头了。"

今年，老太太已经82岁了，得病也有三年了，但是她仍在爬她的五层楼，仍在转她的北海公园里的绕湖大圈，而且，也仍然时不时地到医院找她的同事给她做个什么微创手术或小剂量化疗。运动，帮助她恢复了体能，也帮她提高了生活的乐趣。

以上两位患者，都是在接受了西医的治疗后，凭借运动得到了恢复，那么还有一个极端的例子——仅凭郭林新气功——走路，就要战胜癌症，而且已经初见成效。

这个患者是我们在玉渊潭公园的郭林新气功辅导站认识的，姓范，甘肃敦煌人，看样子四十来岁。

那是2012年6月，小范和他的太太一起来到公园报名学功，他也主动跟大家聊聊，希望得到更多的有关抗癌的信息，这样我们就认识了。

小范告诉我们，他是肺癌，已经骨转移，北京肿瘤医院的大夫认为他已经失去了手术的机会，只能化疗，而且建议使用的药品也很贵。小范说，他在敦煌就是一个个体劳动者，靠刻图章为生，没有什么积蓄，所以他出不起这个化疗费。但是，

109

人不能等死，没钱也要抗争。他听说郭林新气功对癌症有效，就来学习。他希望能靠家乡的一些土方子和郭林新气功闯出一条生路。

经过一个月的学习后，小范回家乡去了，从此他远离了医院，远离了癌友，只是他一个人，每天与蓝天为伴，孤独地在敦煌的荒原上行走，无论眼中是秋叶的金黄，还是雪原的银白。

我先生海鹰非常佩服小范，常常跟我提起他："小范不简单，能抗得住寂寞。咱们身边有一大群功友，可以相拥取暖，而小范就一个人，没人给他鼓励，他能坚持，真是条汉子！"为此，海鹰常给他打电话，开口总是那句："在哪儿呢？"

"外边呢。"

"走了几个了？"这是功友才理解的话，意思是练了几个功了。

"五个了。"

"不少了。还不回家吃饭？"

"再练上一个回去。"

"冷不冷？"

"不感觉。零下20度，可是出汗啦！"

"最近身体怎么样？"

"很有精神，放心吧。"

小范每天在野外锻炼五六个小时，比我先生还刻苦，他觉得自己比其他患者少了化疗和放疗，就要拿练功补上。最近的一次通话，他兴奋地告诉我们，他感觉后背脊椎上的瘤子小了，而且小得不是一星半点。原来，小范癌细胞骨转移后，脊椎受累，后背上有了大大的肿瘤，使他不能平卧，每天只能侧着睡觉。但是今年（2013年）2月，他说他能平躺着睡觉了，没有一点疼的感觉，这给了他莫大的鼓励，他练功的劲头更足了。

我常跟海鹰说，抛开气功不气功的，就是每天四五个小时的户外行走也是不小的运动量，特别是对你们这群虚弱的癌症患者来说，这个体力付出是够大的。奇怪的是：运动没把你们累趴下，却让你们康复，这怎么解释呢？

原来，癌细胞厌氧，癌细胞最怕氧气！

据说，癌细胞正是在人体免疫功能低下，正常细胞在缺氧的情况下发生了变异才生发出来的。所以，吸氧，到户外去，依靠运动大量吸氧，让癌细胞生活在十分痛苦的环境中，它就不能发展，它就萎缩了，而正常的好细胞就来劲了。这也正是为什么郭林新气功要"吸、吸、呼"的道理——这种呼吸比我们平常的呼吸多吸一口气，像闻花一样，可以吸得更深，更满。有研究说，这种呼吸的吸氧量是普通呼吸吸氧量的很多倍。（但是，据说，这种氧气的补充不能靠插个氧气管子吸，只能靠锻炼，不知是为什么。）

过去我们只把"生命在于运动"这句话当作一个口号，当真的病了，才知这话是一句真理。原来运动让细胞新生，让机体充满活力。

同时，运动还有一个好处，它可以带来快乐的心情。我们户外锻炼，不论是打球、跑步、做太极，没听说谁越运动越生气，越运动越抑郁的，都是越运动越快乐，运动让我们感到了自身的活力，感到了天地的清明，感到了人间的美好。

总之，运动给我们带来了富氧与快乐，而富氧与快乐正是癌细胞的天敌。正因为如此，运动给我们带来了彻底战胜癌症的希望。

然而，很多患者，虽都知道锻炼好，可又都被身体的虚弱吓退了，"虚弱"让他们始终没有离开过病床，没有走出过家门。我曾动员过我的一个得了肺癌的战友到公园锻炼，可他的太太说："不成，他太虚弱了，走不动。"其实，凡是癌症患者，凡是经过手术，经过化疗，经过放疗的，哪个不是从地狱里走过？哪个不曾虚弱？

记得我先生海鹰初次到玉渊潭公园学功的时候，正是他化疗第一个疗程结束的第二天，他弱得不能自己开车，只能让我勉为其难。又过了几天，他的白细胞数值到了1300，那简直就站不起来了，可是他也坚持练功，走几步就要靠着我喘口气，走几步就要坐下歇一歇，有时找不到坐处，就席地而坐，也顾不得地上脏不脏了。他说，力气是练出来的，总是觉得弱，就总是下不了床，只有起来走出去才有生命的希望。

跟我们一起练功的小马也是如此。春天她刚来时，一脸灰白，坐在公园的长椅上也只有喘气的份儿。那天她遇到了我同情的目光，就对我说："真难受啊，真想躺下，有时都想放弃了，可一想还有个刚上高中的孩子，就觉得还得活，为了活，就得练。"那段时间，我们也是看着她从几步坚持到几十步，又到几百步，一圈圈地慢慢增加，最后，她一上午也能完成四个功，并且气定神闲。到了夏天，她有一次跟我说："徐大姐，你知道吗，晚上我爱人跟我一块出来散步，他说他都赶不上我了，问我怎么能走这么快。我说，你知道我一上午走多远吗，这点路算什么。他都觉得神了。"可不是神了嘛，小马的丈夫是位军人，当然想不到一个癌症患者居然步速这样快，这样有力，而且不经意间走到了他的前面。

运动，对中青年人如此，对老年人也是如此。

我的老母90岁了。以前她很能走路，但是三四年前因为坐骨神经疼就不走了，大家也认为她老了不能走了，所以，出门就是轮椅，前呼后拥，别人看着还很夸奖，说儿女真孝顺。其结果是她真的走不了了。自我先生得病后，我有了经验，我跟老太太说："妈，您现在腿不疼了，哪也没病了，不能走是因为身上软，可你要不运动，你就越来越软，最后就只能躺着了。您要锻炼着自己走。"这样，我带着她，一天走几步，先在院子里走，后来到街上走。我给她带着轮椅，让她没有思想负担，当她走得实在累了就坐下，把她推回来。就这样，我只用了三个月的培训时间，老太太就能自己拄着拐棍走三里路了，而且根本不必再有轮椅相伴。因为能自己走了，她也很高兴，又计划着到哪里旅游呢。看来，运动提高了她对生命的信心和对新生活的渴望。真是不错！

说到运动，也并不是越累越好，太累了，免疫功能低了，癌细胞就又回来了，那样会适得其反。所以，一定要找到一个合适的度。那么，这个合适的度在哪儿呢？

给我先生看病的中医步大夫说："什么叫运动量合适？就是当你运动之后，虽然有些累，但是睡了一觉，你就恢复过来了，感觉浑身舒服，神清气爽，这就是合适了；如果感觉仍然疲惫，好几天缓不过来，这就不对了，就要减量。因为过劳也是癌细胞复发的原因。"

那么西医大夫是怎么说的呢？

我在国外听过一堂有关癌症患者如何锻炼的讲座，其中苏珊博士讲到对运动量的测试方法，我觉得很实用，这里转述给大家。

苏珊博士首先说："如果，运动时你能够毫不气喘地说出完整的句子，这一项运动对你便是安全恰当的，它对你来说可算作是中度剧烈的健体运动；如果，你在运动时能够唱歌，这项运动对你就是太容易了；如果，你在运动时不能说出完整的句子，这项运动对你来说就是太剧烈了。"

所以，运动的量没有一个绝对的标准，要根据自己的体会去掌握。看来，癌症不仅要把我们的患者训练成一个勤快的人，还要逼迫成一个聪明的人。

总之，运动对于癌症的康复起着举足轻重的作用，愿我们的病友们能够走下床，选择一种自己喜欢的运动方式，定个计划，联同你的亲友，最好是癌症病友，一起活动起来，快快乐乐，健体强身，让癌细胞彻底滚蛋，滚得远远的，再也找不到回来的路！

吃，中西方的同与异

> 人类在与自然界的共生中，
> 早就选择了最适合自己生命的食物，
> 今天看似最普通的，
> 一定是经过大浪淘沙般筛选出来的。

当我们的亲人被诊断出癌症以后，我们做家属的除了急着联系医院，就是到处搜寻良药与补品。这时，经济再紧张的家庭也不算计了，只要有人说某种东西对患者有好处，就是再贵也不心疼，买，大批地买，只要它能把亲人救回来！这是很多患者的亲属都曾有过的经历。

我也是一样。

记得我先生海鹰确诊后，我白天在医院盯着化疗，晚上打着车，跑遍北京的各大著名中药房——白塔寺药店、同仁堂药店的各个分号，去寻找能够帮助提高免疫力、提升白细胞的中药和补品。当我终于在崇文门的同仁堂药店买到"花生衣"这味药时，我的背包里已经有了阿胶核桃糖、灵芝孢子粉、冰糖燕窝等各种补品了。抱着这些瓶瓶罐罐，仿佛抱着拯救亲人的希望。

但是，一年过去了，我最初买来的这些东西，除了那最便宜的"花生衣"用上了，其他没有一样吃到海鹰的嘴里——因为，我始终不能确定这些东西是不是真的对他有利，还是会适得其反。

这就引出了以下几个问题：

癌症患者到底应该吃什么？

癌症患者需不需要忌口？

癌症患者是不是应该吃补品？

我不是医生，也不是营养学家，我只是一个患者家属，但是一年多来，我在陪伴先生治病的过程中看到了很多，听到了很多，学到了很多。现在我就把这些医生和专家的看法呈现在这里，供读者参考。

就先从海鹰化疗的中国医科院肿瘤医院的病号饭说起吧。

海鹰在那里化疗过四个疗程，每次三天。这12天，他顿顿在医院吃，我没有给他另做过一顿，因为医院的饭不错，他吃得挺香。后来他吃得少了，不是饭不好，是他化疗没胃口了，这与医院的饭无关。

医院提供过的早餐有稀饭、鸡蛋羹、茶鸡蛋、馒头、花卷、豆包、豆腐脑；中午饭有米饭、馒头、面片汤、红烧肉、魔芋烧排骨、红烧鸡块、红烧鱼、家常豆腐、虾仁炒西兰花胡萝卜、炒菠菜；晚饭与中饭相似。这是我们遇到过的食谱，虽不是全部，但也能从这个食谱里看到肿瘤医院的膳食思想——不过分拘泥于营养学书上的教条，而是以北方大众口味为主，荤素搭配，可口就好。

这与给我们看病的中医步云霓大夫的思想一致。我曾问步大夫我先生吃什么好，他说："家常便饭就好。"

为什么家常便饭就好？经过思考，我这样认为：人类在与自然界的共生中，早就选择了最适合自己生命的食物，今天看似最普通的，一定是经过大浪淘沙般筛选出来的。这些食物既有营养，又没有副作用，又能与人的健康契合，非此，不能沿用到今天。所以，家常便饭是最安全的。那些山珍海味，不要说患者吃不吃得下去，就是他虚弱的消化系统，吃进去也不易吸收，再加上那些珍馐美味不是所有的人都能享受得了的——有人吃了上火，有人吃了拉稀，有人吃了过敏。至于营养学家建议的，如多吃些蘑菇、芦笋、西蓝花，常吃些粗粮、绿豆、薏米仁，也都应算作家常便饭的扩充。因为，它们代替不了大米、白面，玉米面，代替不了青菜、豆腐、西红柿，仅仅是在餐桌上多些搭配，多些选择而已。

这是对第一个问题的回答。

接下来的问题是：癌症患者要不要忌口？

我先生曾到北京广安门中医院找著名的癌症专家张培宇大夫看病，当时张医生给每位肿瘤患者一份有关忌口的医嘱。其中明确提到：

"严禁烟酒，包括含酒精的饮料；严禁服用大虾、螃蟹、无鳞鱼，如蛇、鳗鱼、泥鳅、黄鳝、带鱼；禁食油炸、烧烤、白糖、冰冷等食品；除在药剂中作为药引，应尽少服用辛辣食品，如葱、姜、蒜、咖喱、韭菜、茴香、芥末等。如作为菜肴中的香料，应尽量煮熟，减少香窜气味，也应少服甜品；多食白肉，少食红肉。"

我先生的小病友刘狄姑娘挂上了广安门中医院肿瘤科主任林洪生大夫的号，看后，她向我们转述林大夫给她提出的忌口要求：不要吃羊肉，更不要吃人参蜂王浆！

林医生和张医生都是享有盛誉的中医专家，阅病无数，这些忌口要求一定是他们积多年的临床经验而得，一定包含了很多患者的惨痛教训。他们的忌口要求我在步云霓大夫那里也得到了进一步的证实。同时，步大夫还增加了一条：不能吃容易上火的南方水果，如荔枝、桂圆、芒果，以及北方的哈密瓜。

以上三位大夫的医嘱如出一辙，我体会，他们提出的这些食物禁忌，同出于中医对淋巴瘤患者不能"过补"，不能"刺激"的医理和药理。因为掌握不好"补"的火候，就容易补出了火，不经意间的小小刺激，就招惹出了肿瘤的复发和长大。对此，我和海鹰深以为然。

那么，西方国家的大夫对"是不是要忌口"的问题怎么看呢？我为此也请教过西方的两位专家。

一位是淋巴瘤专家卡萨（Klasa）博士。我问他："淋巴瘤患者在食物上应该注意些什么？"他回答："想吃什么就吃什么。任何食物都有利于你的健康。"我问："鱼呢？虾呢？"他说："没问题，你可以吃任何你想吃的食物。"这种回答让我们听着十分开心，可开心过后又有些担心。

另一位是专业营养师伊芙琳（Evelyn）。她建议患者少食猪羊牛肉，避免烟熏、腌制、盐制和掺有添加剂的加工肉食；多选植物性食物，减少动物脂肪、糖、盐的摄入；少用植物起酥油，少用氢化油脂和减少人造奶油；减少快餐煎炸食品、商店焗制的松饼、糕点，以及含转化脂肪的曲奇饼干等。

看得出来，在西方医生的词典里可能没有"忌口"这个词，他们不绝对禁止你吃什么，只是建议你少吃什么。这些少吃的东西不外乎奶油、肉食、糖与带添加剂的食品。他们提倡食物的多样化，提倡回归自然的全谷食品，提倡有机食品。这些与我们中国营养学专家的意见是一致的。

那么，对医生的这些建议我们的患者是怎么对待的，后果又如何呢？

我先生是基本执行。原先他酷爱吃虾，尤其是我做的油焖大虾，每周至少三次，自得病以来，与大虾拜拜，他说没准得病就与吃虾有关；羊肉，想吃但不敢吃，偶尔跟大家尝一口，不敢放肆；辣椒，不吃了；蒜，开始不吃，现在少吃；水果，种类单调，每日一苹果，偶尔有桃、香蕉、西瓜；糖，大大减少，炒菜绝不放糖；烟酒，忌了。总之，信得过医生，也谨遵医嘱。用步大夫的话说，"别给自己找事"。从一年来的效果看，很好，他现在身体的各种化验指标都正常，自己感觉也很好。

而我一个战友的亲戚的做法却截然相反。战友的亲戚是内蒙古锡林格勒盟的干部，五年前因为鼻咽癌来北京治疗，现在已经康复。我问他有没有忌口，他说："我没有什么忌口，原来吃什么现在还吃什么。有人说少吃肉对身体好，可我是蒙族，蒙人一天也离不开牛羊肉。我们吃惯了，没事，我这不好好的？"

还有一位我先生的功友王女士，是乳腺癌患者，山西人。她相信素食可使身体碱性化，这对抗癌有益，便每日选用二十多种蔬果精心配制，再用打汁机将其打成糊糊状，灌满瓶瓶罐罐，随时食用。如今，她的家俨然一个化验室，她自己在喝这些菜汁、果汁的同时，也陶醉于"化学家"和"营养学家"的角色里，十分享受，身体状况也很好。

至于西方人，他们的饮食习惯与我们有很多的不同，要说"忌口"，他们只能在自己的食物结构里想到少些奶油，少些红肉，根本想不到黄鳝、泥鳅、韭菜、茴香。还有，西方人的基因与东方人的基因还是有差别的，祖祖辈辈不同的饮食习惯造成的体质差异也很大，也许我们不敢吃的东西人家吃了根本没事。

所以，我的思考是：吃什么，因人而异，因为患者的性别不同、年龄不同、体质不同、种族不同、病患不同，以往的生活方式不同，每个人对食物的吸收与耐受也就不同，从而造成了众多的个体差异。专家的意见代表了从大多数患者身上所获得的身体反应经验，遵守这些经验，安全系数更高。但是，你就是你，你是世界的唯一，所以，你完全可以根据自身的体会去修正医生的叮嘱，可以加一点，减一点，或者将其推翻——如果你够聪明，懂得自己的身体，也懂得食物的属性，你的确可以做些改变。

第三个问题是：癌症患者到底应不应该吃补品？

我们癌症家属都曾有过到药店为亲人采购药品和保健品的经历，都会记得柜台里专为癌症患者生产的滋补品琳琅满目、堆积如山。商家都看准了癌症家属为救亲人不惜一切代价的心理，看准了这个巨大的市场。

我还有过这样的经历：当我坐在医院候诊室里，"抗癌有奇效"的广告会反复塞进我的手中；坐在家里，亲朋好友会以他们的臆想和经济实力送来五花八门的补药、保健品；坐在公园的长椅上，常常有一些陌生人会凑将上来，主动给你介绍什么灵丹妙药；也有一些好心的病友向你推荐他使用并"已经见效的"好东西……

面对这些信息，我们是应该信还是不信？面对这些药品、补品、保健品，我们是该吃，还是不吃？

我先生的化疗主治大夫不建议吃，广安门中医院的专家不建议吃，孔伯华国医堂的步大夫不建议吃，西方的洋人大夫更不建议吃。为什么？因为不安全。

肿瘤医院医生的理由是：你正在化疗，身体里已经有如此多的化学药物在与癌细胞战斗，你怎么证明你的补药与这些化疗药没有冲突？

中医大夫的理由是：根据你的身体状况，我给你的药方里把该有的药都放进去了，加一分为多，减一分为少，你的药方已经放不进其他的东西，更何况商店里的很多补药与你的体质正好相反。

西方专家的理由更明确：那些所谓的抗氧化物质可能会减轻化疗药物的疗效；那些含有荷尔蒙的保健品可能是乳腺癌、前列腺癌复发的诱因；那些活血的补品可能使癌细胞活跃。（加拿大哥伦比亚省癌症局《癌症康复者及家人的康复课程》）

我也曾询问过一些曾经食用过补品的患者或他们的家属，答案却相差很远。就拿灵芝孢子粉为例吧，我先生的一个好友的父亲是肺癌，曾吃了不少，现在活得好好的；我的一位战友是肺癌，别人给他送了不少，他也吃了，但是还是走了；而另一位战友华沙告诉我，她和她的母亲都曾在二十多年前罹患肺癌，她好了，但是她的母亲没多久就故去了。她分析原因，可能与母亲吃补品有关，因为老人家本已经好了，但是吃了一些灵芝孢子粉后就复发了。她猜想，可能灵芝在提升好细胞活力之时，癌细胞也活跃起来。所以，她建议我们最好不吃。

对一些补药，特别是那些著名而昂贵的，买的人的确不少，很多人以为花钱买了它就买回了亲人的生命，但我们谁也不知道，到底有多少患者是靠这些补药康复的。我相信，我们的大多数患者也都不知道这些补药是否真的能对自己的亲人有好处。

那么，如何评价这些来自市场，而不是正规医院的保健品呢？在加拿大癌症医院举办的一次讲座上，我听到了这样的告诫：

首先，要考虑提供给你这些信息的人和机构的动机、经费来源，及他们的信誉。如果有人说某种保健品对癌症有用，那么想一想此人是不是售卖商品的人。

如果是一些研究机构说某种药如何之好，就要先问一问这项研究是由谁资助的，如果是由商品生产厂家资助，那么这项研究就可能缺乏公正性，就不值得完全信任。

如果有人说某种保健品对癌症有用，他有足够的证据吗？这种研究证据要建立在有相当数量的人群使用、有足够长的时间观察其反应的基础之上。因为个别人的疗效不代表多数人的疗效，一时的疗效不代表长期的疗效。

我理解这些医生和专家的劝诫，他们的本意是：安全第一。

也是，我们的亲人得了这么一种内因外因都十分复杂的病，谁也不知哪种物质会刺激它变好还是变坏，所以，在真相未明之前小心为好。如果，你手里已经有了某种补品，属于西药房售卖的，就去问问你的西医主治医生，属于中药房售卖的，就去问问你的中医大夫，看看你的身体是不是真的需要，吃了有没有副作用。如果答案是肯定的固然好，如果是否定的，那就趁早放弃，不要为此伤了我们的亲人。

总之，入口的东西关乎生命，吃的问题很大，而且唯此为大。

抗癌：第一时间的抉择
——得了癌症，第一时间怎么想、怎么做

宗教信仰在癌症康复中的作用

信奉宗教的人会说宗教教会了他们平静对待死亡，
是的，这很好，
但是我要说，
宗教首先告诉人们要珍爱生命。

虽说我先生被确诊出淋巴瘤已经一年多过去，虽说他现在神采奕奕，身体状况不错，但是我还是不能忘记癌魔最初降临时我的恐惧和身如浮萍、无所依托的感觉。我必须承认，那时，我所做的第一件事不是找医院，不是托朋友，而是站立在观世音像前，双手合十，恳请菩萨的保佑："如果人的寿命真的有一个定数，请菩萨将我的生命与海鹰的生命一并计算。"

应该说，我不是一个清晰的佛教信徒，更不是居士，用学佛人的话说，仅属于那种进庙烧香，迷迷糊糊的拜佛人。但我自感与佛有缘。

那还是1988年，我到山西忻州采访一位北路梆子的著名演员。因为忻州离五台山很近，家家都供有文殊菩萨的佛龛，人人也都有一肚子亲历菩萨庇佑的故事，让我对那座佛教名山充满向往。正好还有北岳出版社的三位编辑也有此愿望，工作结束，我们就结伴前往。

那是三月初春，晋北的风还很硬很凉，五台的整座山上看不到什么人影。在老乡家住了一晚，早上推窗，漫天大雪封住了整座山林，根本看不出哪里是路。我们跟老乡借了把扫帚，一路扫着雪爬向黛螺顶。两个小时后，当我登上山顶，已是天空碧蓝，阳光耀眼，雪水融化，世界一片清明了。我独自在黛螺顶的庙宇间穿行，也不知那三位游伴儿哪里去了，正在这时，遇到一个小和尚，他冲我一揖，我还一揖，他说："你以后有难，只要喊一声'南无大智文殊菩萨'，菩萨就一定会给你帮助。"说完，他就走了。但此话深深地印入我的脑海。以后，真的，我有了要过不去的难事，总是在心里低低地唤一声文殊菩萨，好像困难就极巧地化解过去——大多时是让我一下觉悟到解决问题的方法，难题便迎刃而解。

今天，我遇到这关乎生死的大事，我必然会呼唤那位心底的菩萨，心中的佛。

佛前的泪水过后，我明白我必须行动，只有最快的治疗才能拯救海鹰的生命，一切哀怨、一切祈祷都对阻止癌细胞的侵袭无济于事——这可能就是佛祖告诉我的。

接下来的西医化疗、中医吃药、郭林新气功，我们一路走来，海鹰真的慢慢好起来，我感谢一切帮助过我们的医生、亲属和朋友，同时，我在心里也深深地感谢佛陀的指点。有佛陀在心，会感到在无所依托的暗夜有个支撑。这可能就是宗教的力量。

我虽然信奉佛教，但我也尊重朋友对其他宗教的选择。

我的好友舒朗患肺癌已经三年多了，她虽然一直坚持练习气功，但是肿瘤也常常回来滋扰她。2013年春节过后，可能是因为忙儿子的婚事和旅游的劳累，她脑转移的瘤子大了，使她不能行走和语言，后又经过中医和她在床上躺着练习气功，她又能说话了。那天，她躺在病床上跟我说，她受洗了，她成了基督教徒。她说，自从她信了教，她感到内心很充实，她也不怕死了。我说，很好，按照自己的心灵去做，给自己的心灵找一个组织，找一个归宿，找一个可以倚靠的墙，只要你快乐，你踏实，就好。

2013年5月，我在一个癌症患者恳谈会上，遇到一位来自东北的女士，她的先生患了喉癌，病情较重。那天，这位女士发言，讲起了她先生在疼痛难忍时，一切药物都不起作用，她情急之下，大念药师佛的一段什么经文，她说，她一口气念了一百零八遍，他的先生居然不疼了，而且以后也不再疼了。她跟大家说，"你们谁要是痛苦也念经吧，非常非常顶用。"她说得情辞恳切，但我注意到了，当时没有一人接她的话茬儿。

我知道，宗教信仰是一件非常严肃而崇高的事情，信仰什么完全取决于你的心灵与她的呼应，来不得一丝的勉强。你信她，她就灵验，你不信，或犹犹豫豫，她肯定不灵。记得年轻时，"革命大批判"说宗教是人们心灵的麻醉剂，现在看来，如果宗教真的能让癌症患者摆脱麻药减低疼痛，那我们何乐而不为呢？

但是，宗教信仰一定不能代替治疗。

我的那位战友安平，是一位对国学和佛教深有研究的学者，但是在他被诊断为肺癌后，他开始不以为然，认为他的身体很好，还能在双杠上做平衡支撑，所以他不接受化疗，更不要说手术。他说，他凭着念佛就一定能化险为夷。那些日子，他把录有经文的录音机放在枕边，昼夜播放，他说，即便他睡着，佛经也在他的意念里默诵。但是，经文没有阻止癌细胞发展的脚步，很快，他感觉身体就不行了，万般无奈，只能接受化疗。当化疗效果不好，医生建议放疗时，他又担心放疗要伤及好的组织，没有接受。十个月后，安平呼吸衰竭。走前，他让家人给他打开录音机，他在一片诵经声中离去。

安平的经历，也曾在一位著名演员身上演绎。据说，这位女演员信奉佛教，当她获知自己得了乳腺癌后，并没有在第一时间进行医学的治疗，而是彻底皈依佛门，剃度为尼。也许，她认为，一心拜佛，身体就能痊愈，但是，现实往往是残酷的。因为，癌症，毕竟不是心理疾病，而是一种物理性的病症，肿瘤就长在那里，你不除它，它就不走，我们即便不靠手术，不靠药物，也要靠运动，靠气功，或某种办法，来推动身体机能的运转和代谢，最终让肿瘤凋敝。而单纯的念经或祈祷，如何能让肿瘤退缩呢？有人说，打坐可以。我理解，打坐或禅修说到底也是调动气息来推动身体经络的运动，从而起到消除肿瘤的目的。这，也应算是物理性的，与单纯的念经不同。我对此没有研究，不知说得对不对。

有件事说来很有意思，读者可能会说我实用主义，但是，当癌魔来临，我真是拜求八方神仙了。我虽然感觉自己与佛有缘，但是我们也接受了基督教徒带来的上帝的帮助。

事情是这样的。

我先生的表哥是一位职业影视作家，信奉基督教。他是我们极好的朋友，也是我家的常客。先生得了癌症，全家着急，他也很希望做点什么。聊天时，得知表哥在年轻时曾与一位气功大师交往，学了些气功，并被大师赞为很有悟性和气感。听他这么一讲，我先生就说："要不你今天就在我身上试试，我这是有病乱投医。"

"好，我试试。让我先酝酿酝酿。"

说罢，两人进了卧室，我先生平躺在床上，等表哥运气、发功、抓瘤子。我在外面静等，不敢出声，以免影响他们入静。时间一分一秒地过去，我在外面好像听到先生均匀的呼吸声。半个小时后，表哥大汗淋漓地出来，说，"他睡着了，"并说，"我在给他抓瘤子的时候，能够感觉手上有缠绕着的丝丝拉拉的东西，左边更多。"结果，当CT检查报告出来，还真是左边的瘤子多于右边。这事有点儿神。

从那以后，表哥每天晚上都来给海鹰发功、抓瘤子。

有一天，表哥说，清晨出门上班，他走在街上，突然感到主在跟他说话，主说："你能够帮助你的亲人把癌病治好，你要努力。"他一下觉悟。他跟我说，原来他还对自己是否有功力替海鹰抓瘤子持有疑惑，仅仅试着来，这下明白了，不是他在帮助海鹰，是主在帮助，是主在借他的手帮助海鹰。所以，如果有什么功效，要归功于主。

从3月确诊，到6月"未见"，海鹰不仅接受了西医的化疗，还接受了中药，学练了气功，并有表哥为他"抓瘤子"。虽说化疗在先生的治疗中起了决定性的作用，但我也不愿抹杀其他几种治疗的作用。我愿相信这是所有方法协同作战的胜利。其中也包括宗教的力量。

信奉宗教的人们都会说宗教教会了他们平静对待死亡，是的，这很好，但是我要说，宗教首先告诉人们要珍爱生命。

我要说，我们既然连死都不怕，我们还怕辛苦、劳累、疼痛、虚弱、无力吗？为了生，我们永远都不要轻言放弃。心不死，就有向癌魔抗争的力量，而你心中的神也一定会保佑你成功！

抗癌：第一时间的抉择
——得了癌症，第一时间怎么想、怎么做

如何面对医生给出的生命预期

我们该怎样解读医生给出的生命预期？
是接受它，遵循着一种心理的暗示把路走到黑，
默默地去等待死亡的临近？
还是应该对这种推算做一个新的诠释，给自己以信心，
利用有限的时间去做无限的努力，
给自己一个化黑暗为光明的机会？

  我猜想，每一个患者在得知自己患了癌症时，都希望在第一时间知道真相——我的病到底有多么严重？我的病有救吗？如果没救，我还能活多久？

  我知道，每一个患者家属在得知自己的亲人罹患了癌症的时候，第一时间的反应是：这种病有多大的治愈率，我的亲人能躲过这一劫吗，如果躲不过，他还有多长的生存期？

  尽管这些问题的答案十分残酷，可我们还是希望医生如实告知。因为，只有知道生命的距离，我们才能决定接下来的步速，以及我们对未来生命风景的取舍。

  我的战友安平，当得知自己还有数个月的生命之旅时，他自己默默地把以往的作品重新规整，把家里的厨房做了整修，并跟太太商量好女儿的留学计划；

  我的同事舒朗在知晓她的肺癌已经转脑，并知晓这种病通常的生存期不会超过一年时，她马上发动朋友们帮助她的儿子介绍对象，以便在她离去后儿子不会感到孤独；

  我和先生的好友大鹿，当看到自己生命的终点时，是第一时间找回了前妻，了了一家三口人的心结，让破碎的家庭重新团圆。

  我曾为我这几位好友在生死面前的从容感动：面临死亡，他们没有一件事是为了自己，分分秒秒，都是在为亲人安排，点点滴滴，都是在涂抹自己走后的痕迹——试图在自己离去后，让家依旧完整——而这里又包含了他们对亲人无限的眷恋与不舍！

  为此，我常常想到问题的另一面——我们该怎样解读医生给出的生命预期？是接受它，遵循着一种心理的暗示把路走到黑，默默地去等待死亡的临近？还是应该

对这种推算做一个新的诠释，给自己以信心，利用有限的时间去做无限的努力，给自己一个化黑暗为光明的机会？

答案是肯定的——每一位患者都想活，每一位患者家属都想帮助亲人创造一个奇迹。

怎么办？听我来说。

首先，我认为，如果你要问这个生死问题，一定要找一个机会，一个安静的、能与医生促膝谈心般的场合，请医生给你细细道来，讲出此病的临床表现，以及不同患者的不同预后，千万不可在人声嘈杂的大厅里，不可在医生急匆匆奔走的路途上。因为，医生不能在这样的场合回答这么复杂的问题，即便回答了，他的答案也是不准确的，伤到的，可能就是你。

那是在2012年夏天的一个关于淋巴瘤的讲座上，就有这么一位患者的家属向台上的专家问了这些问题，当时尴尬的一幕让我至今难忘。

那天的讲座是在肿瘤医院的阶梯报告厅举行的。台上演讲的是一位资深淋巴瘤专家，听讲的是来自院内院外的淋巴瘤患者和家属，估计有一百多人。

当专家讲完让听众提问时，我后面座位上的一位男士大声问到："教授，您能告诉我对××型淋巴瘤的治疗效果吗？"（因为问话突然,我没有听清是哪种类型。）

"啊，这种淋巴瘤属于难治型淋巴瘤。预后不佳。"专家说。

"您的意思是治不好吗？"

"嗯，也不是……有一个病人在我这儿化疗，也坚持了两三年。"专家的话有些低沉了。

"那结果呢？这个患者最后化疗好了吗？"

"嗯，他还是走了。"说这句话时，医生的声音更低，但大厅里十分安静，所有人都听得真真切切。

"我的儿子就是这种淋巴瘤。可他才20岁，现在还活蹦乱跳，好好的！照您的说法,这种淋巴瘤的治疗结果就是死？！"听得出来,这位父亲的声音已经颤抖了。

"嗯……反正我接触的病例就是这样……"医生的话语已经没了底气，他大概也觉得这么回答欠妥，可能因为站在台上，紧张让他不能把话说圆。

台下的空气凝结了，谁都替这位父亲揪着心。我很想回头看看他，但是我不敢，我怕看到他的眼泪。

"那我们在这儿还有什么意义！"

紧接着，我的背后就是"嗵"的一声——椅座拍打椅背的声音——一定是这位父亲站起来了，随后就是哐哐离去的脚步声。

待我反应过来，急着回过头去，他已经走到了大厅的门口。

我想追出去，但是因为我坐在一排人的中间，一时出不去。最让我遗憾的是我没有看到他的脸，我再也无法找到他，无法去告诉他："别难过，医生说的不全面！医生讲的只是医生看到的一面，还有另一面，医生在医院接触不到——因为康复的患者是不会再回到医院来的！"

那天，这位专家大概也觉得伤了一个父亲的心，悻悻然走下台来，一直沉默。我也很同情他。因为他一定会觉得自己讲的是真话——真话伤人，他实在无奈。

后来，我一直想：那天的场合不适合讨论儿子的生死问题，医生的回答也不能代表医生本人对此病的全部思考——毕竟发问太突然，回答太仓促了。

所以，我们不要在大庭广众之下询问此问题。

其二，我们应在医生给出答案的基础上再做一个更宽泛的分析和思考。

我想，癌症医生每天接触的都是癌症患者，不会有其他。也就是说，在他眼前走过的患者无数。根据他以往的经验，能躲过死亡之咒的患者可能很少很少。经他手治疗，能让患者的生命多延长个半年、一年，那就是成果，那就是成功。因为在他心中，可能死亡是必然。但是，作为患者，我们是不是可以作以下思考：

（1）医学的进步给疾病带来了更多的治愈希望。经验毕竟是基于以往，而今天不是昨天。昨天遇到这种情况可能就是等死，而今天已经有了更多的救治办法，明天还会更多。挺过眼下，就会有更多的机会。

（2）一定看到个体的差异。因为每个人的DNA不同，身体的素质不同，其癌细胞的发展和治疗效果就不同。医生以往的经验基于他人，这不能完全代表你。

（3）每个人身处的环境不同，包括自然环境和社会环境。一个生活在清新空气里的生命与生活在污浊空气里的生命是不会完全一样的；同理，一个生活在关爱家庭气氛中和生活在郁闷、争吵的家庭氛围中的心情是不会一样的，而心情对癌症的治疗至关重要。

（4）每个人的思想境界和努力程度是不一样的。有种说法：三分之一的癌症患者是吓死的。情况也很可能如此。因为，事实上，很多病人在不知道自己得病的时候能健步如飞，但一听说得了癌症，马上站不起来，这就是心理的作用。如果你自己是一个有人生阅历，能够淡漠生死，开朗面对疾病的人，那你的治疗效果一定会比心胸狭窄、负担很重的人的治疗效果好。再有，能够接受事实，挑战疾病，不怕苦，坚持锻炼的患者，也一定比满腹忧愁，不出门，躺在床上的患者体力恢复得快，耐受能力强。

总之，人与人不同，医学一直在进步，昔日的经验只能参考，决不代表全部。所以，每个人都有创造奇迹的可能！

其三，把眼界放宽，看到医院以外的事情，看到群体抗癌已经取得的巨大成果。

就说我们在公园锻炼时遇到的情景吧。我跟海鹰在玉渊潭练习气功的抗癌乐园，每到月末的那个周日，都会乌泱泱来许多人，个个红光满面，人人有说有笑，一问，全是癌友！这仅是玉渊潭，那还有天坛、地坛、北海、颐和园、团结湖呢？加起来会有多少癌症患者康复了？而我在学练太极拳时，跟我很聊得来的一位女士有一天悄悄告诉我她是乳腺癌患者，旁边的一位听到了，马上说，他是胃癌患者！2013年，在一个边远地区的癌症讲座上，一百多人听课，休息时说说笑笑，一问，也都是癌症患者！

我曾经真的产生疑惑：莫不是现在癌症真的只是慢性病，真的与死亡说拜拜了？或者说，它的生存率已经高于死亡率了？如果不是，那我的身边怎么这么多闯过鬼门关的人呢？每当我这么问，就有人说：癌症仍然厉害，只是病重的在医院治疗，或者在家里躺着，出不得门来。

所以，道理是相通的——医生见到的病患者多，我们见到的康复者多；医生出于责任，对肿瘤保持高度警惕，我们因为康复，对肿瘤更多些轻视，对未来抱更多的乐观。

所以，患者朋友，不要全信我的——过度乐观，但也不要因为医生的预言负担太重——他们的视角也不全面！

你就是你，你要走出一条自己独特的康复之路！

抗癌：第一时间的抉择
——得了癌症，第一时间怎么想、怎么做

接受癌症对自己的改变，接受新的自己

我们接受疾病后的残缺，接受疾病后的改变，
就像中国要接受地震后的唐山、汶川，
日本要接受海啸后的福岛、仙台，
美国要接受飓风常常肆虐的墨西哥湾。
正视灾难，才能重建，正视疾患，才能救治和改变。

  凡是经历过癌症并活下来的人，可能都不会忘记癌魔曾经给自己带来的狼狈不堪——极度的虚弱和由里而外的改变。

  应该说，我先生海鹰是个久经疾病磨难的人，但是自从得了癌症，他说，过往的一切痛苦、虚弱都不能与此次相比，这是高山与沟壑的差距。

  那还是1969年，海鹰刚刚到内蒙古兵团还没有三个月，就因为急性肠梗阻被马车连夜拉往团部。团部医生看着疼得打滚的海鹰无能为力，又拉上送往几十里外的杭锦后旗县医院。整整一夜的颠簸，好不容易到了医院，又因为当地武斗没有医生上班，海鹰一直在疼痛中煎熬。费劲搏力地找来了个医生，又因为缺少帮手他很犹豫做这个手术。躺在担架上的海鹰恳求医生说："叔叔，救救我吧。"这才使医生动了恻隐之心，把他推上了手术台。半个月后，兵团师部医院的医生又把他带回师医院重新手术，因为好心的军医说："不能让一个16岁的年轻人带着个粪瘘生活一辈子。"就这样，海鹰肚子上有两条长长的疤痕。

  说实在的，这两次手术都是在那个特定的年代、特定的环境、特定的水平下做的，命是救了，但留下一个习惯性肠粘连的毛病，三天一小犯，五天一大犯，打滚、倒立、喝生油，时不时就要住医院做胃肠减压，疏通又堵上的肠子。直到1990年，他遇到北京友谊医院的"一把刀"高冬辰主任（后为院长）才下决心做了第三次手术，使肠粘连彻底根治。所以，海鹰曾在疼痛和虚弱中挣扎过二十多年！

  我曾见识过海鹰的坚强：上午刚刚做了开腹手术，下午就捂着刀口在地下行走——他担心肠子再次粘连。那时他没喊过疼，没说过无力。可是这次，化疗把他打得气息奄奄。

平时我俩一起外出散步，走得近些他都说：别挨得这么近，让人家看着笑话。可是这次，他要出去锻炼，也想如以往一样大步流星，但是没走两步，就会紧紧拉住我的手，全身倚靠在我的肩上，再挪不动半步。有时实在无力，只能就地坐在马路沿上。

除了虚弱，化疗后的脱发也让他感到从未有过的失落。

五年前，他哥哥因为肺癌也曾化疗，但是很奇怪，哥哥居然没掉多少头发，所以海鹰也乐观地认为自己不会掉。没想到，第一疗程结束不久，家里的床上、地上、椅子上，到处都是头发了。我劝他到理发馆理成短发，他问："多短？"我说，"彻底理掉吧，反正掉成秃子是早晚的事。"但是他不肯，说："不要把自己搞得像个罪犯。我怎么也要保留点尊严。"

到了理发馆，他跟理发师说："我正在吃药，以后可能会掉头发，麻烦你先给我剪短些。"理发师一声"没问题"，拿起梳子就给他梳理，没想到，第一下子，一把头发就从根上脱了下来，着实把理发师吓了一跳。尽管这样，理发师还是按照他的意愿给他留了半厘米，没有剃光。我看着镜子里的海鹰，跟他说："这下你赶上时髦了，跟地产商王石一个发型。"

把头发理短并没有阻止脱发的速度，对我来说还更麻烦了——因为以前的落发能扫，而现在的发楂儿扎在枕头、床单、沙发，甚至皮肤里，扫不掉，捡不完。无奈，我跟海鹰说："其实，谁都知道化疗一定掉头发，这没什么丢面子的，而且，停止化疗就长出来了，而且长得更好。"海鹰看着满床的发楂儿，叹口气，"那就刮了吧，我自己来。"我说，"你没力气，我来帮你。"

那天，我们没去理发馆，就在家里，先用热毛巾在他的头上闷一闷，打上刮胡子的泡沫，我就用他的剃须刀一刀刀刮开了，很容易，没几分钟，海鹰就成了一个"大光瓢儿"。

海鹰看着镜子里的自己，几乎不认识。我说："这回更入流了，从地产商变成娱乐界明星了。你没看到现在演艺界时兴光头党吗？"

他很无奈，但是接受了，还让我给他照了几张光头像，以记住这段经历。

其实，虚弱和掉头发只是癌症最初级的损伤，还有更多的患者为此失去身体的部分器官：肺癌的患者可能被切去一片肺叶；肝癌的可能被切去半块肝脏；胃癌、肠癌、食管癌的也都是能切除尽量切除；可怜乳腺癌的患者一旦沾上，很可能就要被扫除整个乳房；而子宫癌患者可能要永远地失去生育的能力；还有骨癌患者，有些人将失去部分的肢体……总之，癌症改变了你，你不再是从前的你，你是一个劫后余生的过来人。

当我们变成这个"过来人"时，我们能接受这个新的自己吗？我们还能像从前一样爱自己的身体、仪表和气质吗？我们还能像以往一样处于人群之中还信心十足吗？

我知道，接受这个"残疾的自己"很难。我们在第一时间会抱怨命运的不公，可是很无奈，这次上天选择了我们，就像上天在地震时曾选择了唐山、汶川、芦山，在海啸时选择了印尼和日本。我们错过了地震，错过了海啸，可在癌症上，上天却没有让我们落选——这很公平。上天也要给我们一次证明自己的机会。

要证明自己不是弱者，就要从接受自己开始。自我家海鹰被动地接受了自己"光头党"的新形象后，好像他的心理也发生了变化——不再躲闪，不再回避，不再含糊其辞，他从内心承认自己是一个癌症患者，并以此形象示人。这样，他从阴影里走到了阳光下，心里也很光明。我觉得这样很好，这对他的治疗有利。

由此，我想到一些女性患者，化疗让她们掉光飘逸的长发，手术让她们失去女性的特征，她们会比男性患者更纠结。其实想开了，谁不知道头上一根毛没有的人是化疗的患者？谁不知道掉了头发的人正在承受身体与精神的煎熬？谁不知乳腺癌意味着什么？人们对此非但不会歧视，还会抱有更多的关切与同情，同时，还有更多的善良人时刻准备着向你伸出援助之手。所以，不必惭愧，不必回避，只要勇敢面对。

跟大家讲一个我好友的故事，可能会对切除乳房的患者有些启发。

小简是我的闺密，也是我中学时的同班同学，我俩从小就无话不谈。1969 年，我们一起到了内蒙古兵团，1976 年她被推荐上了大学。在大学里她有了男朋友——一个仪表堂堂的东北小伙子。毕业后两人同时分配到石油研究机构工作，接下来就是结婚、生子。按说，幸福生活从此开始，可是事与愿违，她和东北小伙子因为性格不同、生活习惯不同每天吵架，小简想到了离婚。可是 20 世纪 80 年代离婚不是件容易的事，组织上劝说，亲属间争辩，律师还要对付公堂。半年后，婚是离了，但是我的同学也被诊断出乳腺癌！那时谈癌色变，医生为了保险起见，把她的两个乳房彻底取掉，而且刮得干干净净！后来，小简跟我说，如果是今天得了这个病，根本不必全部切掉，但是在那个年代，就是这么残酷。

小简离婚后一直自己带着儿子生活，直到儿子上了大学。

有一天，年近 50 岁的小简跟我说，她在一个国际的婚恋网上给自己找了一个老外——美国人，老美亲自到北京来看她，几天接触下来，老美要跟她结婚，并要很快带她到美国定居。天啊，小简居然能找个美国男人，我觉得真不可思议，因为小简是个失去乳房的女人！

没错，我一直以为，女人没有了乳房，那将是重大的残疾，虽不耽误工作，但耽误生活，男人会很在乎，如果不是病前的伴侣，谁还专门找一个乳腺癌的患者做老婆呢——尤其是在我们意想中很在乎女人感觉的西方男人？

完全是出于对好友的关切，担心她嫁过去后再出现尴尬，在她赴美之前我把小简请到家里。

"小简，你把你的情况告诉老外了吗？"

"告诉了。"

"你告诉他你得过乳腺癌？"

"是啊，这事一定得说。"

"你告诉他你的乳房已经被切除？"

"告诉了，这点瞒不了。"

"他不在乎？"

"不知道，应该不在乎吧。这么说吧，在他不知道我得过乳腺癌时，他只是对我不错，但是，当我把我得过乳腺癌这件事情告诉他时，他觉得我们俩一下近了，当他知道我做了乳房切除术，他就特别坚定地要跟我结婚，而且一定要尽快带我去美国。他的这种反映我也是没想到的。"

看着小简，我在猜想这个美国男人的思想路径：为什么他在知道简的情况后不是疏离简，而是更近了？他是出于同情，还是责任，或是男人的义气？小简说，可能都有。

小简去了美国，在距离波士顿100公里外的一个小城定居下来。那里华人不多，谁都知道沃特娶了个中国太太回来。时间一晃就是十年，其间我见过小简的先生沃特，一个很高大和蔼的美国老头儿。老头儿很朴实，他说，他的前妻病故后，他要找一个可以相伴后半生的人，他看中简，是看中简的真实、心灵的洁净，至于胸上的那点事，如何跟心灵相比呢？

真是个聪明的老美！

所以，疾病给我们造成的那点改变不算什么，只要我们心灵健康。我们接受疾病后的残缺，接受疾病后的改变，就像中国要接受地震后的唐山、汶川，日本要接

抗癌：第一时间的抉择
——得了癌症，第一时间怎么想、怎么做

受海啸后的福岛、仙台，美国要接受飓风常常肆虐的墨西哥湾。

正视灾难，才能重建，正视疾患，才能救治和改变。

我见过很多的癌症康复者，他们的经历告诉我：当你的心情逐渐平复，治疗渐入佳境后，残缺的器官也会逐渐修复，头发定会长出，脸色会更加红润，眼睛变得炯炯有神，再加上精神的成熟和眉宇间的悲悯，便可完成一种"过来人"的特有魅力的塑造。

也许，上天让我们得病，就是要给我们一个彻底改变命运的契机，让我们比常人更多些理解、多些参悟、多些人生的智慧，从而可开掘出一座生命的金山。

第四章

癌症与社会：用敬畏之心面对癌症患者

"迄今为止，
所有癌症患者都在用自己的生命为我们趟雷！"

抗癌：第一时间的抉择
——得了癌症，第一时间怎么想、怎么做

亲人，生命的依托

不能说夫妻和睦的就百分百痊愈，
但是能痊愈的大多是夫妻和睦的。

在癌症患者求医问药的浩荡队伍里，最常见到的是夫妻相携、竭蹶而行的身影。有时是妻子扶着丈夫，有时是丈夫搀着妻子，那种相互怜惜的神态，那种相依相靠的情景，看一眼便终生难忘，看一眼就懂得何谓生死与共。

说来，我跟海鹰也算是老夫老妻了。结婚已经 30 载，相恋几乎 40 年，要说相识，到此刻应有 45 个春秋了。他没得病时，我从没时间去回顾过去，可自他被确诊为癌症，过往的一切便历历在目。

那是 1969 年 9 月 1 日的傍晚，处于阴山脚下、乌兰布和沙漠深处的内蒙古生产建设兵团一师四团五连迎来了北京第二批知识青年。"接新战友去！"我跟着大家从老连部向新连部跑——去看稀罕，看热闹。毕竟，在荒无人烟的沙漠里来了一批新人，这是天大的喜事。

就在那天晚上，借着昏黄的马灯，我看到了他——一个高个子，相貌俊朗，满脸稚气的大男孩儿。"这个新战友长得真好"——这是我的心里话。可是，这个新战友好像根本没有看到我，应该说肯定没有看到，所以我们并不算相识，也不可能说话。直到三个月后，我正在师部给全师"学习毛著积极分子代表大会"讲"忆苦思甜"展览，被通知我们连有个战士在师部医院急等鲜血手术，才想起"好像就是那个长得挺帅的战友得了肠梗阻，要手术的一定是他。"

那个年代，不要说认识不认识，只要需要，任何人都会伸出胳膊，更不要说我们是一个连队的。当血型吻合，医生问我是否满 18 岁时，我说了谎："满了，抽吧。"就这样，我的 200 毫升鲜血输给了当年的他。即便如此，我们仍不相识。他在一排，我在三排，男女界限清晰。

时间到了 1972 年，连队里开始学演样板戏，后又生发出要自编自演反映兵团生活的话剧，男女界限才被打破。在连队的演剧活动中，因为海鹰是艺术世家出身，自然少不了他，而我当时是连队文艺班的女班班长，两人自然就有了合作的机会。

我们常在一起商量剧本、挑选演员，大多时我是编剧执笔加导演，他是创作班子成员加演员。即便如此，我们仍然只是战友，是爱好一致，多些共同语言的战友。其原因，一是开化得晚，二是连队把战士之间谈恋爱视作大逆不道。

直到 1974 年秋，我离开兵团之后，我才能像他的一个远方好友一样经常给他写信了——那时，我的感觉是：人虽远，心很近。

以后，他上了大学，毕业后又回到兵团，后又回到北京；而我，一直在山西演话剧，没有回京的机会，直到恢复高考，才回到阔别十年的北京，我俩的关系也才敢确定下来。接下来，他又等了我整整四年，直到我大学毕业。

从 1969 年秋在内蒙古沙漠里第一眼看到他，到 1982 年夏他骑车到北京东郊的广播学院接我，我们相识了 13 年！就在那个假期，我们领了结婚证，成为一家人，风风雨雨，我们又走过 30 年。

而今，海鹰病了——癌症，难道我们相伴的日子就要到此结束？

痛苦是必然的，我不能想象生活里没有他的情景——环顾四周，孑然一身，你说上句，没人接你下句，你看了本好书，没人与你分享，你到一个地方旅行，再没他一路的笑声……这怎么可能？

那怎么办？我要从死神手里将海鹰抢回来，而且不能失败，我一定要成功！就在我想明白一切事情之后，我再也没有流过一滴眼泪，我没时间去哀叹命运，我有许多的事情要做！

首先，我要成为海鹰所患癌症——淋巴瘤的专家，当个清醒的患者家属，达到能与医生讨论海鹰治疗方案的水平；

其二，我要调动一切关系，让海鹰第一时间开始治疗，进入专业医院，找到明白大夫，选择正确的治疗方案；

其三，给海鹰以鼓励，让他也建立起必胜的信心。

这是我在最初所做的三件事情。

还好，找医院、见大夫，开始化疗，一切都按照最佳的方案向前推进，海鹰的治疗效果也很理想。但是，就在他化疗第四个疗程结束后，他出现了药物性肺损伤，那么是否还要接着把后面两个疗程完成？在医生建议做，而其他人都举棋不定的时候，我跟海鹰一起研究商量，最终果断地拔了输液管，让他的化疗结束在最恰当的节点上，这也算是临渊止步吧。尔后，看中医，学气功，远离城市，海鹰的身体一步步康复，从灰头土脸到红光满面，从气息奄奄到神采奕奕。现在，仍是每天四小时的郭林新气功，每周两次的网球运动。他说他希望以自身为例，给后来者多些战胜癌症的信心。

这是我和海鹰所走过的抗癌最艰苦的一段路程，今天写到这里，是要告诉所有遇到癌魔威胁的家庭：第一时间，收起眼泪，做个坚强而勇敢的患者家属——如果你是男人，你就展示给你的女人你有担起万千苦难的宽阔肩膀；如果你是女人，你就要让男人明白，你虽身体弱小，但你有可承载一切危难的胸怀！你要让你的亲人看到，此时，你比他（她）强，你法力无边，你是的他（她）的舵，你是他（她）的帆，即便遇上再大的风浪，有你在，你们的船就不会翻！

我相信，海鹰对我就是这么看的，就是这么信任的，虽说，我就是一个退了休的家庭妇女。

在海鹰学练郭林新气功的玉渊潭公园，我们曾遇到很多对不离不弃的夫妻。有一天，海鹰跟我说，他与一位来陪太太学功的男子聊天，知道这位男子是一家私企的老板，太太得了肺癌，而且已经转脑，男子便停下手里的一切工作每天陪太太到公园来。男子跟海鹰说："人到了这个时候，事业不重要了，一定要抽时间多陪陪太太。"为此，海鹰很受感动。

听他的叙述后，我问海鹰："你觉得我现在也是多陪陪你吗？"

海鹰不知何意，没有回答。

我说："这位男子的心情我理解，但是他的思路不对，什么叫多陪陪？难道就陪这些日子，就眼看着他太太被癌带走吗？的确，肺癌转脑不好治，但也不是没有治好的先例，人家能好，你就能好，人家不能好，你也要争取好，给别人走出条路看看。"接着我跟海鹰说："对你，我决不是'多陪陪'，我是一定不让你走，拖也要把你拖回来，你还要多陪陪我呢！"

听我一番话，海鹰明白了我的心，他对战胜癌症也更多了些勇气和信心。

也是在北京玉渊潭公园的郭林新气功的活动场地，有一对夫妻才真正让我们大家感动。这对夫妻也是六十岁上下的年纪，他们每天一起来，一起走，一起练；同样的快步功、点步功，同样的升降开合；同时站起，同时坐下；一壶水，你一口，我一口；一个大苹果，你一块，我一块；练功时，一前一后，保持着一米的距离，你先出左腿，我定先摆右臂；有趣的是，两人个头儿一样，相貌相近，气色也相当。所以，一起练功的患者和家属都在猜：他们俩到底谁是病人？

其实，陪同患者来练功的家属不少，但是，很容易大家就能分清谁是患者，谁

第四章
癌症与社会：用敬畏之心面对癌症患者

是家属了。比如我和海鹰，我们虽是一同进了公园，但，他练，我看，或他练，我聊——跟病友聊，跟家属聊。其他家属也是如此。独独这对夫妻，一起练，这个练四小时，那个绝不少一分钟。

那天，他俩正坐在我对面的长椅上，我说："真对不起，大家一起练了这么长时间了，也不知你们俩到底是谁病了。"女人笑了，"你看是谁？""我看是先生。因为女人来陪男人的更多。"女人笑得更灿烂了："是我！他是来陪我的。我都得病四年了，他陪了我四年！"我马上去看那位男士，他微微笑着，腼腆里透着憨厚——这真让人肃然起敬。后来我知道这位先生姓崇，崇高的崇。我想，这位崇先生就这么寸步不离地跟着他太太，风里雨里，早里晚里，癌魔想伸手都没个机会，或许，癌魔还会被感动，也说不准。

危难之时能这样相互扶持的老年夫妻在我们生活中很多，那么年轻夫妻呢，他们能这样相互体贴吗？有一天，我看到了同样感人的一幕。

跟我先生一起练功的队伍里有一个被大家称为小妞的姑娘，她个子不高，白白净净，大大的眼睛，谁都说她一定有新疆人的血统，我看她就像20岁的样子，可是她说，她已经30岁了，得的是胸膜瘤，一种不太好治的癌，所以常常要回到医院去化疗。小妞说，她的先生是开出租车的，每天一大早先给她送到公园，自己再去兜活儿，中午送完客人再回到公园接她。每天到家后，婆婆已经做好饭等他们了。说起家，小妞挺惭愧，她说，本来都计划要孩子了，可是却生了病，要孩子的愿望只能放下。现在自己不能工作，还要麻烦家里人照顾自己。而她却没有精力、体力帮家庭做些什么。

那天中午，正好我们一起收功，一同走出公园。这时，就见一辆出租车一下停在路边，司机打开车门就冲我们跑来。我还没明白是怎么回事，这位司机已经接过小妞背上的背包，挽起小妞的胳膊，两人笑脸相对了。我感觉，小妞的丈夫是那么在意她，半天的分别有如多日不见。有话说"一日不见如隔三秋"，说的就是他们这对小夫妻。我想，有这样体贴的丈夫，小妞一生足矣！

还有我们同病房的小刘狄，她停止学业，从澳大利亚回国治病，她的男朋友小勇就一直陪在左右。小勇的工作在河北燕郊，虽说紧邻北京，但到医院也很远很远。他有时不得不离开，每次他与刘狄告别时那个叮嘱，那个眷恋，让我们很替刘狄姑娘感到安慰：女孩得了癌症，不知有几分康复的希望，男孩到了这个时候，能躲就躲了，能吹就吹了，特别是男孩的家长为了孩子的未来也大多不建议来往，人之常情，可以理解；而这个男孩却这样痴情，这样陪伴左右，真是有情有义的男子汉！

2012年12月，刘狄给我发来了Email，告诉我她结婚了。但是她的信里只提了妈妈，没提新郎官是谁，我也不敢贸然猜测，就回信问"你的新郎官是谁啊？""是小勇啊！徐阿姨，你认识啊！"真的是小勇，我为这个男孩感到高兴，他是好心好报，他的真情、他的不离不弃终于有了一个圆满的结局。2013年1月，我又收到刘狄的来信："徐阿姨，我们已经一起回到澳大利亚了，我回到学校，小勇在面包房找到了学徒的工作，他计划先提高英语，然后去学他的本行——牙医。我们开始新生活了。"

……

在肿瘤医院的入院病例里，医生在记述完患者陈述的病情后，常常加几句看着不着边儿的话，其中就有"夫妻和睦"一条。为此，我曾问过医生："你怎么知道我们是'夫妻和睦'呢？"

他说："看还看不出来？"

我问："这与癌症治疗有什么关系吗？"

医生说："不能说夫妻和睦的就百分百痊愈，但是能痊愈的大多是夫妻和睦的，亲人的安慰和支持对患者的康复太重要了。"

原来如此！

所以，我希望所有患者的家庭都是和睦的家庭，或者，从现在开始，变成和睦的家庭。

如果，你们以往不曾"和睦"，那么今天如何打破僵局，让冰冻的关系变得柔软？我想，最好的办法就是告诉他（她），你需要他（她），他（她）走了，你就没有了拌嘴的人，生活就没了情趣，没了生气，他（她）为了你，必须坚持治疗，坚持锻炼，不能放弃！并且，在只有你们俩时，大声地告诉他（她）：你爱他（她），你不能没有他（她），因为你们已经走过前半生，后半生不想再换人！

我相信，有你的支持，你的亲人就有希望，你们的关系也会变得更加"和睦"，你们的生活情景将因祸得福，如雨后之彩虹！

给亲人最实惠的帮助

> 亲人就是这样，实实在在，
> 没有虚情，没有客套，
> 如自己的左手与右手，使着这么方便。

除了夫妻、子女，最亲的人莫过于手足。我很庆幸，我和海鹰都有好几位兄弟姐妹，这次海鹰病了，大家齐伸手，着实让我们享受了一把亲情的温暖。

因为是亲人，所以免去了许多的客套，我在第一时间通知的人是他们，他们也尽自己之所能——有钱的出钱，有力的出力，有时间的出时间，尽最大可能给我们以帮助。

先说钱上的帮助。

很多人不好意思说钱，我也同样，当兄弟姐妹将钱塞进我手里时，我也说"我有，不需要"。但是，真真踏上治疗之路后，我发现，经济上的支持是最实惠的了。因为癌症患者需要钱。

就说治疗吧。名义上是治疗费、药费都可以报销，但是实际上，在癌症的治疗上却有许多项目不在可报销的范围之内，而是"部分自费"或"完全自费"。

我对其他癌症的治疗不太熟悉，仅以淋巴瘤的治疗为例吧。淋巴瘤患者大多不必手术，仅是化疗。早年的化疗里没有美罗华靶向药，每个疗程几千元，基本都在可报销的范围内。自从有了美罗华，绝大多数患者只要分型吻合，都会接受此药。而此药是全自费的进口药。可能有人会说，你没钱别用啊。是啊，这就像肺结核病人看着雷米封不用，却仍打消炎针一样。但凡患者的家庭还能凑出这些钱，就没有在治疗上放弃好药的道理，因为放弃好药等于放弃希望。

医生说我先生个子高，每个疗程要使用700毫克的美罗华，单此一项，医院的价格是28315.10元，再加上另外两种自费药——磷酸肌酸钠和盐酸帕洛诺斯琼949.62元，一共29264.72元，几乎3万元，这是一分钱也不能报销的。医生给出的疗程是6个，这就意味着，你只要走进医院，你的兜里起码准备好了20多万元，因为在检查项目里，还有无数的"自费"等着你。另外，还有特殊门诊的挂号费，不论西医、中医，只要是特需门诊，少则一百元，多则三百元，我们都挂过。同时，淋巴瘤最容易复发，海鹰的两个患淋巴瘤的功友都是二次复发、二次化疗、二次交费。所以，癌症患者的医疗费是以几十万元的数字往上叠加的。

除了治疗费，交通费又是一个不小的开支。打车，每日来往医院怎么也要八九十元；开车，医院里的存车费每小时6元，但常常没地儿；医院外，每小时8元，一天下来，也是七八十元。到公园练功，开车去，停车费不少；打车去，打的费不少；乘公交车，人挤，没位子，体虚站不住，还怕传染上咳嗽感冒。所以，可能还得花存车、打车的钱。

还有一项，求人送礼的费用。人家绝对没要，但你不能不懂事，不能把介绍人的路堵死了，"礼尚往来"这是中国人的"老理儿"。

所以，尽管推托，亲人的钱我还是接收下来，帮衬一点是一点，它有的是用场。因此，我也在这里，替后来人跟亲友说一声，您要帮，钱是首选。

其次是"有力出力"。

我先生的姐姐跟我先生最亲，姐姐心疼弟弟这是娘胎里带来的。那天，她也带了一个大信封要给我，说，钱不多，总是她的一番心意。我说，我经济状况比你好，看病的钱我有，钱，你一定拿回去，以后你多做点好吃的常给海鹰送来就好；万一我有事出门，你一定来照顾他，让他也感觉到娘家有人，谁让你是他亲姐姐呢！自此，姐姐是出力最多的。每周帮助发海参，干的拿走，湿的带回，自己不舍得吃一个；只要我不在，她一定住在我家，并陪着海鹰到公园练功，说是有她保驾护航，我可一万个放心。

我妹妹工作很忙，但是她有一个热心的婆婆。老太太知道我跑医院辛苦，便常常炖一锅肉，或拌一碗饺子馅加一块和好的面，让我妹妹送来，说给海鹰调剂下胃口，也省了我的做饭时间。

海鹰哥哥的女儿在美国，是癌症新药的研究专家，她工作很忙很忙，但是为了二叔，主动承担翻译病例、寻找西方先进治疗方法、东西方联络的责任。她说，帮二叔就是帮爸爸，二叔好了，爸爸就快乐了！

这些事情看似不大，但件件都帮在我最需要的地方。

第三是"有时间出时间"。

时间就是生命。这句话用在跟癌细胞赛跑，抢夺亲人生命时一点也不显得过分。我需要时间，我比任何时候都感到时间紧张。

这时，我的大嫂向我伸出援助之手。她是退休干部，也是"医务爱好者"，上网查资料，替我去听医学报告、做记录、传达，她把她在国家机关工作时调查研究、总结汇总、上传下达的能力一点不糟踏地全用在对癌症的关注、学习与传达上。同时，我家冰箱里缺了什么，一定是她去采买。我说，家里没有苹果了，她就送来一兜子大苹果；我说海鹰输液时总下床小解不方便，她第二天就送来新买的尿壶。嫂子对我说："有什么事说话，我一个退休干部，有的就是时间。"

亲人就是这样，实实在在，没有虚情，没有客套，如自己的左手与右手，使着这么方便。

今天，我给大家——特别是患者的兄弟姐妹讲这些，不是为了说我家人如何和睦，是要以此说明患者的真实需要与真实想法，希望大家在帮助自己亲人的时候能帮在点儿上。

下面，我想告诉大家患者最需要什么，最不需要什么。由此，你便能根据自己的情况，给予最恰当的支援。

第一，患者不需要眼泪，患者需要你的鼓励。

你们，是患者的兄弟姐妹，是一奶同胞。今天，你的同胞得了癌症，你难过，谁都能理解。但是，不要在患者面前哭泣，虽然那样显得你们感情很深。相对而泣的结果是你的亲人以为自己真的要走了，所以，你要坚强，要给亲人一种昂扬向上，敢于向命运抗争的勇气。这样，你的到来，带来的就是朝霞而非阴霾，就是希望而非绝望。

第二，患者不需要昂贵的补品，需要最实在的帮助。

谁都明白，商场里过度包装的营养品是面子商品，好看而不实惠，价格昂贵却并不实用。动辄几百元、上千元一件。你花了很多钱，可是你的亲人却根本用不上，岂不耽误你一片真心。那些东西是为大款消费准备的，亲人之间就完全不必。你如果想花这个钱，真的不如把钱给他，让他看着派哪个用场；如果觉得钱少拿不出手，就问问家里有没有熬中药的药壶、打碎蔬果的榨汁机，如果没有，你就替他订购一个。这种东西，很实用，患者在接下来的康复中定能用到。

第三，尽量不送大花篮、大果篮。

海鹰的好友到医院探望，真是破费了，抬来两大盆盛开的蝴蝶兰。的确漂亮。很可惜，医院的病房小，每人的小桌上只有放碗的地方，绝放不下那大盆的兰花，只好放在窗台上。朋友刚走，护士进来了，"谁的花？病房里不让摆花啊，有些病人对花粉过敏。赶快拿出去啊。"

无奈，只能把花盆抬出，一盆抬到护士办公台，供大家观赏，一盆送给一位住得最近的好友。我倒不心疼花，我心疼送花人的一片心。

我的一个年轻的亲戚送来了一个大果篮，五颜六色，花样杂陈，价格也不会便宜。但是真打开吃，发现能吃的不多。因为其中的哈密瓜、芒果、提子、桂圆容易引起上火，中医不让吃，我们也不敢吃，只能转送他人。

所以，如果为了给亲人买些入口的东西——水果，就是苹果、鸭梨、猕猴桃；蔬菜，就是芦笋、蘑菇、淮山药；滋补品就是莲子、百合、薏米、大红枣；这些东西吃不坏，又不必一顿赶着吃完，价格不算昂贵，但也决不便宜。你送的正是患者想买的，拿得出手，又不丢面子，东西还一点不糟踏。

第四，患者需要时间，需要陪伴。

家里有人得病，最忙不开的是排队挂号、抓药、取药；输液时有人盯着点滴瓶；吃不下饭时有人帮着蒸个鸡蛋羹，包个小馄饨；外出练功，有个帮助提包带水的。这些事仅靠一个患者的配偶的确应付不过来，如果你能伸出援助之手，那就是雪中送炭了。

在我们一起练功的队伍里，有一对中年人，女士告诉我们他们是亲兄妹。哥哥多年在北京工作，去年得了肺癌，化疗效果并不理想，出现脑转移，常常出现头晕的状况，所以不能离人。嫂子工作忙，不能总是请假，她便自告奋勇从张家口到北京照顾哥哥，一待就是几个月。我问她，那自己家里的事情怎么办？她说："锅锅碗碗的事不是什么大事，什么事也比不上我哥的命重要。"

看着这对兄妹我就想，过去，每个家庭的孩子都不少，几个孩子一起嘻嘻哈哈，吵吵闹闹，在父母身边一同长大，关系很亲、很近。可长大了，都有了自己的事业、家庭，便如飞鸟出林，各奔东西，关系似乎淡了。而今，其中一只鸟儿病了，大家又飞回来，有的衔食，有的垫窝，有的帮助梳理羽毛，亲人又回到身边，亲情又暖到心里。我们病了虽是件痛苦的事，但是借此我们又捡拾回儿时的情感，这又何尝不是一件好事呢？

以上，是我作为过来人给患者的亲人们的一点建议。会不会感觉我的建议有些"低俗"？但是你们照我说的做，患者会从心里感谢你们，因为这里没有客套和虚情，有的就是自家人的温暖和真诚。

第四章
癌症与社会：用敬畏之心面对癌症患者

战友，我该如何帮你

> 如果时间能够倒流，
> 我一定不是原来的帮法，
> 我不是要让大鹿平静地离去，
> 而是要让他坚强地站起来，去和肿瘤抗争，
> 去想办法活下来，想办法彻底康复！

在我们所走过的人生旅程中，会结识许许多多的人。小时候有幼儿园的小伙伴，有一个大院、一条胡同的发小儿；到了少年，有一起打打闹闹的小学同学、中学同学；再大，还有大学同学、师长；工作了，会有同事、领导，有战友、上级；走向社会，会有业务伙伴、生意客户等等。我们在生命的长河中，分阶段地会结交一些新人，疏远一些旧人，甚至遗忘一些人。这里没有什么对错，毕竟，我们没有那么多精力与时间。

在我先生海鹰的手机名录里，存有两千多个名字，逢年过节，祝福短信铺天盖地而来，多得就像闹蝗灾时的蚂蚱；平时，他的身边簇拥着那么多的"朋友"，每天晚上的宴请排得满满的，推也推不掉；酒桌上，大家推杯换盏，个个都是亲兄热弟。但是，当你生病了，特别是当你患了癌症——一种可能有今天没明天的病，你突然发现，你手机上那数千个名字一下失去了血色，他们不再鲜活，而那些与你没有什么业务关系的，甚至是遥远的，可能早就淡忘的人却凸显出来，他们成了真正惦记你、问候你、鼓励你、紧紧拉住你的手的人。你一下明白，这些人才是你的真朋友，他们虽不是亲人，但胜似亲人。我称这些人为"至爱亲朋"。

就是这些人，他们帮你联系医院，帮你寻找医生，帮你排队挂号，帮你买熬药的锅、榨汁的机；你要化疗，他开车拉你一趟趟往返于医院；你需打针，他们下班就直奔你家亲自操作；也是这些人，他们提醒你不能过度治疗，警告你"再好的医生不是你的亲人"，你要能自己拿准主意，掌握好治疗的度，并告诉你危难终将过去，前途大大光明；还是这些人，他们会始终惦记着你的治疗情况、复查结果，关注你康复的全过程。

这些点点滴滴的帮助与问候，质朴、实在，滋润心田，刻骨铭心。

回想这些年来，我们也是这样对待自己的朋友和昔日的战友的。

还记得那是2007年10月的一天，有个朋友来找海鹰，说，大鹿得癌症了，就想见见他，还说，这个消息到此为止，不要告诉其他人了。大鹿是海鹰小时候住在一个胡同的邻居，也是我们一个连队的战友，从前他们的关系很近，只是近十几年各忙各的，很少联系了。那天，海鹰推掉所有事情，让我从银行取笔钱，晚上直奔他家。

当我们见到大鹿时，大鹿的头发基本掉光，只剩几撮稀稀疏疏地挂在头皮上，脸色如铅，人也没了力气，一看就知道是病入膏肓了。大鹿说，一段时间以来一直咳嗽，他没太在意，也懒得去医院，直到感觉浑身无力了，才想到应该去医院看看，可怎么也没想到，检查的结果居然是癌——肺癌。我们问他："现在谁在照顾你？"他说，是哥哥嫂子。每天，哥嫂买些馒头、炒些菜给他放在冰箱里，他热热吃。问他谁陪他去医院，他说是自己去；问他老婆呢，他说前两年离了；问女儿呢，他说，在上大学，住校，他不能让孩子总请假。

那天晚上，我和海鹰走出他的家门，他也出来送我们，夜风吹着他稀疏的头发，他默默地挥手跟我们告别。那一夜，海鹰不能成眠，他跟我回忆起与大鹿交往的点点往事。海鹰说，在内蒙古兵团后期，绝大部分知识青年都回城了，连队原有的三百多人仅剩下十来个，诺大的营房空空荡荡，谁也不知自己会不会被永远地留在那片荒漠里。那段时间，海鹰和大鹿相互陪伴，才一起度过了那段最难熬的日子。我说，我记得我们结婚前，是大鹿帮着安装的窗帘，是大鹿跟海鹰蹬着平板车到西四家具店买的书柜，也是大鹿帮我们张罗的那一桌结婚的喜宴……那天夜里，我们想起了大鹿所有的好。最后，我跟海鹰说，大鹿是你的患难之交，你现在忙，没有时间，我没有事情，我去替你照顾他。

事情就这么定了。我违背了大鹿最初的想法，我还是把他生病的消息通知了其他的战友。我想，大鹿是好面子，但面子不是里子，只有大家一起帮他，他才能尽快得到救治。

果然如此。战友们一听说大鹿的情况，没有不出手的。托关系，找大夫，替他交上住院的押金，让他第一时间住进了北京肿瘤医院。那段时间，我每天到医院守着他，跟医生沟通，商量治疗方案。那时才知道，大鹿的原发肺癌已经骨转移、肝转移。医生说，他的肝脏已经90%被癌细胞侵占，里面的血管也被肿瘤挤压得变形。从当时的情况看，坚持不了三个月。

第四章
癌症与社会：用敬畏之心面对癌症患者

有一天中午，大鹿病房的一位家属把我拉到一边，问我是大鹿的什么人，我说，是战友，我先生是他最好的朋友。这个家属问：那大鹿自己的家属呢？我低声说，离了。这位家属叹了口气说：难怪啊，这里的患者都有家属陪着，只有大鹿没有。她看到过一次大鹿夜里去上厕所，是自己扶着墙一点儿一点儿慢慢挪过去的，别人看着都心疼。我听了，很难过。我马上跟战友商量，战友们说："我们大家出钱，给大鹿请个男看护，24小时照顾他！"马上，一千元、两千元、三百元、五百元，钱很快就够了。第二天，看护上班，大鹿身边有了可招呼的人。

光是看护不够，我的那些战友，大家排好班，每天都有人来，让大鹿身边总有个自己人，这让大鹿很踏实。有一天，一位后来当了妇科大夫的战友来了，她先把大鹿周围收拾得一尘不染，接着把大鹿后背的枕头拍打好，让大鹿靠得舒舒服服。大鹿怕身边的看护尴尬，就说："小刘啊，你别挂不住，这位阿姨就是大夫，她是教你怎么干呢，没别的意思。"我想，到这时候了，大鹿还在乎着别人的感受，真是好人。

实事求是地说，大鹿已到了癌症的最晚期，化疗已经没有了效果，他也常常处于昏睡中。有一次，医生给他打了一针好药，大鹿马上感到身上有了力气，他觉得自己就要好了。他跟我说："这针真灵，我有劲了，等我再把胸脯上的这两个瘤子治下去就好了。"

我知道，他不想死，他没计划死，尽管他病得很重，但是当他有一丝的好转，他就对生又燃起了希望。然而，医生对那个好药是太吝啬了，再也不给开了（因为医生说那个药并不能治本，只是感觉舒服些，如果自己要求开就是全部自费），大鹿又陷入虚弱之中。自那以后，大鹿再也没有提到过病好了如何。每次看着他那凝神思索的样子，我很是心疼。可我不知道该如何向大鹿去解释他的病，更不愿去欺骗他，说那些"一定能康复，一定会好"的片汤话。我想了好久，我觉得还是应该让大鹿敢于面对自己的状况，敢于面对死亡。

那天，病房里就我们两个人，我跟大鹿说："其实，想想每个人的命运都不容易，我们还不是最难的，咱们的津生大哥会觉得更难。"大鹿马上说："可别这么说，我不能这么比。"我马上跟他说："你理解错我的意思了。我是说，津生和嘉莉的女儿去了，他们恨不得自己能够代替，但是替不了。今天，是你大鹿病了，而你的女儿健健康康，这是不是你的庆幸？我相信命运，相信有一种我们今天看不到，但是它一定存在的力量。我总想，物质不灭，能量守恒，人死了，他一定会化作一颗星，

143

挂在天上的某个位置。现在我们无钱无势，想帮孩子也帮不了什么。但是，到了天上，虽然不能跟地上的人说话，但是一切都看得明明白白。比如，哪天，你看到女儿过马路时正有一辆车过来，你就能轻轻拉她一把，危险就躲过去了。你只有到了天上，你才能帮上你的亲人。"大鹿深深地点了下头，就久久地望着天花板陷入了沉思中。

一天下午，在病房的温暖阳光中，大鹿醒了，他坚持坐起来，并打发看护去休息。然后，他很认真地跟我说："徐晓，我想跟你说，我大鹿这一辈子没欠过谁的，都是实实在在对别人好。我这辈子一妻一女，没有邪的歪的，我对得起任何人。"我马上说："我明白，我们大家也是这么看你的。"那天，我给大鹿的前妻打了电话。他的前妻也听说他病了，很想来看看他，但是她不知以什么身份来。我说："大鹿说了，他就你这么一个老婆，你就去吧。你们毕竟夫妻一场，有你照顾，可能大鹿觉得更方便。"这以后，病房里就见到大鹿家属的身影了，我也不必每天去了。

后来，北京肿瘤医院不让大鹿再占着床位，我们的一位战友又帮他安排到复兴医院，还特意安排到小病房。那段日子，大鹿每天跟他的老婆在一起，女儿下课也来，一家人其乐融融。我看着感到心里很安慰。有一天，我带了相机给他们照全家福，也照了一张我和大鹿手拉手的照片。第二天，我把照片带给他们，他老婆说："大鹿，你看，咱们照得多好！"大鹿马上说："你也不看看是谁照的，人家原来是记者。"

——那是大鹿最后的快乐时光。

12月21日，大鹿病危，战友们都来看望他。他醒来时，跟大家道谢。夜里11点，海鹰赶到医院，大鹿已经昏迷。海鹰让我们都出去，他要一人跟大鹿说话。两人聊了半个多小时，待我们进去，看到大鹿的耳边满是泪水！

22日凌晨两点，大鹿走了。

24日，大鹿的追悼会。八宝山的菊厅里荡漾着佛教的音乐，舒缓而悠扬。来的人有大鹿的亲戚、同事，还有我们大批的战友，最让我安慰的是，大鹿的妻子也来了，妻子的娘家人也来了，而且来了很多——他们是来送姑爷的。那天，大鹿的女儿发言，她说："我爸爸说了，他走了以后就化成一颗星星了，他会在天上看着我们，永远跟我们在一起。我愿爸爸在天上快乐。"

从10月中旬到大鹿家去看望病中的他，到12月下旬大鹿离去，也就两个月的时间，但这两月的相处，让我后来魂牵梦绕很久很久，大鹿也数次来到我的梦中。我感谢他给了我这次机会，让我能走进一个癌症患者临别时的心境，也感谢他接受我的好意——把他和妻子未断的前缘续上。我相信，他在天上也同样地看着我，祝福着我。

时间过去五年。五年来，我从来都认为在对大鹿的帮助上我做得很好。然而，当我的先生病了，当我帮助海鹰走过这抗癌的艰难之路后，我再回想以往的经历，我会说，如果时间能够倒流，我一定不是原来的帮法，我不是要让大鹿平静地离去，而是要让他坚强地站起来，去和肿瘤抗争，去想办法活下来，想办法彻底康复！还是那句话，既然有人能够在浑身转移的情况下康复，你也能！

　　这是我所经历的战友之间对一个癌症晚期病人帮助的经历。这些经历告诉我，晚期患者需要哪些帮助——物质的、精神的、亲情的；我们该如何去帮助他——安慰、理解、排忧解难。

　　现在，再加一条——鼓励。鼓励他从病床上爬起来，走到户外，去接触大自然，去锻炼；鼓励他不要向肿瘤低头，先减缓肿瘤发展的步伐，再阻止肿瘤的继续占位，扶正气，祛邪气；先考虑保住生命，再考虑慢慢化瘤，跟肿瘤打一场持久战，最终取得"抗战胜利"。

　　我想，这是患者的至爱亲朋应该做的。

抗癌：第一时间的抉择
——得了癌症，第一时间怎么想、怎么做

朋友啊朋友，你可曾想起我

我曾想到，如果有一天，

我哪位患病的朋友在病床上想起我，

我是不是应该在第一时间赶往他的床边，

尽管我忙，我远？

  我的好友舒朗因为癌症在 2013 年秋天离开了。从确诊到离去，她与癌魔搏斗了三年零八个月。

  在她离去后的那些日子，我常常想起她，有时也会为她病后日子的孤单感到丝丝的不平。是的，她拒绝友人的来访，拒绝同事的看望。但是，我想：她拒绝是她拒绝，可作为朋友，作为多年的同事，她一说"别来了"，人们还真的就不去了，是不是有些过分的无情？

  我知道舒朗生病也是偶然间听昔日的同事说的。听说时十分震惊，懊悔自己半年来忙于它事没跟她多联系，所以，我不管她本人怎么想，我一定要去看她——谁让我是她的朋友呢！

  那天，我到肿瘤医院推开舒朗病房的房门时，她那么开心，我能感到她是盼着我去的。病房里就我们俩人，我们可以尽情地聊，远的近的，亲的疏的，甜的苦的，喜的悲的，今生与来世，不觉天色已晚。

  那天，我悟到了人在得了癌症后心理的微妙变化：疾病虽然使他们身体虚弱，但他们的内心却变得敏感而高傲，他们不愿看到人们同情的目光，不愿得到昔日同伴的怜悯，他们要在精神上和健康人"平起平坐"。当你跟他真诚面对时，他是那么地盼望着你的到来——这就是患者的心理。

  然而，我们很多健康人不理解这一点。有不少人在得知朋友得了癌症时，因不知该怎么应对，便从此不再联系。就像舒朗也不是仅有我一个朋友，那些平时跟她相处紧密，上班一起来，下班一起走，节假日相邀一同出游，有事没事总往一个办公室凑的"好友"，在她病后居然可以三年多一面不露，一个电话没有，就像她们从来没有过交往。我真想不明白这是为什么。

第四章
癌症与社会：用敬畏之心面对癌症患者

我的先生海鹰得病以后，我也会感慨世态的炎凉。确实，平日里数以千计的"朋友"，今日能惦记你的不过数十！海鹰对此看得很明白，他说，手机里确实装有两千多个名字，但你不要以为那真的都是你的"朋友"，他们从来只是你的商业伙伴。你病了，当不了他的"伙伴"了，他为什么还要联系你？另外，海鹰说，癌症，在一些人眼里一定是一种非常可怕的病，它吓跑了很多人。你沾上了癌症，就像沾上了"死亡"，他们会想，你的离世非今即明，他们如何去安慰一个即将离去人的心？所以，从你罹患癌症那刻起，你的名字就被他们从心里的通讯簿中删除了。

我想，删除好，从此你的社会关系变得那么单纯，那么清晰！

至于剩下的那些癌症患者的真正朋友们，我想在此告诉你们：我们该怎样去面对患者。

的确，第一次去探访一个改变了容颜、气质、形象的昔日好友是要做些精神准备的。你不知道他的外部改变会不会也引起心理的改变，他会自卑吗？会敏感吗？会乐观，还是会悲伤？会一声不吭，还是一如既往？但是，不要为此犹豫，当你拿起电话，或推开他那扇关闭的房门，一切答案就会明了。而且，当他的孤闷遇上你的真诚，一切的隔膜都会荡尽，友谊马上会回到你们中间。

如果你不知说什么好，就聆听好了——听患者说。聆听，那是安慰的最高境界。聆听时，一定关上你的手机，不要受任何事情的干扰，让患者觉得此间他是中心，他被你关爱。同时，你的眼睛看着他，那么全神贯注，患者感到的是他在你心中的分量。朋友可能病得很重，说话有些力不从心，有时会很费力气，声音不高，但你不要插嘴，你只需更加靠近他，只需拉住他的手。这时，语言不重要了，重要的是心的靠近。

如果，朋友的体力尚好，你们的谈话就可采取信马由缰式，想到哪里，说到哪里，只要他快乐。我前些年陪伴临终前的战友时，我们一起回忆当年在连队演话剧时的情景：1973年，我们连队自己编演的大型话剧《成长》一炮而红，由团政治部下令到各个连队巡演。内蒙古的初春，马车拉着道具，我们十几个演员顶着严寒和风沙，在方圆数百里的沙漠中行走，一个连队，一个连队地演出。每到一地，就受到热情的接待，杀猪、宰羊、蒸馒头——吃得真饱，吃得真香！

快乐的回忆让患病的战友忘记病痛，长时间沉浸在年轻时的快乐里。他说："就是因为我在戏里扮演的那个角色，巡演一结束，指导员马上调我去当了通讯员，夸我真机灵！哎，年轻多好啊！"

也许，你与患者的谈话找不到快乐的切入点，你也不要硬把话题往一个地方引，话题要随着患者走，他愿意说什么就说什么，至于他的观点，也一切以他为"对"，不要强烈地劝他改变什么。比如，在对疾病的治疗方法上，仁者见仁，智者见智，他认为化疗好，你却坚持说化疗不好，这样的谈话结果就没有积极意义。因为，谁也不敢说哪种方法就百分之百救命，哪种方法就必死无疑。还有，你觉得气功有用，可患者没有锻炼的习惯，或者，他的身体真的虚弱到极点，他不愿意去练，你强劝，其谈话结果可想而知。2012年，我们的又一位战友得了肺癌，化疗、放疗把他折磨得痛苦万分，我跟他的太太（也是我的战友）讲了几次应到公园练功，可是说不动。我心里很替他们着急。一位从事社会学研究的战友跟我说：不要勉强，不是所有正确的东西都能被人们接受的，需要时间与觉悟。如果，他始终不能觉悟，那可能就是宿命了。

所以，对待世上一切事物的看法，在癌症患者面前都不必去争论，任何话题的结论都可以改变——如水，如雾，如烟；可方，可扁，可圆。

还有一点需要切记：不要说你完全理解患者的感受，除非你也曾是癌症患者。因为，癌症引起的痛苦，包括身体的与心理的，那绝不是心脏病、高血压所能等同的，那是健康人无法体会的，所以，你一定说你理解，可能患者会认为那是对此病的轻视。

记得曾在《北京晚报》上看到过一位叫卞清铸医生的文章，印象深刻。有一段话他是这样说的："好比是患了癌症的人在河里，医生和家属在岸上。医生和家属的话无论多么正确，对于患癌症的人都不能感同身受。"

所以，探访者在与患者谈话时可以这样问他："你最近有什么感觉？"以一种开放式的问话打开他语言的闸口，去听他慢慢的倾诉。

其实，探视病人，特别是探视癌症患者，有时不需要太多的语言，只要你在那，在看着他，给他温柔的眼神，给他有力的握手，他都会感到你的友谊，感到人间的温暖。当然，能有机会一起放声大笑，那对他真的是再好不过的事情。

记得，我在此书的最前面，谈到过"谢绝来访"。读者可能疑惑：到底我们是应该去探望，还是不去？其实，这件事情用心体会一下就有答案：在患者治疗的最初期，不要去占用他太多的时间，让他无数遍地去讲述自己得病的经过，而是应帮他找医院、联系医生，尽快开始治疗。如果，在这些方面你帮不上忙，就发个短信，几句安慰和鼓励，对患者都是快乐和满足。到了治疗的后期，也就是康复期，患者要有漫长的时间自己度过，这个阶段，就是他最需要友情支援的时候。

去吧，常去看看他，他是你昔日的朋友，有首歌唱得好：朋友一生一起走，那些日子不再有，一句话，一辈子，一生情，一杯酒！

其实，看望病患之中的朋友，也是对自己灵魂的升华。

我曾想到，如果有一天，我哪位患病的朋友在病床上想起我，我是不是应该在第一时间赶往他的床边，尽管我忙，我远？我想，是的，我应该赶去！如果我因各种原由错过了与好友告别的机会，是不是会有深深的遗憾？我想，是的，我会永远遗憾！

所以，不要犹豫，给病中的朋友打个电话："朋友啊朋友，你可曾想起我，如果你正承受不幸，请你告诉我！"

山高水长，地老天荒，路再远，我愿陪你同行！

抗癌：第一时间的抉择
——得了癌症，第一时间怎么想、怎么做

医院，你为患者做得够吗？

如果您是一位医院的管理者，
真的可以将自己想象成一位初诊的患者，
行走在自己的医院之内，
你会发现很多很多需要改进的地方。

没人愿意去医院，去医院是人们的无奈之举。但是，即便无奈，医院仍成为承载中国人口最多、最密的地方——如果按地理面积的平均承载量计算。

医院人多，可能又以北京的医院为最。

北京是中国的首都，自然是好医院云集：协和医院、同仁医院、北京医院、人民医院、北大医院、宣武医院、阜外医院、广安门中医院、解放军总院、中国医科院肿瘤医院等，哪家都有自己的擅长绝活，哪家都有自己的著名医生，这些医院的名字真的是金字招牌，吸引着全国的患者慕名而来。

我每次到医院看病，夹裹在天南地北的口音中间，享受着前胸贴后背式的排队模式，挂号、候诊、检查、交费、取药，哪个队都不短，看病三五分钟，排队两三小时，一大清早进去，十一二点出来，看病如同打仗。对此，我不抱怨什么，因为我明白，我在享受了中国顶级医疗水平的同时也要承受中国顶级的拥挤，因为医院属于全国人民。

但是我想说的是：人多不怕，怕的是里面的混乱、焦躁、没有规则，以及对患者缺乏同情的风气。

就从进入医院说起吧。

我不记得以上这些著名的大医院有哪家在医院门口和院内的道路交叉口装有指路牌，能够清晰地告诉患者哪里是内科，哪里是外科，哪里是实验楼，哪里是住院处，而你目前所处的位置是哪里。因为没有清晰的指路牌，初诊病人真的像没头苍蝇一样到处乱撞。大家可以设想，本来就身体虚弱，本来就时间紧迫，还要被指东指西地乱跑，谁不恼火？

我曾到香港数次，每次都对那里的指路牌赞叹不止，因为每块牌子都出现在你心生疑惑之前，精准、及时。每到这时，我就想，要是大陆学会这手，特别是大陆的医院学会这手，那患者感到的就不仅仅是方便了，而感到的是医院对患者的关爱、体贴与尊重，感到的是医院管理者的专业水准。我想，香港人能做得这样好，我们都是中国人，这件事情应该不难学会。

另外，有些医院有自己独特的运作方式，这一点尤其要在醒目处标明。比如，绝大多数医院都有一个统一的挂号厅，所有窗口都可以挂到各科的号，但是肿瘤医院就不同，各科挂各科的，内科的不挂外科，淋巴的不挂头颈的，你要不是提前踩点，不是十分清楚你应该在哪一楼、哪一层的哪一科就诊，我估计你第一天挂不上号（说得有些绝对，但专家号是肯定挂不上了）。

还有，海鹰在"东肿"验血是需要排两次队的，要先到分诊台取上化验的条形码才能去排抽血的队，否则，待你从几百人的队尾熬到抽血窗口时，你才明白你是白排了，你还要去排另一个队，然后再重新来过！我们第一次都曾犯过这样的错误。以后，只要是我替海鹰排队，我都会提醒前后左右的患者要先去排另一个队伍。我想，我们的医院是不是也应该把这类容易搞错的事情大大地写个提示，让所有患者一目了然？

我曾注意到，在一些医院的门诊大厅，设有问询处，或安排有义务咨询员，其心可嘉。但是很可惜，问询处总排着长队，义务的咨询员经常是一问三不知（也不能怪他们，他们太年轻，他们对这里本就不熟悉）。我想，既然这些年轻人怀抱助人的善意，就要培训他们，让他们真正能帮上患者，把善意变为善举。同时，医院也可以聘请一些本院热心于公共事业的退休员工来做这项工作。这些人对本院的地理位置、治疗流程、专家特色最为清楚，而且，人上了岁数，大多慈爱，不以回答问题为烦事，请他们来当"医导"，可能会给医院带来绝然不同的形象感觉。（我曾在外国机场见到一些身着制服的白发老人，他们守在机场大厅的各个入口处，一旦发现你东张西望，马上就会走到你的身边，问你需要什么帮助，并很快根据你的需求把你带到检票台、安检口、休息室。原来，他们就是航空公司的退休老员工，他们会在机场繁忙的时候站在最需要他的地方。）

其实，医院在这些方面可做的事情很多很多。如果您是一位医院的管理者，真的可以将自己想象成一位初诊的患者，行走在自己的医院之内，你会发现很多很多需要改进的地方。

再说医院的"走后门儿"。

抗癌：第一时间的抉择
——得了癌症，第一时间怎么想、怎么做

中国人讲关系，什么都要走后门儿，特别是在看病、看大病，尤其是在看癌症上。作为医生，也有推不掉的人情，也有剪不断的关系。怎么办？我想，既然是你医生的关系，你要给他看，就只好牺牲你自己的时间了，不要把他的号硬加在其他患者披星戴月才挂上的号之前。这样才公平，也才能被其他患者所谅解。

不瞒大家，我也曾托我的朋友给海鹰挂肿瘤医院的专家号。感谢这位大专家没有拒绝我们，但是他把这个号加在所有号之后，我们成为他12点后看病的最后一人——他没有因为我们侵占其他患者的利益，他用的是自己的休息时间！为此，我们没有一丝的埋怨，有的倒是感激，因为，这免去了我们加塞儿的尴尬。

在医院的医生门诊室里，我们常看到这样的情景：医生在给患者看病时，他们的身后总站着另一拨病人，门口跨着门槛还站着更多的患者；有时小小问诊桌被围得密不透风，医生、患者都置身于众目睽睽之下——如同观棋。这使医生工作得很没有尊严，使患者陈述病情很没有隐私。问，为什么会出现这种情景？答，你不紧盯着，后面的人就挤上去了，关系户就加进来了——仍然是秩序问题，仍然是规则问题。

那天，我们排在CT检查大厅里，本来约的是9点查，可11点了还没叫到，电子叫号器上的数字一直不往下走。这时，就听CT室门口有位女士大吵："你们加塞儿也太过分了！加一个两个就算了，怎么加个没完没了了！一个小时没叫一个正常的号！"——哦，原来如此！结果，恰巧海鹰是正常叫号的下一个。叫到他了，他走进去，正遇到CT室领导在训斥那些医生护士："不许再加了，没看到患者急了吗？"带着情绪的护士马上加快速度，催着海鹰上去，催着海鹰下来，刚下来还没系好裤子，护士一把拽下插在他手背上的管子，鲜血一下喷得老高，再按也按不住了，海鹰的脸上、衬衫上、裤子上全是血。护士非但不想自己没做好，还怨海鹰"自己怎么不按着点儿！"海鹰说，"我这手不是提着裤子吗？"

人多，都是人多惹的祸，有限的资源面对着无限的需求！而我们的医务工作者又没有制订一个恰当的游戏规则，医患矛盾就容易发生。以我的见解，不仅是肿瘤医院，应该是所有资源紧俏的医院，都要建立这样的游戏规则：当患者的号已经挂好，队伍已经排好，你又有了必须要照顾的人情患者，没关系，看完你所有的病人，把关系户放在最后，牺牲的是自己的午饭时间，午休时间，虽然辛苦，但满足了关系户的看病需求，也赢得了大众患者的理解和信任，他们不会再倚门而立，不会再包围着你，不会防加塞儿如防贼，这会让医生看病更多些专心，多些投入，也更多些尊严。

不要阻拦患者的投诉。

其实，每家医院都有医患矛盾处理办公室，因为每天都可能有矛盾发生。可是，当你真的有事要找这个办公室时，你却发现，找到它真难！因为，所有人都会告诉你"不知道"——从医生到护士，从保安到开电梯的员工。真有一个人告诉你了，还要马上说"千万别说是我说的啊！我还得干呢！"

如果说，最初想要投诉的事情只有五分的气，经过这一路的拦截，到了办公室就真的是十分的愤慨了。

所以，院方应该告诉医院里的每一位员工，你们的医患矛盾办公室在哪里，不要让他们在这个问题上添乱。因为，任何的阻拦都意味着拱火儿，都如同火上浇油，这不是帮医院，是陷医院于不义。

说说医院各科室之间的合作。

2012年6月下旬，我在人民医院特需门诊的候诊室里遇到一位来自山西大同的女士，她跟我讲起她母亲的求医经历。讲述时十分激愤。

原来，她母亲得了肺癌，发现时肿瘤并不大，应该算是初期。一所肿瘤医院的外科把她母亲收住进病房，说，很快就可以手术。但是，手术前的例行检查发现她母亲有一项血液指标超高，手术不能进行，要观察。就这样，一天拖一天，20多天过去了，指标却下不去，原因也找不出来，手术没法做，肿瘤却长大了，病情严重了。这时医生跟家属说，不能手术了，你们找内科医生看吧。患者说，那就转到本院的内科病房吧。可是外科的医生说：我们不负责转科，你们得自己去重新挂号。这下，把患者气坏了：为什么不能转？既然是一家医院，内科就在相邻的楼里，两个科室为什么就不能协调？外科说，他们协调不了。

患者愤然离开了医院，说，这辈子再不会进这家医院的门！

听着这位女士的诉说，我就想：我们的肿瘤医院在此事上做得的确欠妥，确有值得商榷的地方。

从治疗上说，医生最初一定是真心想给病人手术的，否则不会留患者二十多天，但是身体指标不对，说明病情不明，手术就会有危险。前期，医院没有太大的错误。但是，作为你收治了这么长时间的病人，你能这么一句话就把患者打发走吗？如果，你真的是无能为力也就罢了。但是，同一家医院有内科，有内科的专家，为什么不能把专家请来一起会诊，或者让患者直接转过去以得到最快的救治？为什么要让一个病人再去重新排队、挂号、重建病历？这，于情于理都说不过去。我就想，如果这个患者是大夫的亲人，他会这么做吗？

所以，说到底，仍是对患者的态度问题。

在西方一些国家的政府管理条例里，有事件的第一接报人就是事件的主要责任人的说法。我这句话可能不太准确，其大意是，作为公务员，如果你接到市民报告的一件事情，不论这件事是不是你的职责范围，你都有责任对此事负责，你要准确地把这件事交代给负责这事的人去办理，还要盯着办好、办完，并把结果回报给那位市民。

我想，我们的医院，我们的医生，是不是也应该有点这种精神呢？想想我们的老百姓千里迢迢进京求医多不容易，别辜负了人家的一片信任，别寒了人家的心。

总之，医院尚有许多有待改进的地方，尽管这种改变不是简单的事情，但是，想到那么多患者在期待着这种改变，一个有作为的医院领导者当为此努力。

（注：时至2020年，"东肿瘤"也发生了许多变化，许多过去不尽如人意的地方都有了改变。比如，验血处安放了很多的坐椅，患者不必人贴人地排队；医院内重要的检查科室都增设了地面标识，顺着地面标识很快便能找到；医院增设了官方APP，通过APP可以实现网络挂号，无需再去医院排长队挂号，APP也清楚的告知了去医院的乘车路线和就诊科室所在区域、楼层，为患者就医提供方便；医院的病房和候诊环境相对改善，病房舒适度更高，候诊区候诊更有秩序；医生的诊室也有了看门叫号的服务人员把守，不会再有医生被包围的现象出现。这都是进步呀！）

医院，你要有慈爱的风气

> 这种为患者着想的思维方式，
> 对医生来说是一种习惯，
> 对医院来说就是一种风气。

几年前的一天，我在北京一家著名医院的核磁室候诊，这时进来一对外地人。他们将医生开的单子递给当班的护士，护士扫了一眼，说："你这是CT，到CT室去，这儿是核磁室。"男人说："核磁不是CT吗？"护士马上说："谁告诉你核磁是CT了！你倒真会联想！"这位护士这么一说，旁边的护士也一副不屑的样子。待这对夫妇转身离去，一个护士马上撇嘴："什么叫无知，这就是无知。"两个护士一通哄笑。

看到这个情景，我心里十分气愤：患者怎么了，不就是上医院少，分不清CT和核磁吗？你们懂得多，你们分得清什么叫糜子和黍子吗？你们学问高，你们知道什么叫质子和量子吗？这些话在我嘴边转了又转，终是觉得别跟两个小护士生气，咽了下去。我想，我生气不是因为一个护士说了什么，我是气这个诊室里没有是非观念，倒有以轻视患者为乐的风气。

作为医生，能不能设身处地地为患者着想，是考量一个医生能不能成为"大医"的先决条件。然而，"凡事为患者着想"也需要环境。身在一家医院，只有一位医生想替患者做些什么，但是周围一片阻挠声，这位医生的仁爱就不易实现；反之，医院本就有仁爱之风，他的倡导就会一呼百应，仁爱之举就能实现——患者需要这样的医院，医生也需要这样的环境。所以，医院要树立这种风气。

也是三四年前的事情了。我因为脑子里有个小小的动脉血管瘤需要定期到北京宣武医院的神经科去做检查，那天我又到该院去挂号，排在长长的队伍里。这时，就见排在旁边队伍里的一个农民模样的人，眼看排到了窗口，他却离开了队伍，又排到另一个队伍的后面。我当时脑子想了一下：大概跟他一起挂号的人没来？为什么排到了又往后跑？

那次我挂了神经外科的号，可到了楼上诊室，神外的护士说我应该挂神经内科，无奈，我又回到挂号大厅重新排队。这时，我发现那位农民兄弟仍然在挂号窗口徘徊，一会儿这个队,一会儿那个队,人们都看他奇怪,但也没人理他——此农民五十多岁的样子,浑身充满"土气"。待我跟他离得近了,就问了他一句:"您怎么光排队不挂号啊?"

"我不知挂哪个号呢,也不知道应该在哪个队上挂呢。"

"咳,哪个队都能挂,你不知挂什么科,到窗口问问里面的大夫就知道了。"

"哦。"农民马上转身要往队尾走。

"你别再到后面去啦,就在我前面吧。看你跑了好久了。"

农民站到了我的前面。到了窗口,他跟里面的人说,头疼,脑袋里长了瘤子,不知该看哪个科。但是他说的是一口内蒙古的后套话,里面的人听不懂。幸亏我懂,那是我下乡时当地老乡的语言。我帮助做了翻译,里面的人说:"神内。"这个号就算挂上了。我也是"神内",所以我们俩的号挨着。

挤出队伍,我往楼上走,回头一看,这位农民跟一个男人、一个女人仍在原地转磨。我对他们说:"跟我走吧,咱们看的是一个科。"这一家人马上跟上我:"太好了,这下好了,遇到好人了。"

到了神内的分诊台,护士小姐仍然听不懂这位农民的话,我仍然当翻译。护士明白了,一指:"去10号诊室。"他们走了。护士问我:"你跟他们是一起的?"我说:"不是,我是觉得农民出门看病不容易,大家能帮一下就帮一下。""那你也去10号诊室吧。"小护士一副善解人意的样子。

这样,我就跟这家农民到了一个诊室。诊室里面坐着两位医生。

我一边给这边的医生讲述我的病情,一边还要留心帮助那边的农民翻译一下医生听不懂的话。原来,患者是另一位四十多岁的男人,也就是排队人的兄弟,女人是弟媳。男人脑袋里生了大大小小的肿瘤,同时伴有剧烈的头疼。医生说,先做个核磁共振检查一下吧。农民问,什么时间做?医生说,你要到楼下预约,人多,最早也要约到一个星期之后了。这家人一听,马上面露难色,一副要哭出来的样子,"一个星期?大夫,不成。"我很理解这家农民的难处,他们的确不能等,一是因为病急,二是因为等一天就是一天的盘缠!

我跟医生说:"也不知医院能不能给加个急,北京人好说,外地人等一个星期就要住一个星期的旅馆。或者,他们是不是可以到其他医院去做这个检查?"

诊室里的两位女医生似乎也被我对患者的同情感染,马上商量怎么办,一个说:"这里加不上,人多,全是外地来的。你们可以到其他医院去做这个检查,不一定非在宣武医院做。"一个说:"好像月坛那里有一家部队医院不排队,当天就可以有结果。你们可以去问问。"最后,给这位农民看病的女大夫说:"你们去吧,如果能赶在下午五点以前拿上片子回来,就直接上来找我,不用再挂号了,我等你们!"听到这话,我对这位医生肃然起敬。

待这家农民下得楼来,他们跟我说:"大姐,你知道那家部队医院在哪吗?给我们写个地址吧。"那时,时间已近12点了,我想,地址我也说不清楚,就是说个大概,他们再问东问西,公交车左倒右倒,不知几点才能到,今天就肯定回不来了。干脆,好人做到底。

我拉上他们跑到门口,拦了一辆出租车,跟他们说:"我送你们去。"

那天在部队医院他们也受到关照,到了下午三点,检查的片子就拿到手里了。临分手,我嘱咐他们:一定打车回宣武医院,不要乘公交车,因为公交车不方便,你们三人倒两次车也要好几块钱。从这到宣武医院距离不远,打车十几块钱就到了,那里的医生等着你们呢!

这家人对我千恩万谢,还要塞给我一百块钱。我说,不要谢我,我曾在内蒙古生活多年,我们应算半个老乡,你们应该感谢那位医生,如果不是她说要等你们到五点,我也不会这么帮你们,快去吧,遇到这么好的大夫难得!

农民说:"我们这次到北京来真是遇到菩萨了。你们北京人真好,北京的医生真好!"

我在讲这件往事的时候,不是说我做了什么,我是说,当一所医院里的医生、护士、工作人员都能有这位医生的精神,都能在看到患者的难处时怀有一丝恻隐之心,旁边的同事也多一个主意,多一句安慰,多一个支持,每人出一点儿力,哪怕是举手之劳,患者将得到极大的安慰和最快的救治。

说得自私一点儿,我们每个人都有生病的时候,我们每个人都不敢说这辈子不会得大病。想一想,今天这些早我们患病,早我们先尝试疾病痛苦的患者,特别是那些罹患疑难杂症的患者,真的是在用他们的身体为医学的进步趟雷,来为人类认知这个世界做出贡献!仅凭这一点,我们不该对患者怀有更多的敬畏之心,将他们待为父母、手足和亲人吗?

而这种为患者着想的思维方式,对医生来说是一种习惯,对医院来说就是一种风气。我想,我们的医院应树立这种风气,让"慈爱"蔚然成风。

抗癌：第一时间的抉择
——得了癌症，第一时间怎么想、怎么做

医生的胸怀

我愿意相信，

医生的胸怀是最宽广的，

可容得下山，容得下海；

我愿相信，

医生的使命是所有职业中最神圣的，

因为他要与生命对话，与死神对话，

与阳光、水、空气，以及大自然中的万物对话。

他要告诉宇宙：

生命高于一切！

对生命的救赎高于一切！

    2013年5月下旬，我在加拿大的妹妹家小住时接到国内病友贺大姐的电话，她告诉我，她的情况不好。医生已经给她试了好几种化疗方案了，可是都没有什么效果。原来的病灶只在胃里，现在肺部也出现占位，小腿上的皮肤下面也有一个个小结节。贺大姐的女儿跟我说："徐阿姨，好像您说过有个亲戚在美国做癌症新药研究，您能问问那边有没有一种新药，叫bendamustine（苯达莫司汀），听说这个药很厉害，在国外也还没有用于临床，还要问问它是不是与我妈妈的病对症。"那天，贺大姐的女儿传来了她妈妈的免疫组化报告单。

    说实在的，当我拿到这张全中文的报告单后我才知道这件事并不容易做。我家那位小字辈的癌药专家从美国又飞到瑞士搞研究去了，我通过海鹰哥哥转给她的信一直没有回音，但我又不能催——她已经忙到顾不上自己的孩子、顾不上自己父母的份。可贺大姐的病情又不能等，我该怎么回复贺大姐一家的期待呢？

    两天后，是海鹰约见一位加拿大医生的日子。那天，我把贺大姐的医疗报告用黑粗笔在一张大纸上抄写了一遍，拿在手上。我跟海鹰说，当Klasa（卡萨）医生看完你的病一定提醒我把这个报告给他看。错过这个机会就没有别的办法了。

    Klasa医生是加拿大温哥华癌症研究中心的著名教授，也是淋巴瘤的专家，有很多医生为他服务。患者到那里看病时，都是先由一个年轻些的医生检查、询问、记录，然后等待 Klasa 医生的到来。Klasa 的诊区有五个小诊室，这五个诊室里的患者或前或后都是等待 Klasa 医生的最后诊视。所以，Klasa 很忙很忙。

那天我想好了，如果教授太忙，我就以一个问题"您听说过 bendamustine（苯达莫司汀）药吗？"引起他的关注，他能回答几句算几句。

终于，Klasa 授来了。他很高很瘦，看到他让我想起小时候看的《大林与小林》那本书里的红鼻尖王子。当然，这位"王子"的岁数不小了，属于德高望重一类，往后背着的头发还让他带着股艺术家的范儿，神态里透着些清高。

那天没有翻译，Klasa 进来便拉了把凳子坐在我们对面，很近，如促膝谈心。坐定后，他脸上马上浮起那种职业性的微笑，并以一种十分兴奋的表情和语气告诉我们：海鹰的 CT 检查全部正常，身上什么也没有，干干净净；血液检查的各项指标也全部在正常范围之内，肺损伤的状况也比以前有了好转。所以，一切都好。

当 Klasa 教授确认我们没有问题时站了起来，向我们伸出手准备告别，这时，海鹰马上说："Klasa 博士，我们这里有一个问题请教，是我们在中国的病友，她的治疗出了问题，我们能跟您谈谈吗？"

"当然可以！"Klasa 医生马上又坐回到凳子上，脸上没有了微笑，而是十分专注地准备倾听。

我马上展开我手里的那张大纸，指着那个大大的英文药名给他看："加拿大有这个药吗？"

"当然有啦。但是这个药用于套细胞淋巴瘤，与海鹰的淋巴瘤是完全不同的两种类型。"他用笔在我的大纸上写下套细胞淋巴瘤的英文名字。

"这种药在加拿大是否用于临床了？"我问。

"当然，这个药很厉害，如果对症，十分有效。"

我看 Klasa 没有一丝想起身告辞的意思，干脆就问彻底。"你看，这是患者的检查报告，不知道这个药是不是对这位患者有效。"

Klasa 接过大纸，认真地看起来——好在免疫组化报告的代表符号没有中英文之分，他一看就明白。他看后认真地说："从报告上看，我不能确认她就是套细胞淋巴瘤，因为其中有三项指标存在相互矛盾的地方，这个患者要进一步确诊。只有搞清楚淋巴瘤的分型，化疗才有效果。在没有确诊之前，要停止一切化疗。"Klasa 在他认为有问题的指标上一个个画上圈，打上问号。

海鹰说："如果患者到这里来看病，要多少钱？"

"如果是套细胞淋巴瘤，使用 Bendamustine（苯达莫司汀），大约要一万加元一次，六个疗程就是六万加元，很贵。但是，即便她来，我不能保证这个药对她就一定有效，因为你们说她在中国已经做过各种方案的化疗了。这会影响药物的疗效。还有，她是不是套细胞淋巴瘤还要商榷。她需要进一步的确诊。"

Klasa医生在讲述时为了让我们听明白语速很慢，没有让我们有一丝"他很忙""有人等着他""他得尽快离开"的感觉。当Klasa医生确认我们没有新的问题时，站了起来："这位患者的医生如果有什么问题，可以直接跟我联系，可以给我打电话。"

什么？Klasa愿意接受中国医生的咨询？为一个没有任何关系的地球另一边的患者？我太高兴了！我真没有想到Klasa会给我这样一个意想不到的答复！

那天回到家，我马上打电话给国内的贺大姐，把医生的疑惑、建议传达给她，她也十分感动。

这时我想起海鹰患病初期，我也是有病乱投医似的四处打探。当时，我的一个生活在美国波士顿的老同学，因为他的老公也是老癌友，常要到哈佛癌症研究中心去复查，顺便把海鹰的病情跟那里的专家讲了。当时，那位专家也是这么回答的——"让你朋友的医生给我打电话，我们可以电话讨论。"

两个医生一种回答，难道他们都曾接受过一种教育——要为患者尽心竭力——即便与患者素不相识？即便与患者相隔万里？

我想以后有机会再见到Klasa医生，一定要问问这是为什么，是什么原因让他能这么耐心地听我们讲述一个中国患者的病情，是什么原因让他愿意为一个远方的、完全陌生的患者去花费他的时间和精力。

当我有了这个想法以后，突然之间，我想起了一个我们都曾非常熟悉而许久不曾提起的名字——白求恩——诺尔曼·白求恩——那位不远万里来到中国的加拿大医生。是的，他是共产党人，他是为了中国人民的解放事业才放弃了舒适的生活，离别了妻子，只身来到充满硝烟、满目疮痍的中国的。但是，他更是一名医生，当他踏上中国的土地，他的眼里心里就只有伤员，只有患者，只有那张荡漾在炮火硝烟中的手术台！

这也正如白求恩本人曾给加拿大医疗界的公开信中所说："我们作为医生不能袖手旁观，不能因为政见不同而眼睁睁地看着成千上万的人缺医少药、身处悲惨境地。解救人类的苦痛是医者的历史使命，我们责无旁贷。"

我愿意相信，医生的胸怀是最宽广的，可容得下山，容得下海；我愿相信，医生的使命是所有职业中最神圣的，因为他要与生命对话，与死神对话，与阳光、水、空气，以及大自然中的万物对话。他要告诉宇宙：生命高于一切！对生命的救赎高于一切！

第四章

癌症与社会：用敬畏之心面对癌症患者

医生，你如果没有爱就及早转身

> 你要知道，来你这里开药的，
> 不是癌症患者就是癌症患者的家属！
> 你不说对人家有个起码的同情，
> 也不能没有起码的尊重！
> 再说，很多病人是从外地来的，
> 有些农村的患者卖了牲口卖了地来北京看病，
> 那不是看得起你们吗？
> 你就以这种态度对待人家？
> 你拍拍胸脯，你对得起良心吗？

我自认为自己还算一个有涵养的人，也自认为我还能理解医生的不易，但是，仍然有一天，我对一位女医生发了脾气。

那是我先生海鹰第二次化疗与第三次化疗之间的一天中午，我为了给他开下次入院前的一些检查项目到医院的内科门诊挂了号。

下午门诊的上班时间是一点半。

时间到了。诊室外面站满了求医的患者。人们看着空空的诊室，盼着医生的到来。10分钟后，一位四十多岁模样的女医生低着头，避开患者的目光，闪身进了诊室，坐在诊台前，开始叫号。

我挂的是5号，就默默地站在门外，等着轮到我。

我看到，这个医生很奇怪，她自己坐着，却没有邀请任何一个患者坐下来说话。她头不抬，脸耷拉着，眼皮也不抬一下。而每个患者（或患者家属），都要弓着身，凑近她，低声下气地恳请着："大夫，麻烦您给开个CT检查……"。

轮到我了，我自己坐在医生旁边的椅子上。

"大夫，您好，我是替我先生来开几种检查单的。他在这里化疗。主治医生说，第三个疗程前要做很多项检查。"

女医生不看我，刷刷地开了单子往我前面一甩，接着就说："下一个。"

我说："大夫，我还要开三针升白针。"

"白血球多少？"

"2000。"

"中性粒细胞多少？"

"中性粒细胞？我没注意。"

"不能开。"

"为什么？"

"医保规定，2000以上，自费。"

"我们不是医保，是公费医疗。"

她迟疑了一下："公费也不成。要开就是自费。"

"上一次我就是这么开的。医生没说不行啊。"

"那你还到上次那儿开去呀！"医生说话已经戗茬儿了。

"这有什么差别吗？再说，白血球2000是他前天量的结果，今天就会掉到1000了。"

"掉下去你量了再来呀！"

"家离医院很远，来一次不容易。刚才你问我的时候我不知道什么意思，其实上个疗程他的白血球就掉到1000了。"

"谁让你说2000呢！今天不给开！"

"这不是逼人说假话吗？"

"你下次来我就要看你的化验单子了！"

医生说话已经是在斗气了，可我还是耐下性子说："你如果不信，住院医生可以作证。"

"谁给你作证你找谁开去！"女医生像吃了枪药，"下一个。"

在她给其他病人开方子时，我用手机给住院病房打电话，一个进修医生接的，他说他来跟女医生说说。

"大夫，住院大夫要跟你说话。"

"谁啊？"

"我不知他叫什么，是位进修大夫。"

"进修的懂个屁啊！是你要跟他说话，不是我要跟他说话！"她不接，说话很难听，连她的同行也一起贬损。

第四章

癌症与社会：用敬畏之心面对癌症患者

这时有位老年患者进来问她事情，她一副拒人千里的气势："出去，出去！别什么事都上这儿来问！"

看着老人的尴尬，我都觉得过意不去，赶紧跟老人说："您到分诊台问一下就知道了。出门斜对面就是。"

我知道在这个医生这里开不成药了，本想马上离开，但是看着这个女医生那张冷漠的脸，我实在忍不住了。我沉静了一下，一板一眼地说："这位大夫，我想给你提些意见。"

听到这话，她终于抬起头来，面对着我，一副不屑的样子："有什么意见你说，不就是没给你开药嘛！"

"是啊，你没给我开药。你开了，也许我就忍了。但是，你没开，我就不想忍了。我在这儿看你看了六七个病人，哪个病人你正眼看人家了。你对患者有点儿起码的尊重吗？"

"你愿意看你还可以在这儿看啊，我就是这么看病的。"

"你以为你这么看病就对吗？我看你也不年轻了，应该懂得人情世故了。刚才有个人进来，还喊你教授，但是你对得起这个称呼吗？患者尊重你，陪着笑脸请你看病，可你怎么对待患者？你让哪位患者坐下了？你对那位患者有好气儿了？你要知道，来你这里开药的，不是癌症患者就是癌症患者的家属！你不说对人家有个起码的同情，也不能没有起码的尊重！大家来看病，不是没给钱，不是欠你的，就是商业交换，你也不能这么对人家。再说，很多病人是从外地来的，有些农村的患者卖了牲口卖了地来北京看病，那不是看得起你们吗？你就以这种态度对待人家？你拍拍胸脯，你对得起良心吗？你对得起人家叫你一声大夫吗？我今天的药可以不开，但今天这番话我不能不说，你回去好好想想吧！"

我说的时候，这个女医生一直愣着，她可能没遇到过这么教育她的患者。我没有带一个脏字，但是我深信，我的话哪一句都砸在她的心上。

我走出诊室的时候，两旁的患者纷纷议论，有的还竖起了大拇指，"你说得太好了！早就该有人说说她了！"我没有停留，也没有去医院的医患矛盾办公室给她告状，我想，这位女大夫因为我的话会难受好久，我别再给她添堵了。

事后，我常常想起这件事，也试图以换位思考的方式重新审视我的做法。我常想，如果我是一个医生，我该如何对待患者，如何解释那个关于升白针的医保要求？

首先，我可能会把医保局对医生开药上的一些限制条例用大大的字号打印出来，贴在诊疗室的墙上,以提醒患者拿到化验单再来,以免白跑。

再者,我会认真地见到化验单的结果后再开药,以立规矩,就如医院对麻醉药的控制一样。这避免了说真话拿不到,说假话就拿到药的不公平。

第三,如果开药的标准本身就掌握在医生的手里,我会给患者解释升白针的用途、用量,以及它的副作用,给患者一个合适的量,既保护了患者,又不浪费公共的社会资源。

当然,那天我说她的原因绝不仅仅是开药这件事,我是看不下去她对工作的焦躁、怨恨,以及对患者的恶劣态度。

其实,在我和海鹰一年多的求医路上,遇到医护人员无数,像这位女医生对病人这么冷漠的还真是个例。后来看了电视剧《心术》才明白,原来这种女医生很有典型性,她们就是其中"孤美人"的生活原型。我想,这些人这么不爱这个岗位,干嘛要来当医生?

在我心目中,医生应该是这样的:

我有一位兵团战友叫陶雅,20世纪70年代末期,她回城后被分配在一家街道医院的妇科工作。我记得那会儿到她的小医院去看她,看到的是一排小平房,屋子里有一个蜂窝煤炉子,一切设施都那么简陋。我对她说,想当医生也要找家大医院,这里太憋屈了。她说,到大医院轮不到她接触病人,但在这里可以,她喜欢接触病人,无所谓医院大小,她喜欢这个工作。

就凭着这个喜欢,她把小诊室打理得一尘不染,把病历档案建立得井井有条,她练就了顶尖的妇科技术,也成了无数求医者的贴心人。而今三十多年过去,她的小医院已经成为北京市的模范社区医院,小平房变成了漂亮的五层楼房,国际卫生组织和国家的领导常带人去参观。她也成了那里的先进典型,还被选上了政协委员。当然,今天,她已经从那里退休了。

陶大夫快退休的时候,我跟她说,退了就别干了,太累。可她说,一天见不到病人她就不舒服,就连周末休息她都盼着周一上班。有的战友开玩笑说:"你又不缺钱,先生、女儿都干得那么好,你不歇歇,真是受累的命。"可她说:"你们谁都不知道,能给病人解除痛苦那是个什么滋味——太幸福了!"

也是,每次我跟她在社区散步,总能遇上她的患者,或者,经她围产已经长大的孩子。"陶大夫好"、"陶大夫散步啊"不绝于耳;就是跟她到餐馆吃饭,我还遇到过两次没吃完饭,已经有人把账给结了的事情。那些帮助结账的人说:"陶大夫太好了，能请她吃顿饭那是盼了很久的事，请不成，今天帮着付个小账，是让自己心里舒坦点。"也因为她的名声在外，她退休时等着聘任她的医院一大堆。所以她现在仍然在岗位上，仍然满面春风地面对着一批批她认识的和不认识的患者，只不过到了一家不小的部队医院。

这就是我心中大夫的形象——整洁、利索、耐心，对病人充满慈爱！

所以，我想象每一位大夫都是这样的——爱人——而且，一生一世！

所以，我希望每一个想进入医学院的年轻人不妨认真地想一想这样几个问题：

对人，对陌生人，你会有真诚的关爱吗？

对患者你会有发自心底的同情吗？

你愿意拉一拉一个身患癌症，躺在病床上气息奄奄的病人的手吗？

你愿意摸一摸一位即将离世的老人的脸吗？

如果你愿意，你就踏进这扇门；如果你犹豫、彷徨、害怕，望你及早转身，没人怨你，也来得及！

抗癌：第一时间的抉择
——得了癌症，第一时间怎么想、怎么做

患者，你不能这样对待医生

更要命的是，

一批尚能真诚、还有职业素养的医生

如被几个犯小人的患者算计了，

毁掉的将是整个医疗行业！

那时，我们看病还能找谁？

  2012年夏季的一天，我陪海鹰在玉渊潭公园练习郭林新气功，就见附近的长椅上坐着一位男士正大声地给其他的癌症患者传授他的看病经验。此人年级不小，怎么也是七十岁上下了，但声音很宏亮，语气抑扬顿挫，即便你没打算听，他的话也句句入耳。

  原来老人是一位肺癌患者，一年前在一家医院做的手术，现在基本痊愈。他讲述的主题是怎样在医院收受红包的情况下即能保证自己使用最好的医生，把手术做到最好，又不多花一分钱。

  他的故事充满悬念，吸引了不少人。

  他说："现在，给红包是个风气，你做手术不给红包，成吗？所以，红包是一定要给的，而且，为了做好手术，还要给医生包个大大的红包。但是，手术做完了，等你出院的时候，一定要让医生把这个红包原封不动地给你退回来！怎么做？你们猜猜？"

  老人说到这儿，故意卖了个关子，来了个停顿。他看到大家追问的目光，很是得意，便接着说："我手术前给医生包了五千块钱，他不要我也硬塞给他，这样我才能放心手术。别说，那天手术还真是很顺利，各路专家全上了。到我出院的时候，医生跟我和家属有个谈话，交代出院后的注意事项。那天，医生说：'记着吃药啊。'我就说：'我们全记着呢，手术前你给我们交代的时候，我们不光用笔记录，我们还录了音！'"

  老人说到这儿，看周围人没反应，就接着说："我一说，那天给钱时录了音，医生就紧张了。等我们收拾完东西，护士长就叫我们去一下，拿出了那个信封，说：'当时要是不收吧，你们患者心里不踏实。现在好了，手术完了，你们也该把钱拿回去了。'所以，就是这个办法，一定跟医生说你录音、录像了，他们一准把钱给你退回来。

第四章

癌症与社会：用敬畏之心面对癌症患者

我把这个经验告诉好几位病友了，他们就按照我说的做，结果都把钱拿回来了。所以，你们这么做准没错！"

那天，我没有凑过去给这位老人捧场，因为他的故事让我很不舒服，怎么想都觉得别扭。可能他对周围的病友是好心，希望患者又省钱又看病，但是，对于医生，他的做法太欠公平。因为，这种先给予、再要回，还要绵里藏针，行动中带着利诱，话语间带着威胁，这不是一个善良人的做法，更何况，他面对的不是害他得病的敌人，而是替他治病的恩人！

中国向来讲究投桃报李，讲究滴水之恩当涌泉相报，即便不报，也用不着这么算计医生！

的确，医生与我们无亲无故，素昧平生。如果不是看病，我们与医生一辈子可能都不会相逢。医生为我们治疗，那是职业。你送不送红包他都要上班，都要手术，就像协和医院张羽大夫在《只有医生知道》一书里说的，你给了红包，医生也不会给你多缝几针，你不给红包，医生也不会给你肚子里留下点什么。他们不为你想，还要为自己的专业、为自己的面子着想呢。

有人说，你没到过基层，你怎么知道地方医院的风气，不给红包你想手术？根本排不上你！我相信！林子大了什么鸟都有，一定有些医院会有这个风气，也一定有些大夫会认这个红包，你给不到，他会不高兴，毕竟他拿惯了。

但是，当医生的贪婪、不职业遇上患者的算计、斗心眼，我们这个社会还要得了吗？更要命的是，一批尚能真诚、还有职业素养的医生如被几个犯小人的患者算计了，毁掉的将是整个医疗行业！那时，我们看病还能找谁？到那时，恐怕我们真的拿出钱来，却再也求不到敢给你下刀的医生了！

所以，千万不要，不要去做这种很阴暗的事情！

做一个什么样的患者，其实也是做一个什么样的人。患者与医生相处如同岗位上与同事相处、商业上与合作伙伴相处，你真诚了，换来的是友谊，是默契的配合，是共同的发展。

我把患者对医生的态度分为三种境界。

第一种是真诚的感激，就是君子间的"投之以木桃，报之以琼瑶"。

在海鹰治疗的一年多时间里，我们曾与许多医生相逢，从最初的B超、CT、验血，到活检手术、病理分析、住院化疗，再到各医院的中医大夫、换药护士，真的是不下数十人。我们与这些医护人员素昧平生，相逢了，又拜拜了，绝大部分是一面之交，以后再没有联系。而今想来，正是这些医护人员，他们出于自己的岗位职责，如接力一般，一手递一手，才使海鹰得到救治，并最终挽救了生命。对他们的工作，我怎能是一个谢字了得！

说来，海鹰也做了一次在腹股沟切取整个瘤子的活检手术，虽说这手术不大，但是，能有个行家里手，干净利索，切口小、痛苦少、恢复快，也确实是所有患者的追求。我们求到了这样一位大夫。术后，我真的非常想感谢他。但是，他什么也不接受，我再坚持似乎对他就是一种亵渎。后来，我们曾相逢在医院的大院里，但他已经记不起我们是谁，做了什么手术，而我告诉他：他是我们在肿瘤医院里遇到的第一个大夫，我们在心里会永远感谢他。

即便不手术，就是在内科病房，有些患者家属也愿意给医生送点什么。我理解，家属无非是想表达对医生的谢意，同时换来医生对患者更多的关注。我也不能免俗。

那天，主治医生的办公室里只有他一个人，我觉得时机合适，就拿出了一个信封，那里面有两张银行卡。医生一看，马上明白，但坚决不要。他说："我们看病是工作，拿不拿你的钱我都是这样工作，这么开药。你们家里有人得病本来就要花钱，千万不要再花这些没用的钱。你要是煤老板，钱大把的，我可能考虑；但你们不是，所以，这钱就一定拿回去。"主治医生的态度如此坚决，我不能不收回那个信封，同时也很自责——我可能没有给大夫足够的尊重。

但是，我应该如何表达我们对医生的谢意呢？

有一次，我跟主治医生说，我读了美国癌症协会编辑的癌症系列丛书中的一部《恶性淋巴瘤》，发现那书里有好几个章节是他翻译的。主治医生说，他翻译了其中的部分章节，但是交了稿就没时间过问了，前些时候听说出版了，可到现在还没见到过样书。

了解了这个信息，我马上买了两本这个大部头的医学专著，一本送给海鹰的主治医生，一本送给主治医生的助手——一位从内蒙古赤峰市来的进修大夫。当他们翻开封皮，看到我写给他们的感谢信时，他们的脸上露出的是快乐与欣慰，连声说，"有用"，"有用"，并向我表示感谢。

其实，海鹰出院后，我们就没有与这两位医生再有什么联系。但是，我相信，某一天，当医生在翻看那本书的时候就会想起我们，从而想到医生的职业是多么神圣，想到这个职位为他赢得了尊重，赢得了感谢与祝福。

我认为，真诚的感谢是一种互动，是人与人心灵间的交流，有了感激，原本疏离的关系就会变得亲近，僵硬就会变得柔软。我们现在的社会尤其需要它。

第二种是淡然，就是"君子之交淡如水"。

据我观察，在病房里，大部分患者是不给医生送礼的，医生与患者的关系很单纯。

第四章
癌症与社会：用敬畏之心面对癌症患者

现在想来，单纯也很好。医生给你看了病，你付了钱给医院，彼此互不相欠。出院了，大家彼此挥挥手，道一声珍重，道一声平安，从此再不相干。

说患者无情无义吗？非也。有些人就是不善表达，即便他心里对你一万个感激，嘴上也不知说什么好；还有，不少患者的确在经济上很困难，能正常交上医药费已经不易，怎么还能再拿出钱来跟医生套近乎？

作为医生，他也不愿收你什么东西。钱，谁不想要？但，君子爱财，取之有道。作为岗位上的职责，他尽力了，没有再为你多付出什么，他不愿去接受你的赠与，这是医生的清高之处；再有，拿人钱财，替人消灾，谁都懂这个道理。所以，接受了患者的馈赠，意味着要承担下一步未知的责任。这一点会给医生造成压力。所以，淡，未必不是好事。

这种交往的方式虽没有给医生带来过多的温暖，但也没有带来额外的负担。这是最常规的医患相处之道。似乎现在更应该提倡这种中庸之道。

第三种医患相处的境界就是没有信任、相互提防了。

的确，想起现在医疗行业的现状怎么也让人高兴不起来。医生与患者的相互猜忌、提防，到了无以复加的程度。患者不相信医生，总防着医生会不会给自己开大药方，做过度检查、过度治疗；医生也总担心哪句话没说完满让患者抓了小辫子，所以多一事不如少一事，能回避就回避，与患者造成了心灵的疏离。再加上现实中个别医生收受红包的现象被广为传播、扩散，患者就不知道该怎样做才能保住自己的利益了。

海鹰有个好友，身家上亿，人也豪爽。他的父亲患了肺癌到北京治病。他一出手就是十万。他说："给个一万、两万的引不起医生的注意，要给就给够了。反正是为了救爹。"海鹰知道后对他说："你太过分了，你坏了北京的规矩！"

真是无奈，在我们的社会里就有这么富有的，也有连医药费都凑不齐的。个别富人在医生面前的"大方"让大多数普通患者不知如何再去表现。我前面说的那位患肺癌的老人最后想出了他认为十分聪明的办法去维护自己的利益，却不知他的办法不磊落，既会伤了医生，也会伤了行业，还要伤到后来的患者。

这是一种竭泽而渔的做法，实实不可取。如果这种"小儿科"的伎俩再被反复效仿，灾难就不远了。

那怎么办？

我想，每个得了癌症的患者，都如站立在生死界碑之处，天高、地远、万物空灵。这时，我们是不是应更多些豁达，多些淡然，多些纯真，一切照自己的心做，不攀附，不勉强，不掩饰，也不坑谁害谁，该怎样就怎样，或许我们会因此得到更好的结局？

钱与治疗

我的病与钱无关，

我的康复与钱无关，

亲人对我的感情与钱无关

——救命的不是钱，

是正确的救治之法和康复之路！

    得了癌症，不仅意味着患者的身体要承受巨大的痛苦，还意味着家庭要承受很大的经济负担。所以，钱，在癌症患者和患者亲属心中都是个躲不开的问题——尽管谁也不愿捅破这层窗户纸。

    我曾在肿瘤医院的病房里遇到过一位农民兄弟，他的病是非霍奇金淋巴瘤，弥漫大B性。按说，针对此病的经典治疗方案是R-CHOP，其第一针是使用进口药美罗华（也叫利妥昔单抗），用它就可在单纯使用CHOP方案的疗效上再提升15%，甚至更高。但是，因为贵，每个疗程要多花两万五，而且是全自费，所以，这个农民兄弟没有用这个药。他跟我说："使那玩意儿，一家子甭过了！"

    我知道，像这位农民兄弟因为钱而放弃使好药的有，但不是大多数。通常，只要医生说了哪种药好，即便再贵，家人都会努力去凑钱，以让亲人享受最佳的治疗。

    我曾接触过几位患癌症的战友和同事，前去探望时，他们无一例外地都跟我谈到了钱。有的说："这一针就是八千啊！"有的说："就这么几片药，一个月就是两万！"还有的说："你知道我挺到现在花了多少钱吗？40万！"说时，他们脸上带着苦笑，带着无奈，带着那种说不在乎实际很心疼的难受劲儿。

    也是，对一般工薪家庭来说，几十万不是小数，这可能是一辈子攒下的钱，可能是攒着买房的钱，可能是给孩子结婚的钱，也可能是为自己后半辈子能出国转转的钱和养老的钱。可突然有一天，癌魔来家了，为了请走它，所有的积蓄一下就甩出去了，几十年省吃俭用的钱几个月就没了，这的确有点不可思议。这对癌症家庭来说，甩出去的不是金钱，而是对未来新生活的希望。

    每到这时，我就会安慰我的病患朋友说："钱是不少，但治病要紧。我们平时攒钱不就为了到这种紧急时刻拿得出来用吗？这时候不花什么时候花？"

我还会说："咱们这辈人，有钱时吃的是这碗西红柿面，没钱时，吃的还是这碗西红柿面，生活质量不受多大影响。"

我有时还对他们的家属说："钱这东西都有它的出处，谁也带不走。你拿来治病了，这是正事。以后，一说，幸亏咱们有钱，咱们花钱把亲人的病治好了——这多自豪！"

所以，我先生一病，我就跟他说：钱，你不必考虑，这么多年让我这"匣子"管家，钱都存着呢，足够看病！

对患者来说，家里有个强大的经济后盾支持，不为钱的事烦恼，不让钱成为治疗的障碍，这是多么好的事啊！

所以，有钱真好！

但是，有钱真的好吗？在癌症治疗上，有钱的真的就比没钱的生存率高吗？回看从我们身边走过的那些病友，其结论好像并不如此！

为什么这么说？

先听我讲一个患者的故事吧。

去年初秋，我的一个战友打来电话，她说她有一个同事的太太也得了淋巴瘤，目前情况不太好。因为我先生好了，还因为战友觉得我对这个病有些研究，她的同事一定要跟我聊聊，希望能对他太太的治疗有些帮助。我说，既然这样，就不要另约时间了，马上让他把电话打过来吧，救人属于第一时间的事。

很快，战友的同事老李就来电话了。在电话里我听明白了，他太太身上还有化疗打不下去的瘤子，但是8次的化疗已经把她搞得十分虚弱。作为患者的丈夫，他着急，但他不知该怎么办。

我说，化疗药如果对症，两三次就看出疗效来了，如果8次都不见效，就不能再这么化下去，因为，那些"毒药"杀癌细胞没作用，但是杀好细胞却是实实在在的。再硬朗的人也经不住没完没了的化疗和放疗。要是我，我就停了一切治疗，先恢复体力，靠吃中药，练气功维持着，对付着，待身体调理好了，再说瘤子的事。切记，一定不要跟瘤子较劲！

那天，我们在电话里谈了有20多分钟，我的全部潜台词是：防止过度治疗；现在停下来修养生息，会比一个劲治下去的生命期更长；要先保住自己这口气。

从话筒里我能感到老李是位很有修养，也很明白的人，他对我说的治疗思想也十分认可。我放下电话，这事就过去了。

一个多月后，我遇到我的战友，问起老李的爱人怎么样了，战友叹口气，说："走了。"我很奇怪，问，"为什么这么快？不至于啊！"这时，我的战友告诉我一个我怎么也想不到的原因。

原来，我战友的同事虽然很赞同我的观点，但是在他太太面前不敢坚持，他担心他多劝了太太不要过度治疗，太太会认为他不舍得为她花钱了。

居然是这么个原因——钱！钱成了患者心里衡量他们夫妻感情的标尺，也成了他们夫妻讨论正确治疗方案的障碍。

我战友说，在钱的问题上，老李不好说，因为老李和他太太是再婚。就因为有这层微妙的关系，做丈夫的就只能由着妻子的心思来，他不愿让妻子在治疗和花钱上对他有误解。就这么着，又不知她咬牙做了哪些治疗，最后气息奄奄，很快就走了。

这真是我以前没听说过的原因——原来半路夫妻有半路夫妻的顾忌和难处。

后来，在南方的一片树林里，我又遇到了一对年轻的夫妻，与他们的恳谈让我知道：不仅半路夫妻有这种心里的障碍，就是平时十分恩爱的原配夫妻也会有这样的顾忌。这真是让人扼腕！

这是一对年轻的知识分子。患者是妻子，姓贾，肺癌，转脑，转肝，已经出现胸积水。应该说，女人十分顽强，即便身上还带着抽积水的管子、袋子，她也每天到树林里坚持练习郭林新气功，同时，还要隔三差五地去医院治疗，而治疗的效果并不好。她的丈夫是她的大学同学，现在自己开着一家装饰公司。他们有一个女儿，刚上小学。因为妻子病了，丈夫便把大部分精力放在妻子身上，每天早上送她到树林来，妻子练功，他就在一边陪着，妻子休息时，他要给她喂水、喂酸奶，还时不时地跟着树影为她挪动折椅的位置，待到中午再拉她回家吃饭。

那天，患者小贾到林子深处去了，我跟小伙子聊天："你每天这么陪着太太，你的工作怎么办？"他叹口气，说，这能怎么办，只能停着、耗着。公司有二十多个员工，开门就是花销，员工等他来接业务，可他每天在树林里，在医院中，在陪太太，怎么能有业务？公司没有业务，每个月二十几万的支出却是减不了的。他说，全家都指着他的收入，孩子还小，日子还得过，这些压力常让他彻夜不眠，可这些烦恼又不能在太太面前有丝毫流露，真难！

我问，丈母娘家没有人能帮帮忙吗？他说，其实岳父才60来岁，退休在家，也会开车，本来可以帮忙，但是丈母娘说了，你自己是老板，不用跟谁请假，所以正好陪太太。他们哪里知道，老板也有老板的压力啊。而且，太太的治疗效果不好，肿瘤不是越治越少，是越治越多。小伙子说，他也觉得太太的治疗有些过度，但不敢劝太太先停停，先歇歇。

我问为什么，他说："我一说别化了，她就说，'你要放弃我啊？你是不是不舍得给我花钱啦？'"小伙子说，每当这时，真是万箭穿心啊！他明白妻子的求生愿望，可他不更希望妻子活着吗！孩子那么小，没有谁会比他更希望妻子痊愈！但是，就因为那个钱字，他们对治疗方案都不能讨论，钱成了两人之间的隔膜，想起真是难过！

以上这两个故事讲的是两个尚不太缺钱的患者家属的苦恼。

但是，我也想，可能还是钱不够多，够不到把几十万、上百万根本不放在眼里的数量，所以，女人才会犯这种"你不肯给我花钱啦，你要放弃我呀"的小心眼。

可是，我们的治疗效果，难道真的决定于钱的多少吗？我要给大家讲另一个故事，大家自然明白。

2014年年初，我认识的一个病友走了。他的离去让我心绪难平。

此病友的病并不重，只是在腋下有一个鸽子蛋大的瘤子，切下来后化验是弥漫大B性淋巴瘤，就开始化疗。两个疗程后做CT检查，一点瘤子的影子也没发现，血液检查也正常，因为才40来岁，体力恢复也好。在第四个疗程结束时，医生建议他做自体骨髓干细胞移植。医生说："做了以后复发的概率就大大降低，像你这么好的身体，只要你做了，今后就不会再进医院的大门了。"这话的确很有诱惑力。当然，做移植的费用也不少——12万元。

按说，这个患者状态不错，跟正常人一样，他自己也犹豫，到底需要不需要做移植，到底需要不需要去花那个12万元？这事值不值？

但是，就在这个时候，患者单位的老板来了："老赵，别为钱的事费心，你为公司做出过贡献，今天你病了，这治病的钱再多，咱公司出！你放心治吧！"

应该说，公司老板是好意，但，就是这句话成了他们下决心做移植的最后推力——既然医生建议做，既然有人给出钱，为什么不做？

然而，待上了治疗台，一切后悔都来不及了。老赵的身体在那些天痛不欲生的大剂量化疗后一蹶不振，没多久，癌细胞大面积复发，老赵走了。

所以，有钱未必救命！

说这些，我是希望每一位患者不论病有多重，都要保持一个平和的心态，保持一些思想的清醒：我的病与钱无关，我的康复与钱无关，亲人对我的感情与钱无关——救命的不是钱，是正确的救治之法和康复之路！

切记，癌症有它的特殊性，需要聪明的思考和决断。如果钱能救命，世界上就没有死亡了！

抗癌：第一时间的抉择
——得了癌症，第一时间怎么想、怎么做

癌症是什么，怎样远离
——我对癌症的学习与思考

痛定思痛，

如果我们认为自己还是个有文化的人，

是个有修养的人，

是个对自己生命负责任的人，

我们当更多些克己的毅力，

让癌症远离！

我们都曾体验过"大祸临头"的感觉，我们都曾有过"得了癌症就将不久于人世"的想法，我们都曾尝到过癌魔扑来时那种无处逃遁的恐惧。然而，我们其实很坚强——我们没有在医生发布癌症信息的时候倒下去，我们挺到了今天！

在英文里有一个句子：Cancer is a word, not a sentence. 从表面看，它是说，癌症只是一个词汇，不是一个句子。其实际意思是说：癌症（对你来说）只是一个消息，并非判决。

确实，当我们经过癌症的治疗，当我们的体力逐渐恢复，当我们脑子清醒了一些，我们就理解了这句话的含义。所以，我们不要怕，我们不必怕！

在我帮助我丈夫海鹰治疗癌症的过程中，我一直在学习。先是有关淋巴瘤治疗的书，后是有关癌症起源的书，再后是介绍人类与癌症相识、相战、相处的书。这些书的作者用他们精彩的描写向我讲述了人们身体里癌肿形成的过程，讲述了人类认知癌症，并与之战斗的曲折迂回并令人荡气回肠的历史经过。每看到精彩处，我都有向海鹰再传递的冲动。我告诉他——知识就是力量！当你认识了癌症，理解了癌症，你才能自觉地把握住治疗与康复的主动权。

癌症是什么？

人类曾无数次地叩问：癌症是什么？数千年无解。

就是在近几十年，科学家才逐渐看清癌症的真面目。

英国细胞生物学家麦尔·格里弗斯在《癌症：进化的遗产》（上海世纪出版集

团 2010 年版，闻朝君，译）一书的第一章里首先解释："尽管癌症是'一种'疾病，实际却是许多种细胞和组织功能异常的总和。这些异常有一个共同特征，就是突变克隆的'领土扩张'。"

美国肿瘤专家悉达多·穆克吉在《众病之王：癌症传》（中信出版社 2013 年版，李虎，译）里开宗明义："癌症不是一种疾病，而是多种疾病。我们把它们统称为'癌症'，是因为它们有一个共同的基本特征——细胞的异常增长。"

不论他们说癌症是"一种"也罢，"多种"也罢，其意义是一致的，就是癌症是一群突破身体原有规则束缚的、不断克隆、异常增长的细胞。它们所有的"毒性"不在于它们是像农药，还是像砒霜，而是体现在它们无休止的占位上。这些疯狂的细胞如滚雪球一样在人体里翻滚、转移、占位，占到人体的正常器官被它塞满，占到肺不能呼吸、肝不能造血、脑子不能思考——而想阻止它，难上加难！

这就是癌——一种没有毒性的生性活跃的细胞。

人体自身的运行规矩

如果我们不能形象地描述我们自己的身体构造，就请抬起头，仰望天空，想一想天上有多少星星，想一想群星灿烂的银河，想一想无边无际的太阳系，想一想由无数个太阳系组成的宇宙。那无限多的"群体"在一个无限大的空间里按照一个不知谁定下的轨迹运行着，不知其起点与终点。那么，我们将这无限大的宏观世界折转过来，倒进我们的身体里，那无限多的星球就是我们无限多的细胞，那无人指挥的运行轨迹就是我们身体里生老病死的规律，一年年，一辈辈，无穷无尽。那是一个深邃的微观世界。

美国生物学教授罗伯特·温伯格在《细胞叛逆者：癌症的起源》（上海科学技术出版社 2012 年版，郭启浩，译）一书里形容我们细胞的数量"在人类 70 年甚至更长的一生中，人体会产生 1016 个细胞，多如恒河沙数。"又说，"每一个细胞都携带着自己的程序，告诉自己何时成长、何时分裂、如何与别的细胞联手构造器官及组织。我们的身体就是由高度自治的细胞组成的极为复杂的社会。正是在这一领域，我们发现了惊人的协调，同时又蕴含着巨大的风险。无数细胞戮力同心创建了统一的、协调一致的人体，这是多么美妙啊！然而，由于缺少一个俯瞰众生的总建筑师，生命体又是处在怎样的危险中啊！数以兆计的工人完全自治，混乱自然难以避免。通常情况下，细胞们行为规范，热心公益，人体秩序井然。但是，在器官或组织内部，偶尔会有那么一个细胞特立独行。这时，人们避之唯恐不及的灾难——癌症来临了。"

每当想到人体的运行，我就情不自禁地联想到一座巨大的现代化的城市，一个没有警察只靠信号灯指挥的繁忙的交通枢纽。某一天，一个毛头小伙子酒醉闯过了红灯，造成了一个交通事故，此条大街的交通混乱了一下。如果其他驾驶员仍然遵守交通法规，秩序会逐渐恢复；但是，如果遇到一个急脾气的，他也乱来一下，占到了应急道上，就会引起更大的拥堵，如再有一辆来个"我走不了，你也别想走"把车一横，这条大街的交通就彻底瘫痪了，而且接下来很可能引起的是整座城市的交通瘫痪。

癌症就是这样出现在人体的大循环中的。有的人先是肺出现了问题，有的先是肠、是胃、是乳腺、是血液，进而，这些原发的"堵塞"波及其他的部位，转到肝，转到肾，转到脑，最后危及了生命。

这就是人体运行的特点——没有领导，全凭自觉，大多精准，极少出错。但是一旦出错，可能是一个接一个再接一个，而又没有人去纠正，去惩戒——从此天下大乱。

能相信吗，癌细胞在我们每个人身体里与生俱来

多少年以来，人类的科学家总是试图从人体以外替癌症找到病因，但屡屡失败，直到20世纪80年代，秘密才被揭开。

"……猎人们最终捕获了虚伪狡诈的蛇鲨，但它却不是外来的野兽，而是一位被派出抓蛇鲨的猎人。这与癌症如出一辙，癌基因来自于自身的基因组。……癌症天生就'搭载'在我们的基因组中，等待着被激活。"（引自《众病之王：癌症传》）

20世纪80年代，美国医学科学家瓦缪斯和毕晓普的研究已进行多年，他们本是希图从病毒的身上找到致癌的原因，却意外捕获到真正的基因出于人体自身。这种惊讶无异于家中屡屡失盗，你暗查，你报警，你设监控，你花重金悬赏，可到头来，当你抓到窃贼，掀开面罩，看到的竟是你最爱的亲人！这个结论使举世皆惊。1989年，这两位科学家因发现了逆转录病毒致癌基因的细胞起源而荣获诺贝尔生物学或医学奖。

原来，在我们人体的细胞里，有两种基因同时存在，一种是致癌基因，一种是癌症抑制基因。通常情况下，致癌基因被癌症抑制基因所控制，压在"五行山"下，根本没有它出来活动的份儿，生命在正常轨迹下运行。

我曾想：既然如此，为什么造物主还要在人体里种下这个万恶的祸根——致癌基因呢？

要找到这个答案，是不是我们该回看一下癌症发展的历史？

癌症最早的医学描述见于撰写于公元前 2500 年的古埃及文本中，是一个类似乳腺癌的病例描述。以后很多年，史书中对癌症的描述并不多见。直到近两百年，对癌症的描述才在史料里突然增多。科学家发现，随着人类平均寿命的增长，癌症被凸显出来，所以，癌症与人的寿命有关。

这下，我们就应该明白了，致癌基因，是造物主能确保人类有生有死，永远有新鲜生命代替陈腐生命的一把密匙！

试想一下，神话中的孙悟空被压在"五行山下"，一压五百年，如来佛不是要把它永远压在山下，而是要在需要的时候放它出来履行它的职责。

同理。

早年间，人类世界不是战争，就是瘟疫，或是饥饿，人的寿命很短（中世纪时欧洲人的平均寿命为 37 岁），可现在世界太平了，人们不再为饭食发愁，医学也进步了，人的寿命越来越长，甚至开始想望"再活他个五百年"！然而，那将会是个什么情景——该生的不断地生出，该死的都不肯离去，人口越来越多，城市挤不下，乡村也变成都市，耕地起了高楼，水变得如油般金贵。到那时，地球承载不了这多么的生命——那是地球的癌症！

所以，造物主给自己手里留下了这最后的紧箍咒。

我有好几位朋友的长辈，都是在 90 来岁的时候，莫名其妙地得了癌症，很快，没有受太多的痛苦就离去了，这可能就是岁月把压在致癌基因身上的山石搬开了，一旦他们经受了什么风吹草动，身体里的致癌基因就被释放出来——老，把他们带走了。

我告诉海鹰，其实我们两人是平等的，你是癌症患者，我也不敢说我就不是，因为我们身上都有癌的因子，只不过你的大些，显现出来了，我的还在隐藏着。这也正是美国科学家预言的：未来美国人中有四分之一的人会在他一生中的某个时刻罹患癌症。而其他国家的人又何尝不是？

让致癌基因封锁的时间长些再长些

既然致癌基因就深埋在我们的身体里，我们都希望把它埋得深些再深些。

其实，事实也确实如此。人类并不是那么容易就罹患癌症的。正如美国生物学教授罗伯特·温伯格在《细胞叛逆者：癌症的起源》一书里所说："在细胞意图形成肿瘤的道路上，关山阻隔，人体设置了数不清的障碍物。正是这些路障将这种致命的恶疾限制在极低的水平上。细胞必须次第越过这些绊脚石，经过复杂的多步进程，才能顺利完成彻底的癌变。……路远且长，险阻重重。即便癌基因胜利俘获了一个细胞，仍会触发细胞的凋亡自杀程序，使癌基因美梦落空。"

科学家说，一个细胞或几个细胞的恶化绝形不成癌，成百上千万个细胞聚集在一起才可能被我们的肉眼识别，一个一厘米的肿块包含的细胞数量在10亿以上。医学家说："大多数致人死命的肿瘤要比它大得多。"（《细胞叛逆者：癌症的起源》）

我在科学家的话中可以悟到这样的结论：身上的肿瘤在你不特别刺激它的时候，它发展得很慢很慢，所以，当我们身体里出现个把肿瘤时，一不要怕，二不要急，我们有时间去调整身体的不适，有时间去改掉、克服引起内因变化的外部错误，有时间跟医生商量出一个适度的治疗办法，从而争取最后的康复。

癌症是进化的产物，所以少刺激它为妙

既然癌症在我们身体里一直潜伏，既然造物主要把它压在五行山下，为什么它在人们尚未年老时就出来了呢？

英国生物学家麦尔说：癌症，同世上的万物一样，也是进化的遗产。而进化，往往都是在突变中产生的。

谁会给癌细胞带来突变的可能？

翻阅历史，我们知道烟囱的煤灰曾造成了扫烟囱童工的阴囊癌，烟草催生了肺癌，过多的脂肪引起了肠癌，幽门螺旋杆菌引发了胃癌，强烈的阳光刺激出了皮癌……直到近些年，医学人士又指出：过度的治疗也是促进癌细胞活跃的重要因素。

我国的前卫生部长，也是一位生物学家陈竺先生在为《癌症：进化的遗产》作序时说："为什么癌症治疗会失败？这是因为癌症治疗这把双刃剑在杀死部分癌细胞的同时，也会带来进一步的选择压力，促进新的突变发生，在某种程度上'协助'了癌细胞的发展。"

所以，在治疗中，当癌细胞不再缩小，我们是不是应该改变治疗的策略，不要再给它施加压力，以免引起它的突变和急骤的克隆。可能在有些无奈的时刻，"姑息养奸"也不失为一种办法——只要它不干扰我们的生活和生命。

第四章
癌症与社会：用敬畏之心面对癌症患者

姑息，不是姑息癌细胞，是姑息我们的免疫力

谁都知道，对癌症的治疗，不论是化疗，是放疗，还是什么其他的先进技术，无一不是双刃剑。它们在杀灭癌细胞的同时，大量地损毁了人体自身的免疫系统。而自身的免疫功能是否强大，是决定我们最终能否起死回生走向康复的关键。

说到免疫力，很多人觉得那是个看不见摸不着的东西，它不像肿瘤，有个可被衡量的尺寸，所以人们常常忽略它。在我认识的很多患者中，将注意力盯着瘤子大小的大有人在，盯着免疫力高低的却少之又少。这是最使我忧心的。

加拿大郑崇慈博士和章志实医生在合著的《防癌之路》（加拿大中侨互助会、星岛日报联合出版）一书里专门有一章讲述人体的防卫系统。书中说："免疫系统是人体内主要抗拒外来物的防线。任何物体或物质在人体内任何一部位，只要它并非是与生俱来的东西，都被视为外来者。免疫系统是抗拒细菌和病毒感染的主要防线，同时也是人体防癌的保护者，虽然癌性细胞是由体内细胞转变而成，免疫系统却视它为'非我族类'者。"接下来，作者用肾移植的例子反证了免疫力强大的抗癌作用。

我们知道，对肾衰治疗的最好的办法是肾移植。但是，当移植的肾遇上人体的免疫系统后，就出现了严重的排异。因为免疫系统不明白移植来的肾是宿主为救命自愿安上去的，便视它为"非我族类"，一味排斥。而医生为了让移植来的肾能在人体存活，便借助药物降低免疫力，降低排异性。这样，外来的肾才能存活。为了保住这外来的肾，患者可能要一辈子吃抗排异的药。但是，当人体的免疫力降低后，新的问题发生了——肾移植患者的癌症发病率是常人的400倍！这，何其令人惊心！

所以，我常跟海鹰说：你现在不要每天琢磨哪里有没有生出个肿物，要常常静下心体会一下身体的感觉——身上是不是舒服，走路是不是有力，脑子是不是清爽，吃饭香不香，睡眠沉不沉，大便畅不畅，如果这一切都OK，你没事，一边找点活儿干去，你比我这健康人都好！

人体的自我修复能力

医学家在《防癌之路》里有这么一段话引起我的注意。"癌病研究学者曾证实免疫系统是可以清除癌性细胞的。从电子显微镜下，他们看见T型淋巴球粘贴在癌性细胞上，继而观察到后者的细胞膜破裂，最后整个细胞消灭。这种摧毁过程便是医学上称为的'溶解化'（Lysis）。"

抗癌：第一时间的抉择
——得了癌症，第一时间怎么想、怎么做

我相信这种"溶解"存在，但是，我不知这溶解的速度是否能赶上癌细胞在我们身体里攻城夺地的步伐。所以，我相信谁也不敢指望癌症的自我痊愈。

但是，有一个癌友的例子却给人以思考。

这个人姓林，女性，是我先生姐姐下乡时一个公社的插队队友。

1968年，海鹰的姐姐到内蒙古武川县插队落户，不久，公社又来了一批北京华侨补校的高中学生，其中就有这位小林——一个美丽的柬埔寨华侨。当年，大家一起劳动，因为都是农村里有文化的年轻人，海鹰姐姐与小林关系很好。以后，小林上了广西民族学院学习越南语，毕业又回到内蒙古工作。那个年代，因为柬埔寨发生"红色高棉革命"，小林与她的父母失去了联系。"文革"以后，小林结了婚，不知什么时候又与已经移居新西兰的母亲和家人取得了联系。她便与丈夫一起也移居到了那里。

然而，毕竟习惯于祖国生活的小林和她的丈夫在新西兰生活一段时间后又回到大陆，在上海找了工作。

但是，在2010年，小林（已成老林）患了肺癌。很可惜，发现时已经全身转移，不能手术。一度小林不再跟大家联系。前不久，海鹰的姐姐给她发信，问她在哪，怎么样了。很快，她的微信回了过来。以下是她的回信。

"不用紧张。我的肺癌没有做手术，因为晚期，且位置不好，就先做了放疗和化疗，也吃中药，效果不好，转去台湾治疗，也是化疗加中药，也不很好。后来恶化，濒临死亡。这时，我就只想回新西兰，挣扎着回来了。不久就病危住进医院，当时白血球降到0以下，是负2500，医生都吓坏了。后来经过反复检查，发现我当时的主因不是癌症，而是一种罕见的微型病菌肺炎，而这种肺炎是因为我的免疫力太低而感染的，而过度的化疗导致免疫系统遭到严重破坏。我住了两个多月的医院，没有再化疗，而是让我慢慢恢复免疫力。这期间我遭遇了很多疾病，医生都已经下了病危通知，而我却慢慢地活了下来。出院快一年了，没有抗癌药，也没有消炎药，只是有时用些止咳药或止痛药，每天走路锻炼，晒太阳，坚持不懈，身体比一年前好很多。所以，坚持锻炼，多晒太阳，晚上不要熬夜，加强免疫力，这才是根本的防癌的办法。持之以恒。这是我病了以后才悟出来的，我要早这么做多好。不过空气质量也事关重要。我想，我也是受到装修房子之害。"

老林给海鹰姐姐的回信到这里就结束了。海鹰姐姐把这封信转给了我。我想这里可能会有医学描述不准确的地方，但是我没有做一个字的修改，全部抄在了这里。我希望我的癌友们能从林女士的故事里体会出人体免疫力、清新空气、温暖阳光以及无压力生活对身体疾患的修复能力。

珍视生命，预防癌症

2月4日是世界癌症日。

就在 2014 年的这个癌症日，世界卫生组织向世界发出警告：未来 20 年全球将面临"癌症海啸"，届时新增病例将达到 70%！报告中特别提到：目前全球癌症发病率和死亡率持续上升，特别是发展中国家，新增病例亚洲就占了一半。

报告谈到：有一半以上的癌症都和生活习惯有关，只要戒烟、戒酒、运动和均衡饮食，癌症就可预防或避免。

当我在许多经典的癌症书籍中了解到癌症发展的历史，就痛切地知道了不良的环境和不良的生活习惯是引起癌症的万恶之源。那些我们平时感到是如此享受的东西却是推我们至深渊的魔鬼之手。为了生命，我们每个人是不是都应从自己做起，从现在做起，改掉不良的嗜好，还自己以健康？

在《癌症：进化的遗产》一书的结尾处，有一句话耐人寻味："癌症负荷很可能会更加集中在发达国家及世界范围内相对弱势、不能对自己的生命负责的群体中。"这句话的点睛之笔在于"不能对自己的生命负责的群体"——这是对易患癌症群体多么的轻蔑——尽管这可能是事实！

痛定思痛，如果我们认为自己还是个有文化的人，是个有修养的人，是个对自己生命负责任的人，我们当更多些克己的毅力，让癌症远离！

第五章

癌症涅槃：一次大病，一次转折

这可能是上苍要再给我一次机会——
一个蹲下、再起跳的机会。我不知未来是什么样的，但是，
我期待着！

第五章

癌症涅槃：一次大病，一次转折

癌症，人生转变的契机

> 世事轮回，苦尽甘来，
>
> 受多大罪就有多大福。

我的一生，好像一直在生病。

小时候不用说了，记忆中就是成天跑医院。我妈说了，就因为我身体不好，小时候特别乖。

初中毕业去到内蒙古建设兵团，没三个月就得了肠梗阻，惊动了连队不说，还惊动了团部。那天凌晨，离团部最近的战备连拉了整整一卡车的战友去医院给我输血。以后是肠梗阻手术后的习惯性肠粘连，年年犯、月月犯，不敢说天天犯吧，也是躲过了初一，躲不过十五。就这么着，疼痛折磨了我22年！直到遇见一位医界高手，才敢给我重新打开肚皮，重新手术，我才算从疼痛中解脱，活出了健康人的感觉。

有意思的是，每次大病过后，我都有一次人生的转变，一次思想的顿悟。所以，我始终认为：世事轮回，苦尽甘来，受多大罪就有多大福。身体上是受罪了，但意志上是磨炼了，事业上是成长了。有时，在事业上顺风顺水很出风头的时候，我会想：我海鹰有何德何能享受这般荣耀？那一定是上苍对我所受痛苦的回报。

那么，这次得了癌症又会怎样呢？

此前，命运让我八年换一个职业——八年农村、八年工厂、八年国家机关、八年媒体研究，时下做广告和媒介服务也已经八年届满，我正不知道该怎样离开这个行业，怎样去开始自己喜欢的事情，恰好，这淋巴瘤来了！我想这可能是上苍要再给我一次机会——一个蹲下、再起跳的机会。我不知未来是什么样的，但是，我期待着！

于是，刚一确诊，我就跟业内的朋友们说：哥们儿要去治病了，其他事，回来再说吧！拜拜了！

治病回来后，我虽然没有立刻中断以前的职业，还在给朋友们做一些支持和帮助，但是，我已经开始面对全新的领域——新能源技术的开发和给年轻人提供进入职场的工作方法指导。

新的生活和工作如此轻松、从容和快乐，如此得心应手，以至于，我开始有时间回顾自己过去一年多治疗癌症的点点滴滴，以期给癌友们一些经验和鼓励。

抗癌：第一时间的抉择
——得了癌症，第一时间怎么想、怎么做

医生说我是淋巴瘤三期B，人们说，这就是晚期了

平生遇难事无数，
独独没遇到过生死的难题，
借此，正可思索，
也算丰富人生的阅历！

2012年3月下旬，我被确诊为淋巴瘤，三期，还是B级，就是人们说的——癌症晚期。怎么办？

治疗就是！

我是个职业经理人。

多年来的工作就是处理公司遇到的难事。一般的难事轮不到我出面，凡是要我出面了，那就是下属遇上解不开的结、迈不过去的坎儿了。

其实，处理难事没有什么高深的玄机，无非就是到哪说哪，就是站在哪山唱哪山的歌，就是"兵来将挡，水来土掩"。只要不怕矛盾，积极面对，再难解的扣儿也有解开的办法。

当然，这次的问题是发生在自己身上。但是，解决问题的思路不会改变，这就如：车坏了——修，牙掉了——补，钱丢了——再挣！

同理，得了癌症，该住院住院，该化疗化疗，没什么可忧虑的。我倒乐得自在，乐得有个冠冕堂皇的理由——歇了，不用上班了！

这时，我想起了过去的一句时髦话："与天奋斗其乐无穷，与地奋斗其乐无穷，与人奋斗其乐无穷。"我再加上一句——与病奋斗其乐无穷！

平生遇难事无数，独独没遇到过生死的难题，借此，正可思索，也算丰富人生的阅历！

那天，B超大夫一通检查，我就感到可能有事，只是我没在我老婆面前表现出来。所以，从医院出来，进到附近的小吃店，马上叫了自己最爱的豆汁、焦圈、小炸糕。边吃边赞："味儿正、地道！"搞得饭馆的伙计不知我是何意——"莫不是讽刺？"

我看小伙计愣着，马上解释："我真的觉得你们这里的豆汁味道好极了。"这才让小伙计高高兴兴转身走了。

他快乐，我也快乐——让不祥的阴影甩到身后吧！

第五章

癌症涅槃：一次大病，一次转折

看金庸，写书稿，让自己大松心

> 我没有想到死，
> 也不相信自己马上就会死。

以前听人们说："你得病还得理了？"当时不知何意，今天知道了。我想，我也是得了病还就得理了——得了休息的理，得了随心所欲的理，得了整天抱着金庸小说不撒手的理！

那天，我一听说我极有可能是癌症，"嗬，得癌症了？看来得治疗治疗，这一住院可就有时间啦！"我当时真的就是这么想。

前不久，我刚在微博上描述了自己的爱好：吃肉、睡觉、看武侠。这就想什么来什么了！上班时，忙，每天能睡五六个小时就不错，这回，我怎么也要好好睡上几天！然后呢？一定要在治疗期间把金庸的十四套小说从头到尾、一口气地、不丢字落字地、仔仔细细地看完！以前总是在出差途中看，没有一次看完，害得我这金庸迷老是被吊着胃口，甚至，连主人公的名字都说不全，这在其他金庸迷面前都不好意思说自己喜欢金庸！

我从书柜里搬出了金庸的全部小说，放在客厅的桌子上：先看哪本呢？当然是最轻松的《鹿鼎记》。接下来呢？应该看金大侠最喜欢的令狐冲，对，《笑傲江湖》！然后？突然，我听到了抽泣声，抬头一看，乖乖，不得了，老婆已经成泪人了！

"嗨嗨嗨，干吗呀，告别呀？我这当事人还没事呢，你这是怎么了？"——她一下哭出了声。

"这个病怎么啦？不是还没确诊吗？难道得了这个病就真的要死吗？"

我没有想到死，也不相信自己马上就会死。可家里的气氛让我知道我得认真对待。按照职业习惯我开始思考我们该怎么办，我们应该从哪里入手行动。

好在我老婆是个非常理智的人，说起行动，她的决断力和执行力都非常强。我们商量的结果是：联系几位关系最铁的老战友和老同学，大家一起努力，一定尽快进到最权威的肿瘤医院去确诊。老婆说："联络的事情我去做，你自己抓紧时间休息，准备治疗。心里别有包袱。"

"包袱？我才没什么包袱呢！我现在发愁的是，看完《笑傲江湖》，该看哪本？我还计划着要趁这次得病的机会，完成我那写了十年还没脱稿的书呐！"——真实情况是，从 2004 年以来，我一直在利用业余时间给年轻人写一套职场工作方法的书，而我的业余时间是少而又少，所以一拖十年，一直没有完成。要说"包袱"，这才是我最大的包袱！

老婆联系住院的事情去了，我打开计算机，开始投入到我的写作中。

第五章

癌症涅槃：一次大病，一次转折

手术台上，我给医生讲十八层地狱的故事

"好啊，你骂我们两个是小鬼儿！"
护士姐姐说。

现在看病真不容易！病人多，医生少。

要是正常排队，一个活检，怎么也要等上十天半个月。可我的病急。发现时已经是瘤子长满全身了，再等，癌症四期转眼就到，那样，恐怕就……

所以，我能感到我老婆拼了，她调动了一切关系，要在第一时间给我做活检，第一时间开始治疗。

老婆的中学是在北京师大女附中上的，当年的同学如今个个优秀，其中有一位是我们国家在癌症研究领域的大专家。尽管多年没联系，我老婆还是拨通了人家的电话。这位教授也不含糊，第一时间联系了她的学生，学生很给老师面子，答应干脆："明天来建病例，做各种检查，后天中午12点半，我利用午休时间一定给他做了！"唉——我欠人情欠大了，人家说是学生，其实也是四十来岁正当年的外科专家！

周二中午12点10分，这位外科大夫一路小跑进了手术室，他是从外科楼出来，没在食堂停留，直接奔进了门诊楼的手术室。

我又躺到手术台上了。这是我的第四次还是第五次了？怕吗？每次都疼，每次都是下地狱的感觉。这次呢……

"来，先打针麻药，咱们从右侧腹股沟取一个，简单，没事啊。"医生职业性地嘱咐着。

"能多打两针麻药吗？"

"打麻药还能占便宜吗？"

"不是，我对麻药不敏感。哎哟，真疼！"

"一会儿就好。"

也不知大夫给没给我多打，反正，这次只能交给他了。

——记得1969年在内蒙古做肠梗阻第二次吻合手术的时候，用了8个小时。

187

那次的麻醉好像叫做硬膜外麻醉，也就是腰部麻醉，手术做到一半，药劲就过去了，疼啊，我把牙咬得咯咯响，就是不愿喊出声来。事后，兵团一师医院外科的军医们都称赞我说："这小子，让敌人抓住保证不会当叛徒！"那年，我16岁。

"哎哟，大夫，您打麻药了吗？"一阵钻心的疼痛，我喊了出来。

"打了呀！"医生回答。

"怎么这么疼啊？您那麻药，它是不是假冒伪劣呀？"疼痛使得我胡说八道。大夫没理我，八成生气了。

"您忍忍，一会就完。"护士说话了。

"一会儿？这可是刚开始啊！得，我忍着！"

不一会，我实在疼得受不了，决定用说话转移注意力："大夫啊，你说，我怎么这么倒霉呀？怎么就得了这个病呢？我这一辈子，谁都没得罪过，就是一门心思帮助人，江湖上交的朋友无数！可是，老天爷怎么这么不公道，偏偏让我得了这个病呢？我没做亏心事啊！一辈子都没做过！没有对不起过任何一个人啊！"

大夫还是没说话。护士姐姐搭腔了："你们这些患者，怎么都这么想啊？这个病跟你说的那些事没有一点关系！"

"啊？我们这些人？别的病人也都这么跟你们说吗？"

"是啊，可不是你一个人啊，好多人都这么想、这么说呐！"

"真的呀？那不成，我可不能跟那批俗人一样。这么着吧，大夫，我给你们讲故事吧！"也没等他们批准，我就开始讲了起来。

"你们去看过大足石刻吗？这大足石刻，就在距离重庆不远的大足县。那里的石刻太棒了，跟山西大同的云冈石窟、河南洛阳的龙门石窟风格完全不一样，全是彩绘，描述的是天上的、人间的、地狱的各种各样的故事，那真是栩栩如生，太生动了！你们去看过吗？"

护士说："没去过，你给说说。"

一听她没去过，我就来劲了。

"谁要是不知道地狱是什么样子，一定得去那儿瞧瞧。那里刻着十八层地狱的样子，牛头马面啊，还有狼头、虎头、熊头，个个龇牙咧嘴，狰狞恐怖。石壁上还刻着下油锅的、砍脑袋的，最可怕的，是两个小鬼拿个大锯正要把一个人从中间锯开……唉哟，疼死我了……我想，我现在就像那个被锯的，我正在挨锯呐……"

"好啊，你骂我们两个是小鬼儿！"护士姐姐说。

第五章
癌症涅槃：一次大病，一次转折

"不，不，不是，我是说我疼的感觉！大夫，不成了，再补一针麻药吧！"

"我给你切的口小，想让你刀口好看些，谁知你的瘤子这么大，还这么深呢。"医生也挺随和。"快了、快了啊！我都开始缝了。"

"啊？这回真快了？大夫，那您就慢慢缝吧，我咬牙坚持坚持，再也不说话了！"

护士问，"怎么啦？"

"我怕自己再跟大夫瞎说，让大夫分神，给我落下点剪子纱布什么的在肚子里！"

看大夫没说话，我又说道："大夫，您别生气哈，我实在是疼得受不了啦，我用这办法转移自己的注意力呢！"

"好了，缝好了！"大夫终于说话了。

"啊？真快啊！"

"这怎么又觉得快啦？"大夫笑着问我。

我没有马上回答他的话，反问道："大夫，我刚才那样说，您烦吗？我平时可没这么贫呐！这回是疼疯了！"

"没关系的，理解。"

一时间，我对大夫肃然起敬，反思到，像我这么闹腾，还不搅扰大夫分神？他不烦我，还说理解我，这大夫心眼好！我半天没说出话来。末了，我想说一句感谢大夫的话，可不知道为什么，话到嘴边，变成："大夫，手术台上，我这样的多吗？"

"多，还有比你厉害的呐！"

"啊？你们，你们可真不容易啊！"

"没什么，习惯了。好了，我的事情做完了，你就等结果吧！有病治就是了。"大夫说。

奇怪，下得手术台来，一点也不疼了。我跟大夫说："要知道手术完了不疼，我不该把下午在北大讲课的事儿推了。那有一班学生呢！"

大夫说："你现在仍然可以去讲课，没问题！"

我们笑呵呵分手，大夫又跑回他的外科大楼……

189

抗癌：第一时间的抉择
——得了癌症，第一时间怎么想、怎么做

我只接受正面信息，只接受正能量！

"如果人的一生必须要得一次癌症，
我选淋巴瘤！"
——淋巴瘤专家朱军

一听说我得了淋巴瘤，一个挚友立即打来电话，精神紧张地嘱咐我："海鹰，你别不当回事，听说这种癌是最不好治的一种。"

他这样说，是考虑我从不把病放心上，是要存心吓唬我一下，让我重视起来。我听了，心里还真"咯噔"了一声：啊？最不好治的？莫非，这次危啦？

的确，当人们说起谁得了癌症，其潜台词就是谁离死亡不远了。那我海鹰为什么就坚信自己能活？难道就不曾想到自己也有闯不过这道关的可能？

其实，当生和死两种可能同时摆在我面前的时候，我也琢磨：我应当把自己归在哪个行列呢——是自认为来日无多，整天愁眉苦脸，尽快安排后事，等待死亡；还是赶快行动，积极治疗，顽强抗争，给自己闯出一条生路，甚至——嘿嘿，给其他患者树立个榜样？我想，我当然应该是后者。特别是，现在还没有治疗，我怎知这病就治不好？我怎知我就不能像许许多多抗癌英雄一样活出个好汉的样子来？

再说，我这人身体"基础"好——有长期患慢性病的经历，皮实，有抗病免疫力。因此，我根本就不畏惧再多来点什么病。"这次可能有点危"，这是我自得病以来想到的最严重的负面字眼儿，至于像"死"，像"挂了"这种词，我根本没往自己身上揽！

今天，当我再次回忆起过去将近两年的治疗和康复经历时，我知道：当我最困难的时候，我只接受正面信息，绝不接受负面信息，甚至，连负面的字眼我都听不进去——是真的不往脑子里进！哪怕有一星半点滑进脑子里去的，也要把它挤出来，让它没地方装！

今天看来，这样做，就对了！

为什么这样？因为，这负面信息，听进去了、装进去了，心里就有了负担，如果心理再影响了生理，不就扩大了癌症的势力？

第五章
癌症涅槃：一次大病，一次转折

那怎么才能做到耳朵听不进、心里装不进呢？我这里还真有点经验愿意和大家分享。

首先，对待自己身上的癌症，还是要糊涂点儿、模糊点儿、呆傻点儿。应该说，平时，我是一个脑子比较清晰的人，对任何重要的事情，我都会仔细地思考，分析前因后果，研究未来走势——这是我的职业习惯。但是这一回，我却有意无意地要求自己"糊涂起来""模糊起来""呆傻起来"！

有多糊涂、多模糊、多呆傻？这么说吧，至今，我都不知道自己疾病的详细名称，每次别人问我得了什么病，我都会跑去问老婆徐晓："咱们这病叫什么来着？"她倒也从来没埋怨过我记性差，总是不厌其烦地、至少有几十遍地告诉我："非霍奇金淋巴瘤，B 细胞来源，滤泡性，三期 B。"

为什么我记不住这个病的名字？可能是因为家里有老婆记吧。我老婆把这些事情都弄得清清楚楚俨然一个淋巴瘤专家了，我还记什么。我想，她比我记强。她记了，省得我把自己陷在疾病的压力中。

但是，不想这些，我的脑子还能用在什么地方？

用在——听人们说"学练郭林新气功可以有助于治疗癌症"，我就想，这个气功究竟是什么？为什么能够治病？

用在——理解并记住：癌细胞厌氧，气功或体育锻炼可以大量摄入氧气，就能搞得癌细胞半残！

用在——思考：治疗癌症究竟有多少种方法？我是不是可以归纳为至少五种——西医、中医、气功、食疗、锻炼？除此，还有什么？

当然，我的脑子还用在我那本写了十年还未完成的书稿上面，用在记忆、回味金庸小说主人公的精彩故事上面，等等。

更为重要的是，我的脑子还要装那些对我有益、给我鼓励、给我以信心的癌界的正面信息，以及那些抗癌英雄、身边癌友、专业医生的话语。有很多话，我简直记得一字不差！

比如，作家柯岩说："癌症不等于死亡"。这是她在观察了大量抗癌英雄的战例后，在 20 世纪 80 年代就向世界喊出的惊世骇俗之语！

比如，中医何裕民教授说："癌症只是慢性病"。他可是战斗在抗癌一线的专家，结识无数的病友，阅读过无数的病例！

而另一位癌症专家朱军教授说："如果人的一生必须要得一次癌症，我选淋巴

191

瘤！"——嘿，这简直就是对我本人直接说的啊！要知道，他那时是北京肿瘤医院淋巴瘤科主任，现在是大内科主任，是医院的党委书记。我虽然没有见到过这位医生，但他的这句话，那真是渗入我的骨髓、流进我的血液里面的。为他这句话，我要"赞"他、"顶"他无数次呐！

还有，跟我一样患淋巴瘤的功友魏大姐，因为药物过敏，不能化疗，只好靠中医、气功治疗，三年下来，瘤子没了，她活得很健康！我的天，那就说明，特殊情况之下，仅仅用中医、气功，就可能把癌给镇住、甚至灭了呀！

还有，在北京生命绿洲的抗癌乐园，那里有大批癌症患者活了几年、十几年、甚至几十年！这就意味着，按照正确的方法去做，癌症，就可以不复发！复发，也不至于威胁生命！人们可以与癌共舞、与癌共存呐！

还有，美国作家路易斯·海在《生命的重建》一书里，开宗明义："我们真的会变成我们自己所想的那样，我们认为自己好，自己就会更好；认为自己坏，自己就会更坏……那些我们所思所想，所说所做，都在创造我们的将来。"天呀，这意思不就是说：怕什么，有什么，想什么，来什么吗？如果是这样的话，咱们——癌症患者，还想什么癌症致死呢，只要想"癌症是一场经历，我能活"就好！

为此，我只想好事，让一切负面信息远离！

我年轻时，曾在兵团的舞台上演过话剧，扮演过不少角色。我有过这样的体会：当大幕打开之前，如果心里忐忑，对自己扮演的角色没有信心，这场演出就演砸了；但是，上台前充满自信，认为自己就是赵海山（话剧《枫树湾》里的一号人物），就是程雪桦（话剧《成长》里的主要人物），那么，那一晚上的舞台便在自己的驾驭中，演出成功便是必然。

人生如舞台，不要人还没上场就自己先怯场。我们虽然得了病，但我们还是要相信医学的力量，相信生命的力量，相信我们自己身体里与生俱来的对疾病自我修复的力量！

第五章
癌症涅槃：一次大病，一次转折

医院的好坏不在设施，
在于医生的经验和见识

选医院，

还是要选经验丰富的专科医院，

这比选病房是否舒适重要得多。

活检结果终于出来了，确诊是淋巴瘤，还有具体的分型。

既然知道具体是什么病了，好吧，那就立刻按照医生的方案，开始化疗。

一进病房，我竟然被吓了一跳：走错门了？这里怎么还有女病人？愣了一下，脑子一转，立刻明白：病人太多了，谁也不想等，有个床位就行！我心想：同理，我也不在乎旁边躺的是什么人，在肿瘤医院，在癌症病房，有一个算一个，不论男女，都是患者，还都是癌症患者，都是求生不求死的战友，别人不在乎，我更不在乎！就这样，我第一时间完成了心理上从健康人向癌症患者的转变：我们，癌症患者，没有男女之分，只有病种之别，适应！

一进厕所，又吓了一跳：气味熏天——不仅仅是臭气、臊气，还有那种化疗病人排泄出的令人恐惧的难闻气味。整个大病房，五十来号人，只有一个蹲厕、一个坐厕，而且那坐便器上，到处是尿滴，蹲坑里，有没冲下去的大便！我竭力想适应，我把坐便圈擦了一遍又一遍，还垫上数层手纸，可心里仍然是腻味，仍然是解不出，而且，一连数天不解！

我知道，医生在我要求住院时提醒的"这里条件差"，不是吓唬我，是真的条件有限。但是，我后悔进来吗？

住院的第二天，治疗正式开始。那天，当药液滴进我身体后没几分钟，我就出现了严重的过敏反应。当时反应之强烈，才真正让我吓了一大跳。

当靶向药美罗华经过我胳臂上的输液管进入身体后，没几分钟，我的身体开始泛红，并出现大片的疙瘩，就像得了荨麻疹一样，奇痒无比；接着，心慌、烦躁、心跳加速，我太太见状马上去告知大夫，护士立即冲进病房关闭了输液阀。就这么一会儿工夫，我觉得我的神智开始混乱，急躁，甚至不容置疑地命令我家徐老师立即给我一个好朋友打电话，拿起电话，劈头盖脸把人家教训一番！当护士小姐给我推进的脱敏针起了作用，我才转过神来——我这是在做什么？大约一刻钟过后，身体的反应慢慢消失，我才缓过神来。30分钟过去了，输液的阀门又被打开。

这时候，我才知道：对于一个患者来说，首先重视的，不是这个医院有没有高档的厕所和舒适的病床，真正要看重的，应该是医院的医疗水平和医生们的见识，以及经验。设想，如果不是在这家专业的医院，而是在一家缺乏经验的小医院里，刚刚出现的那场过敏反应我真不知道我能否安全度过，而更重要的是，即使我能从那个强烈的过敏反应中缓过来，医生还敢不敢继续给我使用这种药物都是问题。而从之后的治疗结果来看，这种药品对我有药到病除的疗效——如果停止使用，我所面临的，将可能是无药可救命的更大的风险！

所以，选医院，还是要选经验丰富的专科医院，这比选病房是否舒适重要得多。

第五章
癌症涅槃：一次大病，一次转折

我做了一个治疗笔记，
它帮我看到治疗的大趋势

就是这短短的四期治疗记录，

帮助我看清了治疗反应和治疗效果的大趋势。

由于第一天使用进口靶向药时出现严重的过敏反应，我决定开始做治疗笔记，以便对化疗的每一个重要步骤能进行仔细的观察和监测。

化疗的第二天我就在电脑上做了一张 Excel 统计表，记录每个疗程所使用的药品和自己的身体感觉，以便随时对比，希望找出一些带规律性的东西。后来的结果证明，这个记录还是很有用处的。

我一共化疗了 4 个疗程，每个疗程 21 天。每个疗程的头三天是化疗的日子。每次的第一天都是输进口的靶向药美罗华，第二天和第三天，是输国产的化疗药物。剩下的 18 天，就是休息，等待下一个疗程的开始。

我的治疗笔记也是按照这 4 个疗程的步骤记录的。

第一个周期。这个周期的记录非常有价值，它告诉我化疗将给我带来什么反应，什么时候反应，反应到什么程度。这对我应付后面的疗程有指导意义。

比如，在记录中，我能看到我的化疗反应是从第六天开始变得明显的。本来，在化疗的头三天，就是躺着输液，没感觉累到哪里去，接下来的第四天、第五天，虽也觉得疲倦，但还是可以对付；但是到了第六天，我感到从未有过的疲乏，从未有过的无力，躺着也累，呼吸都累！第九天，我给医生打电话咨询，才得知疲惫是化疗后普遍出现的反应，原因是化疗药物造成了骨髓抑制，白血球极度降低。果然，一化验，我的白血球降到了 1300！在医生的建议之下，我开始打"升白针"。可惜，首次使用升白针没有经验，不知道打针与白血球的生成之间需要一段时间，药物的反应有一个滞后期，结果开始打了 3 针，验血，白血球仍低，就又打了两针，再化验，白血球长至 23000，太高了！当然，这个高是虚高，过几天又降回到了 6000（可这实际上是一种体力体能的浪费）。

有了这次的经验，我第二次使用升白针就不必一下打这么多，打 3 针足矣。

记录还告诉我：化疗第十五天，开始出现脱发。而且是大把地脱。很快，我就变成了秃子。

第二个周期。这个周期的记录告诉我胳膊上的固定化疗输液管带来了肩膀疼，化疗后身体的反应加重，出现吃饭恶心、脾气急躁现象。好的方面是，肿瘤在缩小——化疗药起了大作用。

做化疗，要在胳膊的血管里埋一根管子，以防药液伤了血管。由于我的管子在一开始没插合适，二十多天胳膊不敢活动，所以第二次化疗结束，医生就帮助我把管子取了出来。没想到，这时发现我的胳膊抬不起来了。一抬就钻心地疼。

这一阶段的第四天，出现恶心，不想吃饭的现象。甚至连我最喜欢的豆汁儿都不想喝了！同时，觉得自己心态很弱，遇到事情不冷静，很想发个脾气。

好的方面是，在增强CT的检查结果报告中说，我的满身的瘤子都在大幅度缩小，最大的仅为1厘米（原来都在3厘米以上），甚至有两处"未见"！

第三个周期。记录了化疗反应加重、两种升白针的效果对比、化疗同时练气功的收获和对选择中医的思考。

第三疗程的第八天，深感白血球下降带来的痛苦：无力，无力，还是无力！我甚至没有愿望打开计算机，不愿上网浏览游荡，甚至到了不关心股票盈亏的地步！第十天验血，白血球1300，开始打升白针。

前两次化疗后打升白针，并没有出现腰酸、腰疼，但用了新开的另一品牌的升白针后，腰疼显著，非常难忍。这让我知道：升白针的药名虽然一样，但因为生产厂家不同，注射后的感觉完全不同！以后还是要使用与自己身体相匹配的针剂。

在第15天，身体感觉和精神感觉都好了一些。思考原因，这可能与我一面化疗，一面抓紧空余时间学练郭林新气功有关。那段时间里，我每天到北京玉渊潭公园练功，后来能围着公园的西湖走一大圈（需要40分钟）！我感觉，郭林新气功帮我在化疗期间迅速恢复体力起到了积极作用。

这阶段的记录还涉及去中医研究院广安门医院看病的体会。我和我家徐老师开始思考：这里的著名医生已经成为全国患者的追求目标，我们要不要挤在里面，跟全国的老百姓去争资源？看中医，有没有新的门路？这个思考极其宝贵。后来的实践让我们相信一句老话：西医认门儿，中医认人儿！看中医，不一定非找大医院。

第五章

癌症涅槃：一次大病，一次转折

第四个周期。记录了化疗后的身体反应提前并加重，同时一直发烧、咳嗽，CT 结果显示，出现药物性肺损伤。好的情况是：瘤子没了，全部"未见"！

从第四个疗程的第一天就开始恶心，吃不下去饭；第九天，开始出现以前从没有过的头疼；第十天验血，白血球 1200，比以前更低了；第十一天出现手指指尖麻木，这个感觉以前也没有过；体力更弱。一切都应了病友的话："这种反应很正常，自第一疗程开始，身体会一次不如一次。"

从第十四天开始，出现了持续的 37.5~37.8 摄氏度的低烧，这是前三次治疗从来没有的！它引起我们的警惕。向医生咨询，先让按感冒治疗，后 CT 检查报告出来，提出有药物性肺损伤的可能，经专家判断，最终确认我出现了化疗药物造成的肺损伤。

时间到了第五个疗程开始的日子，我的主治医生杨大夫根据我的情况，让我们推迟化疗，先治疗肺，待肺损伤治疗好后，再回来化疗。

然而，治疗肺损伤是一个漫长的过程，最终，我们没有再回到肿瘤医院的内科病房，没有再开始新一轮的化疗。

我的治疗记录停在了第五期尚未开始的时候。但是，就是这短短的四期治疗记录，帮助我看清了治疗反应和治疗效果的大趋势。

这个大趋势反映了两个截然相反的我的身体的变化方向。其正面的方向是：化疗对我身上的肿瘤作用强烈，四次化疗就使肿瘤烟消云散，目前，我的身体里已经没有肿瘤；反面的方向是：化疗非常伤害我的身体，自我感觉是一次不如一次，免疫力越来越低。

正是这两个明摆着的趋势帮助我们下了最后的决心：停止化疗，学练气功，靠中医调理身体，争取身体的逐渐恢复。

今天回忆，我的治疗恰到好处，化疗停在了最恰当的节点上。这是我活命的关键！

抗癌：第一时间的抉择
——得了癌症，第一时间怎么想、怎么做

你就不怕休眠的癌细胞又醒过来？

在普通的疾病面前，

医生绝对是病人的施救者，

但是在癌症面前，

我们可能更多的是并肩战斗的战友，

是一起探究癌症治疗方法的探索者

——他以医生的专业知识，

我以一个患者的身体与感觉。

记得在我刚拿到诊断书，治疗还未开始的时候，我们的一位老战友——昔日兵团连队的卫生员李小凌女士就急切地给我家徐老师打来电话，着重提醒一件事情：不要过度治疗！

何谓"过度治疗"？那个度的准星在哪里？我不知道，徐老师也不知道。但是，我们留着这个心。

当我化疗第二疗程结束，即将开始第三个疗程时，我做了 CT 检查。报告出来，结果喜人——很多大瘤子明显缩小，甚至有些地方都"未见"。当时我就想，照这个杀瘤速度，估计再做一次，顶多两次，我身上的瘤子就会清理干净了。那么，真要如此，我是否还需要继续完成 6 个疗程的计划？

按照肿瘤医院的规矩，每两个疗程做一次 CT 检查，所以，第三个疗程后我没做检查，一定要等到第四个疗程后再做。

那天，是我第四次化疗即将完成的一天，我跟我的主治医生说："杨大夫，这个疗程完了，我又该做 CT 检查了。如果我身上什么瘤子都没有了，是不是后面两个疗程就可以免了？"

杨大夫很认真地想了一下，说："按照惯例，一般都是化疗 6 次。你只想化疗 4 次。如果你是一期的患者，不化也就算了，但我记得你是三期，按常规，总要完成 6 个，甚至 8 个。你就不怕休眠的癌细胞又醒过来？当然，你现在停了化疗，可能不复发，这就是一件太好的事情了，算你闯出了一条路；但是你也可能踩上地雷，成了减少化疗的试验品，这种风险肯定存在。毕竟 6 个疗程是国际上的通行惯例。你要仔细斟酌。"

第五章

癌症涅槃：一次大病，一次转折

第四次化疗后的检查结果很好，身体各部位都"未见肿大淋巴瘤"。根据这个结果，我跟徐老师初步认为，我没有继续化疗的必要了，因为身体已经很弱。风险吗，的确存在，可那时的我，就想赌一把，就像电影《天下无贼》里，刘德华扮演的小盗贼王薄，在最后要单独挑战江洋大盗黎叔时，明知胜算概率不多，但为了自己一生难得的正义，坚决地说："我想试试！"

后来的情况，发现我已经有了药物性肺损伤，也就更坚定了我们罢战的决心。

那天，请大夫拔掉化疗的锁穿输液管，就像卸了磨的驴，一身轻松。我开车刚出了肿瘤医院的大门口，就回过身来在车里大喊："不见啦，肿瘤医院！不见啦，杨大夫！"徐老师马上说："别忘恩负义啊，这可是你的救命恩人！"我说，"我再来，一定争取不是以病人的身份来。"

2013年12月，就是在我离开医院一年多的时候，我又排到了肿瘤医院淋巴瘤科的挂号队伍里。那天，我来的目的不是看病，而是来看望我的主治医生杨大夫。推门进去，我说，"杨大夫，我来看你了。"

杨大夫很突然，但也很高兴，"怎么样，你的气色不错。"

"好长时间不见，常常想起你。你是我的救命恩人，一定得回来看看。这次是来报告：我恢复得很好。另外，我还要告诉你，我临床的刘狄姑娘也彻底好了。她又回到了澳大利亚，去年年底结了婚，现在带着她爱人和她妈妈到了悉尼，一家人在那边生活工作得很好。"

杨大夫说："你说这些，比跟我说什么都让我高兴！"

我说："杨大夫，我不敢多耽误你的时间，后面有病人等着。这次来就是想跟你照张相留个纪念。"

杨大夫马上站起，"好，咱们照一张！"

我家徐老师马上按下了快门，一张又一张。就在这几秒钟的时间里，过往的情景一幕幕在我眼前闪过：疾病中的我、输液时的我、命令护士关掉输液阀的杨大夫、嘱咐我病中不要生气的杨大夫、拒不接受我礼物的杨大夫，还有那简陋的内科病房……

我必须马上离开，不然，我的眼泪将滴落！

走出诊室，我看了一下照片的效果——非常好：一个健康的我和一位年轻而又气质非凡的医生，并肩站在一起。

我想，是啊，在普通的疾病面前，医生绝对是病人的施救者，但是在癌症面前，我们可能更多的是并肩战斗的战友，是一起探究癌症治疗方法的探索者——他以医生的专业知识，我以一个患者的身体与感觉。

抗癌：第一时间的抉择
——得了癌症，第一时间怎么想、怎么做

生命绿洲的正能量

每一个单独的个体都能在这里找到同类，
从而远离了孤独感，
获得一种群体抗癌的力量！

在我得病之后，曾有一位朋友跟我说："我们家的人都太佩服你了，大家说，你是我们遇到过的所有癌症患者里最豁达、最乐观、最没事人儿似的一位。你肯定没事！"这话给了我极大鼓舞，它强化了我蔑视疾病、乐观向上的心态。

但说实话，刚得病的时候，我不敢说我是豁达的，是乐观的，我只是不让自己去想生与死的问题，我只是要让自己的脑子被金庸、侯宝林、郭德纲占满。而后来，使我从里往外真的想通了、豁达了的，是"生命绿洲"的癌友们。

"生命绿洲"是北京玉渊潭公园里一块专门为癌症患者辟出的活动场地，也是传授郭林新气功的"抗癌乐园"的总部。

我至今还记得我第一天去到那里的情景。

那天，四月初，北京是乍暖还寒，玉渊潭湖边虽有了柳丝的绿意，但风还是凉飕飕的。我前一天刚刚化疗完从医院出来，身上无力，一切都由老婆操持。她去给我报名交费了，我独自坐在长椅上歇息。

"您是哪里的病？"身旁的一位大姐问我。

"淋巴瘤。"

"哦，淋巴瘤啊，好治！这有好几个跟你一样的呢！"这位大姐有点儿自来熟。说罢，她指着不远处的一个身影，"那个姓魏的大姐，也是淋巴瘤，三年了。你看，现在不好好的！"说罢，这位大姐抬头就喊："魏大姐，来新同学啦！"

这位魏大姐，个子不高，年约七十岁，她听到喊声，立刻噔噔噔地走了过来："哦，来新同学了，欢迎啊！怎么，你也是淋巴瘤啊，咱们这儿，淋巴瘤有好几个，回头我给你一个一个介绍。告诉你，咱们这病，没事！"她说话带些东北口音，性格透着直爽。

第五章
癌症涅槃：一次大病，一次转折

这会儿，我家徐老师也凑过来了。她们两人一通交流，知道我们得的是同一种病，都是B细胞来源的淋巴瘤，只不过她是弥漫大B，我是滤泡性。

"我发现的时候也是全身都有了，可是不能化疗，一输液就休克，没办法，我不能化了，化就要命了。三年了，就是吃中药、练气功。我早想通了，我今天能来，明天就能来！"

"啊？'今天能来，明天就能来！'说得好！那没问题，我有长性，能坚持！"

就是这第一天报到，我就爱上了这里，因为这里充满了生的气息。

后来，我在这儿又陆续见到了淋巴瘤患者小马、周大姐、吴大姐，后来还有师范大学的武老师、中关村的小红帽——大家都是同样的病，都是同病相怜的难友，都是一个战壕挽手冲锋的战士，所以，相互鼓励，彼此安慰，互传信息就成了必然。

久了，我才知道，这里的人们都是一样。不论他（她）是肺癌患者，是肠癌患者，还是乳腺癌、子宫癌、肝癌，也不论他（她）转了肝，转了肺，还是转了脑，大家都是一样的坚强，一样的善良，一样地对他人怀着悲悯之心，在他们面对新患者时，首先想到的，是给新人以安慰，首先伸出的是自己的手。

这几乎成了惯例。

以后，我也是这样，只要在这个圈子里看到了陌生的面孔，都会主动跟他打个招呼——"你是哪儿？多久了？"随后，会告诉他："不要担心，只要有决心，有恒心，有信心，坚持练功，我们就一定能活！"这时，也一定会有其它的功友走上前来，给他介绍自己的治疗经验，传送这里的抗癌箴言。

这样的效果是：每一个单独的个体都能在这里找到同类，从而远离了孤独感，获得一种群体抗癌的力量！

我曾经患病很多年，但从没有遇到过这样积极而乐观的患者群。我想，"生命绿洲"就是正能量的制造场，也是正能量的集散地，对我来说，还是正能量的充值站。

每天从这里练完功回家，都觉得自己又多了些气力。

抗癌：第一时间的抉择
——得了癌症，第一时间怎么想、怎么做

我练郭林新气功的感受

我就像相声《武松打虎》里说的那个
"打不死的老虎"，
我又慢慢悠悠、慢慢悠悠地站起来了。

　　我学练郭林新气功是从第一次化疗后开始的，那时，我把它仅作为中西医治疗中的一个辅助手段。

　　那时候，我一边化疗，一边练功。每次化疗后，身体都被药物打倒，人就像是没了骨头架子，连走几十米都十分困难。即便如此，我也依然挪动进公园，跟癌友们一起练功，我就像相声《武松打虎》里说的那个"打不死的老虎"，我又慢慢悠悠、慢慢悠悠地站起来了。每当身体又有劲了，21天的周期也就到了，我再次回到医院去化疗，再次被打倒，然后，再次回到公园去练功，再次慢慢悠悠地站立起来。就这样，我完成了四次艰苦的化疗，度过了人生最困难的阶段。

　　离开医院以后，总觉得少了医生的呵护，心里空落落的。这时，公园里的练功群体就成了我内心依靠的"组织"。气功就和中医一道成了我治疗的主要办法。

　　一年多以来，无论下多大雨，刮多大风，我没有一天中断过；无论夏日炎炎还是寒风凛冽，我每天户外五小时的锻炼。在行走中我一天天强健。

　　同时，我还体会，练气功的过程是一个放松的过程。本来，在人们的正常生活工作中，应该有张有弛，放松，是生活的一部分。但是，在过去多年紧张的职场生活中，它却被疏远了、丢弃了、遗忘了。现在呢？借着练习气功，又重新找回了它！

　　当我独自一人在树林中"吸吸呼"时，我观察自然界各种的飞鸟和小动物，看它们是怎样相亲相爱、怎样怡然自得，又是怎样地弱肉强食。我接纳松柏的灵气，感怀白杨的挺拔，吸纳天地的精华，神游深邃的宇宙……这时，我常常体味庄子在《逍遥游》中所说的境界：鲲鹏展翅，一飞就是几万里，感受宇宙的无穷无尽、无始无终……这一切，让我感受到一生中前所未有的舒展、畅快、宁静和怡然……

　　这些感受真是让我太愉快了，欲罢不能。所以，我家徐老师常常要催我回家吃饭：快回来吧，饺子上桌啦！

第五章

癌症涅槃：一次大病，一次转折

置身于群体抗癌的气场中

这里有一个特殊的群体，

一个同处于生与死临界线上的特殊群体，

一个默默无声

而又拿出全部生命的力量

与癌魔做最后一搏的特殊群体！

两次化疗之后，身体明显感觉越来越弱，精神也大不如前。我开始感到自己"像"一个病人了：浑身无力，走路也慢了，有时会感到站不住，甚至去医院的路上都要家人搀扶。

可是，当我进入肿瘤医院，当我也挤在那比肩接踵的验血队伍中的时候，我惊讶于自己身体的巨大变化：

仅仅几分钟之前，我还是个只想找个地方坐下、躺下的孱弱病人，可一排进队伍，我居然能站住了，思维也敏捷了——我一边提防着队伍里不要出现"加塞儿"，一边还要关注着验血处可能随时打开的新的窗口，以便能迅速地冲过去、排在前面；我恢复了以往的活力，跟周围的病人搭讪，了解他们的病情，还会跟专注抽血的护士小姐开句玩笑，以便放松一下她们紧张的神经。这时的我，又像健康的时候一样，抱着学习的心态，开始观察周围的人群与环境。

我观察的结论是：这里的患者最坚强。

开始，我以为前后左右的人们都是帮助排队的家属，一问才知道，他们全是患者——全是癌症患者！他们推开家属的手臂，不去与亲人关切的目光对视，而是站直了身子、挺着腰板、像没事人儿似地跟前后左右的队友聊天：

你是哪儿？我是肺。多久了？一年了。化几个？化8个……听着他们漫不经心的谈话，以为是在菜市场里谈菜价。再多问几句，就能听到：活到哪算哪呗，现在不好好的嘛！想那么多干吗！

听着，看着，我越来越感到，这些人，简直就像是荒原上的野草，就是林莽中

抗癌：第一时间的抉择
——得了癌症，第一时间怎么想、怎么做

的灌木，每一个人的身上，都有着惊人的顽强的生命力！以后，一想起那拥挤的抽血大厅，就不能不联想到"离离原上草"的诗句！

而在医院门诊化疗大厅所看到的一幕就更让我震惊了——上百个座椅整齐地排列在大厅里，里一圈，外一圈，一排又一排，一个挨着一个，密密实实。每个座位坐一个患者，每个患者身边有一个吊杆，每个吊杆上挂着一袋或者几袋颜色不同的化疗液体，上百个患者，一个姿势——输液，一件事情——化疗，一个目的——求生！那阵势，慑人心魄！我无法形容当时的景象给我带来的冲击，泪水在眼里打转，脑子里只剩下几个简单的词语——壮士！壮观！壮烈！

因为我是住院病人，我就有一张床，我能躺着输液，这极大地缓解了由于化疗带来的疲劳感；而在门诊化疗室里，患者仅有一张椅子，累了、乏了、难受了，没办法，没有可以放平自己的地方，只能忍耐、承受、坚持！即便这样的条件，他们竟依然那么淡定自若，那么气定神闲，仍然安静看书，仍然闭目养神，不急、不燥、不喧嚣，静静地等待输液在时间的流逝中完成，默默地与病魔搏斗！

我真佩服这些人，我在他们身上看到了人类向癌症抗争的顽强生命力！

我敬畏这个地方！这里有一个特殊的群体，一个同处于生与死临界线上的特殊群体，一个默默无声而又拿出全部生命的力量与癌魔做最后一搏的特殊群体！在这里，你会知道，你不是唯一，你不孤独，你的病不是最重的。这里的所有患者，不用约定，都是一个心思——抗癌！我想，相同的心思可以形成一个巨大的气场——抗癌的气场，那气场的气息，一波连一波，波波推进，前赴后继，波澜壮阔，有力无比！

此后，每当我在化疗最困难的时候，我的脑海里就浮现出门诊化疗大厅那壮观的画面，它成了我战胜疾病，向命运抗争的力量源泉！

除去心结的智慧

> 每天"哈"出去的是郁闷之气和污浊之气。
> 这个功对排解心结非常有效。
> 好像天地、万物包容了你的哀叹，
> 接受了你的陈诉，
> 你的心灵得到安慰。

得病的外部病因都好找，独独得病的内因只有自己知道。那就是自己心中最郁闷、最纠结、最不容易化解的心结。

可是，心结不解，我们仍然不能铲除致病的原因。怎么办？我在康复过程中摸索出了三个方法，愿与癌友共享。

第一种办法：按下抽水马桶的按钮，让一切气你的小人、自己办的蠢事、社会对你的不公，如屎尿一般，随厕所水一起冲到下水道里去！——这是相声大师郭德纲想出的主意，集中代表了中国阿Q式的自我安慰精神。有时，我们需要这种精神。按下马桶把手，听着厕所水"哗——"的一声，想着：冲走啦，痛快啦！好啦！

这是精神安慰的方法。

还有一种物理的方法。

我们学练的郭林新气功里有一个"吐音功"，就是利用吐气的作用，把郁闷之气吐出去。其动作要点是：找一个没人的地方，一棵大树下，一个池塘边，或者山林里，大海边，你取双脚一前一后站立状，闭目，双手或微微握拳，放在背后腰的部位，或伸向前方，取拥抱自然的姿势，探身向前，从左方慢慢滑向右方，到头，再慢慢滑向左方，同时嘴里轻轻吐出"哈"音，绵延不断。一口气吐完，深呼吸，再吐。心里的意念是：吐出自己心里全部的愤懑、不平、委屈和不快。每天20分钟。此功我练了一年多，我最喜欢这节功，开始还不太好意思，以后渐入佳境，声音逐渐加大，我感觉，每天"哈"出去的是郁闷之气和污浊之气。"哈"功练完，酣畅淋漓。这个功对排解心结非常有效。好像天地、万物包容了你的哀叹，接受了你的陈诉，你的心灵得到安慰。现在，我心里没有什么郁闷了，我仍然喜欢做"哈"功，我的意念是我在唱歌给大自然听，我在礼赞自然。我的"歌声"鸟儿听到了，大树听到了，鲜花听到了，流水听到了，大山听到了，他们又以自己的方式与我唱和，我感到无比的愉快。

如果，以上两个办法都不成，还有一个办法就是找个高人聊天，倾诉。

当精神安慰法、物理吐气法都不能解开你的心病，你就要找一个有智慧的人帮你分析问题的症结了。有时，他人的一句话，你的烦恼就可以迎刃而解。因为，毕竟是旁观者清。

我记得我年轻时的一段往事就说明这个问题。

那是20世纪70年代初期，正值"文革"。我的父亲因为参加过国民党军队的抗敌演剧队的"历史问题"和有关样板戏的"现行问题"，被江青点名关进了监狱。那时，我到了内蒙古兵团。因年轻，我积极要求进步，领导也认为我很有前途，希望我作为"可教育好子女"重点培养。一天，连队的领导找我谈话，让我写一封给狱中父亲的信，表示坚决断绝父子关系，以表示与党的亲近。那几天，我吃不下，睡不着，痛苦到极点：我深爱我的父亲，我绝不愿往本已冤屈的父亲心上再扎一刀，可是，领导在等着我的回复，我该怎样回答？

我想不出答案，山穷水尽了。

一天夜里，我找到我的同学、好友，也是当年一起到兵团的战友杨玉文。我把他拉到一个大沙包的背后，悄悄告诉他我的烦恼。玉文想了想，慢慢说："你父亲不是还关在监狱的预审处吗？"我说："是啊。"他说，"关在预审处就说明没定案呢，谈什么划清界限啊！"

这真是一语点醒梦中人。我心里豁然开朗。我找到领导，跟他说："我爸的问题还没定性呢，等定性了再看从哪个角度写更好。"这是一个很冠冕堂皇的理由，领导也不好说什么了。至于我，早想好了：什么时候入党再说吧，我决不会为了进步就给父亲和自己心上都扎上一刀！

这次的解脱让我记一辈子，我感谢玉文一辈子，他在我心里就是聪明人和高人了。

我想，我们每个人身边都会有这样的高人，他们很可能就是身边的普通人，但他们懂大势，识大体，处乱不惊，常能冷眼看世界，特别是当我们处在旋涡的中心时，你懵懂，但是他清醒。这正如王安石在《登飞来峰》诗里所写"不畏浮云遮望眼，只缘身在最高层。"

我想，身旁的智者站得比我们高——清醒，我们应该向他们求教。万一，我们一时找不到这样一位智者，也没关系，想想今天的我们已经比昔日的我们站得高——超脱，所以，也可多些智慧，可以自我解开心结。

试试吧，世上的路多着呢，条条大道通罗马，想开了，别绕进一条死胡同耽误了去罗马的驿站马车。

抗癌：第一时间的抉择
——得了癌症，第一时间怎么想、怎么做

管别人怎么想，我就是癌症患者！

咱们，

就是患者，

就是癌症患者，

这又怎么了？

很奇怪，人们得了其他的病，都会大大方方告诉给别人：我最近感冒了，有些发烧；我检查出糖尿病了，不能吃甜食了；我膝关节疼痛，这次的爬山活动就不能参加了……独独癌症不同，得了病，很多人就悄无声息了，更有些人从此销声匿迹，仿佛从人间蒸发了。这真是怪事。

我有一位兵团战友，叫金和，当年还是男生文艺班的班长，能拉会唱，十分开朗热情。回京后，很快当了一个国有企业的负责人，厂长、书记，两个职位一肩挑，可见干得很不错。每次战友聚会，他都高举酒杯，一展歌喉——他唱得确实好！但是，就是他这么一个快乐的聚会积极分子，有一阵不来参加战友的聚会了。大家给他打电话，他会说"我在外地出差呢，你们聚吧。"

就这样，两次重要的聚会没来，大家就觉奇怪：莫不是他跟谁有了隔阂？正在众人都犯嘀咕的时候，突然有一天，金和的太太给战友来电话了：金和走了，肺癌！

战友们惊了，我家徐老师更惊了。因为，就是一个月前，徐老师还跟他就装修的事情通过电话，他还给予积极的指导，那时，他怎么就没说一声呢？

见到金和的太太，大家问起此事，她痛哭失声："金和不让说啊！我劝他，你平时跟战友们那么好，为什么得了病就不跟大家说一声呢？可金和就是执意地不让说。不让我告诉战友，不让我告诉同事！所以，直到他去世，就没几个人知道他得癌了！"

金和啊，金和，这到底是为什么呢？为什么得了病就一人闷着去了，为什么就不让大家跟你一起分担？难道你不知道大家是多么在意你，多么喜欢你吗？

当我病了，将心比心，我好像对他的"不告知"多少有些理解。

第五章

癌症涅槃：一次大病，一次转折

的确，一些人将拿到癌症的诊断书视同为拿到了死亡判决书，从里到外地认为自己是那么地背运，昔日的一切光辉好像从此暗淡了，再见别人，接受的只能是别人同情的目光，他会不习惯。

再加上，癌症挂像儿。特别是经过化疗的患者，有一个算一个，面色黧黑，浑身无力，头发掉光，连声音也变得暗哑。这也是我最不愿示人的形象。

多年来，我始终工作在让常人羡慕的岗位，不论是政府、是媒体、是国际公司，几经辗转，我都处在行业最高端的单位里。每日西装革履，领带、手表、公文包，每每都让小青年羡慕不已。但是，突然有一天，全变了，西装变成了运动衫，领带摘了，手表脱了，头发掉了，洒脱的气质变成了病态的容颜。有时会想，这要是碰上了一伙儿过去崇拜你的学生、一个暗地里跟你较劲的同行，或者一位谈判桌前的对手，他们又会作何感想？这正像赵本山在小品里演的那只下了蛋的公鸡的烦恼——"鸡界怎么想？"所以，我也不愿这时见人——有点难为情。

但是，对此事我很快就想通了：真朋友，你再难看也是朋友，他不会为我得病看轻我；不是朋友，我还不在乎他了，他爱怎么想就怎么想。我不会为他去刻意修饰自己、伪装自己，我就是我！我从"高雅"的我变成了不吝的我——西服不穿了，汽车不开了，飞机不坐了，公文包改成练功包，包里的电脑变成个大苹果，文件变成了水瓶子，头戴太阳帽，加上一个大墨镜——我离开职场，但我没有离开真朋友；我从高端下来，是为了彻底接上地气，为了绝地反击！

所以，癌友们，不要封闭自己，封闭不能让我们快乐，封闭更不能让我们痊愈。我们还是洒脱一些好，坦坦荡荡地做回自己，忘掉过去的自己，放下架子——放下成功人士的架子，放下高高在上的架子，甚至，放下健康人的架子，咱们，就是患者，就是癌症患者，这又怎么了？

当你用大喇叭向全世界宣布："我得癌了，我是癌症患者！"你会发现，天没塌，而你的心里却再没有羁绊，如此轻松！

抗癌：第一时间的抉择
——得了癌症，第一时间怎么想、怎么做

坚信生病只是人生的一个过程

在我得病这段时间里，

我没有一时一刻怀疑过自己能康复。

我坚信得病只是人生的一个过程，像我以往得病一样。

癌界有话，三分之一的患者是被吓死的。其实，我体会，吓不吓的不说，主要是得了癌症容易造成患者心理负担过重。

确实，癌症不仅把人的形象搞得很狼狈，还带来记忆力衰退、反应迟钝等问题。比如，化疗期间，我开车去公园练功，在一条小路掉头，结果，车头撞了前方的铁栅栏，车尾蹭了后面的大铁门，这在我二十年的开车史上是绝对没有的。所以，在这种身体状态下，不要去做那些需要"机敏"的事，别给自己制造压力。顺便说一下，在国外，我见到过一份医院印发给癌症病人的《须知》，上面有一条就是"化疗期间不允许患者自己开车"。

还要注意的是，应给自己补充些"豁达"。自己豁达了，会感到周围的环境也轻松。这点我有体会。

有一天，我从玉渊潭公园练完气功出来，就到附近的梅地亚宾馆与友人见面喝茶，谁知正遇上我的好朋友——一位中央电视台著名的主持人。他也在这里与人谈事。

他看到我马上快步走过来："海鹰，多日不见，你好吗？"我想，他一定看出我的变化了。

"我挺好。就是得了个癌症。正化疗呢。"

"什么癌？"好友没做惊讶状，问得很平静。

"淋巴瘤。"我的回答一样平静。

"哦，淋巴瘤啊，这个病好治。我爸爸就是淋巴瘤。化疗几次就好了。后来还好好活了十一年呢！"

"才十一年啊？"我反应迅速、大大咧咧地问道。

"啊？"这位一贯聪明机智的主持人停顿了一下，立即醒悟："对对对，今天

第五章

癌症涅槃：一次大病，一次转折

医学进步了，癌症已经成为慢性病了，人的寿命也更长了。你看，我还是没跟上形势。你性格好，肯定没问题，一定能好！以后咱俩还有机会合作，争取再搞几个项目，还要让它们成为经典案例！"

原本没认出我，现在听出来是我的一帮媒体朋友早就围在身边，都跟着笑起来。大家说定，待我康复，一定要摆酒庆祝！

我感觉得到：我不在乎，大家也没人在乎，我没隔膜，大家也就坦然，没人会问"您怎么这个形象啊？出什么事了？"所以，走出梅地亚时，心里很愉快。

还有，要坚信自己能闯过这道生死关。

在我得病这段时间里，我没有一时一刻怀疑过自己能康复。我坚信得病只是人生的一个过程，像我以往得病一样。

我说过，曾有一位年轻大夫说我早晚要复发，另一位老专家说这病的复发概率是95%，我则坚持说我是属于那5%里面的——对这一点我坚信，不给予丝毫的怀疑！

一年以后的2013年年底，我到肿瘤医院看望我的主治医生杨建良大夫，我把跟外国专家的对话讲给他听。杨大夫问我："那个大夫真的这么说吗？"

"是啊。"我肯定地回答，"杨大夫，这复发率真的有这么高？"

杨大夫没有躲开我的眼睛，他坦诚地说："专家说的确实是事实。但是，我们最近正在搞一个研究，我们发现，对于一部分病重的患者——滤泡性三级的患者，可能比病情轻的患者治愈的概率更大，有三分之一的人是永远不复发的，是可以治愈的。这一点很奇怪。你是几级？让我查查。"

"他是三期B。"我太太说。

"不是指这个三期，是另一个指标。啊，你是三级。"

"这么说，我是属于那30%的？太棒了！"我喊了起来。

虽说这个概率不是百分之百，但这比5%强多了。这让我心里的英雄气概更多了些基础，也让我对这位协和医院的博士更加敬重。

出得门来，我家徐老师自言自语："这个三级从何而来？哪个指标说明你是三级了？"沉吟片刻，突然，她说，"啊，我明白了，这大概指的是免疫组化报告中提到的，你的CD20是三个加号。因为有本书里提到过，CD20的级别越高，美罗华对它的疗效越好，对淋巴瘤的杀伤力越强，反之，这个指标低，加号少，可能疗效就不那么显著。不知我猜得对不对，估计是这个道理。"

我才不管什么道理呢，我只要记得我的治愈率更大就足矣！

抗癌：第一时间的抉择
——得了癌症，第一时间怎么想、怎么做

在我患病的这一年多时间里，我曾在北京、广东和加拿大疗养，我去过大大小小的操场、公园、树林和田野，接触过很多很多的癌症病人，我发现，他们都有个共同的特点，那就是：积极锻炼，开朗乐观，性格外向，特别是，大家都坚信一条：自己一定能够康复！

所以，我们每天这样坚持着，活过了一天又一天，身体在运动中康复，生命在快乐中延伸。

第五章

癌症涅槃：一次大病，一次转折

如何解读检查报告

徐老师看待检查报告的角度
让我想起了我们搞市场研究时的分析方法
——读大图，读大数据，看大趋势。
只有这样，才不会被局部的现象迷了眼。

我从发现淋巴瘤，到化疗结束，此期间照过三次 CT。第一次是在部队医院做的 PET-CT，后两次是在肿瘤医院做的增强 CT。这些检查报告是医生为我制定治疗方案的依据，也是我了解自己病情的最实在的来源。

此处我希望跟患者朋友交流的，是作为我们患者自己（而不是医生），应如何去解读这些检查报告，去理解报告中所给出的身体信息。

就说我第一次的全身检查吧，因为是 PET-CT，报告如一大本厚厚的画册，每一页都是图像，还是彩色的，身体里的各个部位看得很清楚，至于肿瘤，或圆或扁，也是一目了然。

那日拿到检查报告，我家徐老师没有让我看，只是告诉我，全身的淋巴系统都有了，但好在没有伤着骨头，也没有伤着其他器官，所以，一切都在可挽回的范围，让我放心。

化疗两次后，我在肿瘤医院做了第一次检查。检查分身体的上下两部分——颈胸部和腹盆部。报告出来，徐老师以一种十分兴奋的语气告诉我：太棒了，效果太好了，大瘤子小了，小瘤子没了，有三个地方"未见"，照这样化疗，再有一两次，就彻底干净了！

第四个疗程后，同样的上下两部分检查，报告拿到手，徐老师向我惊呼"全部未见！你没事了！"那时，我感觉自己又活过来了。

这些情景，今天回忆起来仍然历历在目。我记得，当时真的是一次检查，一次鼓励，一张报告，一个解脱，报告上的信息对我的鼓励非常大。但是，时隔一年，当我再回头亲自看看那些报告，似乎字面上并没有徐老师讲的那么乐观。那么，她是怎么读出的那些让我快乐的信息呢？

213

先说治疗前的 PET-CT 检查结果吧。

我家徐老师在跟朋友们形容那次的 PET-CT 检查结果时，常常这样说："影像上的瘤子是一嘟噜一嘟噜的，整个胸腔、腹腔，只要是有淋巴腺的地方，都是瘤子，大大小小，跟母鸡肚子里的蛋一样，数不尽。"但是，她当时没跟我这么形容，怕吓着我。她跟我强调的是"未见结外器官受侵"。

徐老师给我解释淋巴瘤的分期：身上只有一个淋巴瘤，大概可以算作一期；有两个地方长了，就是二期；如果越过纵膈，是三期；一旦有了对骨头的侵害，或者对其他脏器的侵害，只要有一项，就是四期。而你，虽说身上各处都有了，被定为淋巴瘤三期，但是肿瘤没有任何转移，仍然控制在淋巴腺系统内，所以，好治！

因为她说"好治"，我就从心里忽略了全身淋巴系统的侵害，忽略了报告上开宗明义的话——"病变侵犯双侧腮腺旁、颈前、颈浅、颈深、颌下、锁骨上、腋窝、纵膈、腹腔、腹腔后、盆腔、两侧腹股沟淋巴结。"这种忽略，在当时的确减少了我的心里负担。

同理，化疗期间的每次报告也并不都是完全康复的信息，也有尚未治愈的体征的描述。如第二次的检查说："右侧颈下深组颈动脉后方软组织略多，大小约 0.5cm×1.0cm，建议追随；纵膈（4R、5区）可见多发小淋巴结，请追随；腹腔、腹膜后及左侧腹股沟可见散在的小淋巴结，最大短径约 0.7cm，请追随。"在我家徐老师的眼里，这些全不算什么。她说，比起原来肿大的淋巴瘤，这全是小菜一碟，完全不必挂在心上，我们应该看到的是化疗的巨大成果。

第四次化疗后的那次检查，结论虽然很乐观。但是，仍然有"纵膈 4R、5区多发小淋巴结"的描述。

如何看待这样的描述，如何对待身体里的这些小淋巴结，往往决定了下一步的治疗方案。作为患者，如果我们真把它当事，还想"除恶务尽"，想"宜将剩勇追穷寇"，那么接下来就是继续化疗了。别说 6 次，8 次都有可能。

但是，徐老师思索后，跟我说："我不认为这些小淋巴结就是癌。我们没有必要为了这些没有定性的淋巴结再去受化疗的打击。"她说："CT，照出来的是一个形态，不是性质。身体里来了一些看似不太正常的物体占位，人们容易把它想象成为肿瘤。但是，你身体的药感那么好，化疗那么有效，大个的肿瘤都被打没了，小的居然还在，这说明什么？说明这个小的'软组织'就不是癌，它一定是一些你身体里早先就有的良性的小结节。这些小结节，在最初形成时，可能是因为长期抽烟对肺周围组织的伤害，或者是感冒炎症留下的疤痕，病好了，它下不去了，就像长期劳动后永远留在手上的老茧。这种东西，任何人都不可避免。所以，别跟它较劲。较劲，伤害的肯定是自己的免疫系统。"

徐老师看待检查报告的角度让我想起了我们搞市场研究时的分析方法——读大图，读大数据，看大趋势。只有这样，才不会被局部的现象迷了眼，以致让企业的市场行为误入歧途。

那么，什么是大图、大数据？就是事物发展中带根本趋势的东西。任何事物在发展中，都不可能一边倒，总有枝枝节节的东西。就像CT检查报告，一定会有积极的和消极的信息。治疗前，我们看积极的多一些，是为了给自己多些鼓励，治疗后，我们看积极的东西多一些，是防止过度治疗，以免矫枉过正，使本来向好的趋势转偏了方向，那就后悔莫及。

当然，大数据、大趋势不见得就一定是向好，很多病情严重的患者，他的检查报告就不乐观。这时，如果看到大趋势不好，说明治疗无效，那么我们就不要拘泥于"看似还有一点点的效果"，彷徨于"再试试"的心理，要及时改变治疗方案，不要让那种似是而非的治疗结果迷住我们的眼睛、耽误我们的时间。放弃，可使我们及早转身，不至于误入泥潭，这对救治来说或许更为有利。

抗癌：第一时间的抉择
——得了癌症，第一时间怎么想、怎么做

好中医在康复中的作用

身边有个把你的病当回事的好中医，

就像手里有一根拐棍，

尽管你步履蹒跚，

拄着它，

你就不会跌倒，

你就能凑合着往前走。

    2012年6月，经过四个疗程的R-CHOP方案的化疗，我的淋巴瘤全部退去了，西医治疗取得了决定性的胜利。但是，这时的我仍然是一个病人，是一个很多人认为我终将不行的人。

    那时的我是个什么样子呢？

    脸色黧黑，如灌满了铅；头上没有一根头发，更显得细脖顶个大土豆；本就消瘦的身体更加单薄；身上无力，站一会儿就想躺下；大便干燥，上厕所如上刑；没有食欲，看什么都恶心；过敏性鼻炎，无时无刻不在流鼻涕；总在咳嗽、发烧，持续不退。

    就是在这种情况下，我找到了中医步云霁大夫。步大夫是我十几岁下乡时的兵团战友，虽几十年未见，但当年的友情在，他对我的病真是尽心竭力了。

    首先，步大夫让我建立身体大一统的概念，不要拘泥于一处、两处的病痛，他要帮我进行全身系统的调理，改变滋生癌症的身体环境；其次，他告诉我，中医的调理需要一步步来做，急不得，得大病不是一天两天积累出的，去病也不是一两天的事情。还有，化疗的药物毒素沉淀在身体里迟早是麻烦，也必须让它排出体外，这都需要时间。所以，做好长期的时间准备，喝中药，至少坚持一年，最好两年。

    就这样，步大夫从调理我的胃肠入手，让我有了食欲，治好了便秘，又调节了我的睡眠，使我睡得香，睡得沉，接着，梳理肺经，我不断咳出了肺里的黑痰、白痰，体温慢慢恢复正常，身上的瘙痒也逐渐缓解，最终不再痒痒。慢慢地，我有劲了，脸色也红润了。现在，亲戚朋友们说："你的脸色比我们还棒，这可不是一年前了，那时以为你快过不去了！"

在这一年里，我有时候会离开北京，那么步大夫给我看病就是通过"视频"了。我们在网上联络，我找一个光线适合的角度，使步大夫能看清我的脸色和舌苔，看得见我的精神面貌。同时，他让我讲述近来身体的感觉，哪点不好，哪点有了改进，什么地方还不舒服，需要他帮助调理。然后，他会根据这些信息，给我传来药方。

有癌友曾问："步大夫能不能也通过视频给我开个方子？"步大夫说不能。因为要能达到"遥诊"的境界，一定是他见到过患者，给患者号过脉，对患者的精神面貌和身体状况有过了解，并且患者吃过他的药，步大夫也得知过患者吃药后的反应。总之，当他对患者的身体性质熟悉了，他才可以这样做。

在步大夫给我诊治的这段时间里，我还学到许多有关中医的哲学思想，如局部与整体、表与里、进与退、堵与疏等。我知道了：如果身体强壮，免疫力高，百病不侵；如果体力下降，免疫力低，就是得病的开始。所以，做一个健康人不易，要处处当心，不能放纵，不能自毁长城。

另外，步大夫还教给我养心之道，告诉我，得了癌症的人一定要有一个平和的心态，淡漠、无为、不急、不燥，这是康复的心理条件。

总之，癌友们，以我的经验，有一个好中医帮助咱们调理身体的各项机能，会比完全靠自己身体的自我恢复好得多，也快得多。我常想，身边有个把你的病当回事的好中医，就像手里有一根拐棍，尽管你步履蹒跚，拄着它，你就不会跌倒，你就能凑合着往前走。

试试看，在自己的家乡，找一位好中医来帮助自己，比一人孤军奋战强。

抗癌：第一时间的抉择
——得了癌症，第一时间怎么想、怎么做

我的爱人，我将生命托给你

我年轻时选中的老婆，

在数十年后，

用她全部的真诚、全部的爱，

甚至赴汤蹈火万死不辞的心，

为我织就了一张托住生命的大网，

从而，我能够活转来，

我能够看到明天的太阳！

    我的爱人，就是我的老婆，她在我心里，就是天底下最好的女人。她对我好，是可以为我豁出命的，这一点我知道。虽然，我们之间很少说"我爱你"，但是，我们彼此间的信任与依赖那是深入骨髓的。为她，我也必须好起来！

    人说，一个好的老婆要"上得厅堂，下得厨房"，我想，我家徐老师是也。

    就说我得了淋巴瘤吧，她一个编辑出身，居然短短时间就把自己打造成医界人士，一些病友以为她是医生，有什么事都来向她求教。而且，她能拿大主意，在我治疗的几个关键时刻她都能审时度势，为我选择最佳的康复办法。有她在，我就不必操心治疗上的事情。

    老婆对我的体贴是无微不至的。不知为什么，生病以后有段时间，我的胆子变得很小，冬天不敢一个人走夜路，晚上，不敢独自睡在房间里。为此，我老婆时时跟着我，伴着我，尽管她很忙很忙，她还是陪着，有些必做的案头工作都是在我睡着了以后她来完成。以往，她为了看书，自己在另一房间睡，可这一年多来，她始终跟我睡在一个床上。而且，为了让我睡得更好——空气更清新，更安静，她一直掉头睡在我的脚下。每每半夜醒来，伸手触碰到她的腿，我心里总充满无边的感动。我的老婆啊！

    我老婆人缘好，不论在病房里，在练功场，或是在候诊的大厅，她永远都是慈爱的大姐、阿姨、老师，她总想着帮别人，安慰别人，其结果是，所有的人都觉得

第五章
癌症涅槃：一次大病，一次转折

跟我们是亲人，尽管这些人与我们素昧平生。这真应了"帮人就是帮自己"那句话了。所以，我觉得，老婆不光给我营造出自家的温暖，还给我营造了一个和谐、温馨的外部环境。这对一个癌症患者来说也是十分重要的。

对这样的亲人，无以回报，就是让自己坚强起来，身体尽快康复，才对得起他们。

在住院期间，我也常常看到夫妻相伴的身影。我临床的山西贺大姐，他的老公，看样子，也是当地有头有脸的干部，不爱多言，除了到住地给老婆做饭，全部时间都陪在老婆身边，从山西来北京，一陪就是几个月，从没说孩子来照顾了，他先回家歇几天；还有邯郸华北水利学院的袁老师，她跟贺大姐的病一样，也是淋巴瘤长在了胃里。她的先生盛老师也是从邯郸跟随到北京，一路陪伴。病房里只要有盛老师在，就有他鼓励袁老师的笑声。还有邯郸铁路的张大哥，他在做了胃切除手术后，跟我住到了一个病房化疗，他不能吃，不能喝，恶心、呕吐，但他的所有痛苦我看都被他的老婆背负了。她的女人满脸慈悲，满脸关爱，满脸同情，永远端着水，随时准备给丈夫润口，永远端着盆，以防他要呕吐。

我常想，我们这几位癌友，不知哪辈子修来的福，能有这么一个关爱自己，心疼自己，乐于伺候自己的爱人，真是享受！我们虽然病了，但却与亲人有了共同抗击疾病的经历，有了更多相互间的体贴、爱抚与交流，从而让我们明白：当年，我们选择他们作为伴侣，是准备将一生的幸福与他们维系在一起。今天才知道，那时的选择，还包括了将生命的托付。

我很庆幸，我年轻时选中的老婆，在数十年后，用她全部的真诚、全部的爱，甚至赴汤蹈火万死不辞的心，为我织就了一张托住生命的大网，从而，我能够活转来，我能够看到明天的太阳！

抗癌：第一时间的抉择
——得了癌症，第一时间怎么想、怎么做

不要让癌症再伤了亲人

是亲人，

代替我们承受着一切，

抉择着一切，

抵挡着一切。

    凡是得了癌症的人都明白，有时爱生气，时不时就有一股无名火袭上心头。这可能是因为身体的病痛、精神的无助、心理的委屈造成的。老人们说，这叫"病拿的"。

    在我看病期间，见到过一些患者跟家属发脾气的现象，他们的痛苦我理解，但是我还是要劝几句。

    我化疗的时候，也很痛苦，有时，也想发发脾气，可是我不断地告诫自己：得病，不是"得了理了"，不是"立了功了"，不是"成了大爷"了，不是你就可以整天虎着脸想训谁就训谁了，更不是任何人都要受你的指摘了。要想治好病，一定要保持一个良好的心态，要跟周围的人——医生、护士、病友、家人，和谐相处，而最重要的，是要跟你朝夕相处、形影不离的爱人和谐相处——不要伤害她（他）——那个我们以生命相托的亲人！

    想想，得了病了，谁最着急？亲人。有了事了，谁冲在最前面？亲人。化疗、放疗、做手术，咱们吃喝拉撒睡，靠谁料理？亲人。住院、出院，咱们走到哪里，都是大咧咧一躺，完事，可亲人呢？要四处忙活、八方联络、左顾右盼、忙前跑后。得了病，谁的压力最大？很多时候，不是我们患者，像我，根本就是一个甩手掌柜，为了让自己没压力，我从来不关心自己的病，全都是爱人在哪里苦苦钻研。最早看到咱们病情报告的，是亲人；最先听到治疗风险的，是亲人；最了解咱们所处危急状态的，是亲人！是亲人，代替我们承受着一切，抉择着一切，抵挡着一切。没有亲人，咱们就如孤身的行者面对耸天的绝壁，就如孑行的旅人止步在万丈悬崖之前，我们身如浮萍，孤独地站立在癌症腥风血雨的最前沿！

所以啊，即便你的病情非常重，尽管你的心里非常烦，尽管你的火气非常大，也要忍一忍，先拉住亲人的手，让自己的火降下来，再让自己的心平下来，心中默想：有她（他）在，咱们这病，一定能好，眼前这难，一定能过！

真有压抑不住的时候，慢慢地、小声地告诉她（他），请她（他）理解，请她（他）原谅，因为她（他）是你最亲的人，还是要原谅你的耍赖。

另外，在心烦的时候，可以让自己深深地吸气，慢慢地呼气，记住，呼出气的时间，要比吸入的时间稍微长一些。这是心理学教的放松压力、缓解紧张最有效的科学方法。

总之，在我们痛苦的时候，就看看她（他）爱怜的眼神，看看她（他）疲惫的面容，看看她（他）蓬乱的头发，看看她（他）被压力压弯了脊背的身影，特别是听听她（他）无意中发出的长长的叹息，我们就明白：她（他），很不容易，很不容易，很不容易啊！

……

好啦，我们得了病，不幸中的万幸，是有亲人陪伴；我们得了病，什么都没有了，就剩下亲人的温暖了。是老天眷顾我们，给我们一个窥视天机的机会，让我们在得癌症的时候，才比他人更先觉悟：我们手里握着一块宝石，这宝石在暗夜里可化作照明的灯，在洪水中可化成渡海的船，在干涸的沙漠可化为润喉的甘露，在暴雨的原野它就成了一把伞、一间小屋——里面有一盏小灯、一炉炭火、一铺土炕——这宝石就是我们的亲人，就是我们生命的全部所有，我们定当万分珍惜，不要让病魔再伤到他们！

抗癌：第一时间的抉择
——得了癌症，第一时间怎么想、怎么做

送别我的战友

可能，对好友的陪伴，
换来的是自己人生的完满。

　　当我也得了癌症，当我独自躺在病房，我想起了我送别我一个亲密战友的情景。
　　那是 2007 年 12 月下旬的一个寒冷的冬夜。虽说已经 10 点多了，我仍在办公室忙活。我家徐老师打电话给我，说大鹿快不行了，我才觉悟，马上从办公室赶往复兴医院。到了那里，大鹿已经不能说话了。众人退去，独留我与大鹿一起。
　　"我啊，"我开始自责，"这些日子怎么这么忙，来得这么少啊！"大鹿眼睛骨碌了一下，我说："我能听见你心里说什么。你说，你好不容易来一次，还是晚上 10 点多才到；你说，你工作有多重要啊，难道还有咱们俩的患难之交重要吗？这人世上啊，最重要的，不是工作，不是客户，不是单位的利润、营业额，是人，是朋友，是咱哥俩的友情啊！"
　　随后，我对躺在病床上的大鹿回顾了我们两人一生的友谊：
　　咱俩从小住在一个胡同，年龄一般大。可是，真说认识，还是从中学才开始的吧？真熟悉，还是从内蒙古建设兵团一师四团五连算起吧？
　　嘿，我记得，那时候，连队战士吃不饱饭，而连部的人能吃饱。当时，你在连部当通讯员，一有机会，你就悄悄给大伙拿出点儿连部吃剩的干粮来，大家总是高兴地一抢而空；每天收工时，大伙最盼望的就是你，因为，你每天骑着大白马往返四十多里路，去团部邮局，给大家取回家信——家书抵万金呐！那时候，你，就是我们大伙最盼望的人！
　　我记得，咱俩是最后离开连队返城的知青。天晓得怎么回事，你说我吧，出身不好，又得罪了领导，连队不放我走；可你是连部出身、嫡系啊，你怎么也走得那么晚呢？记得那时候，知青都走了，我在外面学习，每次回连，你都拉着我，带着捕鱼的沾网，去海子里或者大渠里面抓鲤鱼，而且，每次都有收获！回来后，咱们一起架锅炖鱼。通常，我是宰鱼、烧火的，你呢，是调味、掌勺的。至今，我还记得你一脚登在灶台上,一手抡着大饭勺笑嘻嘻的样子!嘿,往往折腾半天,鱼熟了,香味就会把连队最后剩下的几个知青都勾来了,就会有人拿来河套白酒,几个可怜人围锅暴搓一顿……

回北京那天,也是咱俩一起离开的连队,一起赶到团部去搭开往火车站的班车。因为我是被副团长一伙儿乘着团长外出开会悄悄批准离开兵团的"知青骨干",所以,上了长途汽车,还担心被团长发现上车来再把我拉下去。所以,你就保护我,把我按在汽车的最后一排,一边用你的身子挡着我,一边还观察着刚刚出差归来、正在车外散步、顺便看看又有谁回城的团长的动静,直到汽车开出了两三公里了,你才让我直起腰来。咱俩哈哈大笑,笑自己终于离开了兵团,笑自己聪明地逃离了沙漠……

回到北京,咱们各自找到了工作,再后来,你去深圳创业,没成功,咱俩还计划着一同出国,畅想着怎么到餐馆打工,如何谋求发展……

那天晚上,我说了很多,很多,说也说不完。我是说给大鹿听的,也是说给我自己听的。我后悔,后悔为了工作,没有经常来陪大鹿聊天,来一同回味我们曾经共同拥有的快乐时光。

其实,我的后悔还包括,没有去到另外几个相继离去的战友的床头,去跟他们说:坚强起来,要跟癌症搏它一场,一定要活,要找到康复的办法,要抢回自己的生命!

……

所以啊,我的读者朋友们、特别是癌症患者昔日的朋友,我说这些,绝不仅仅是在这里思念我的战友,我是想让各位知道:当我们失去了自己最亲密的朋友的时候,我们将会多么遗憾,多么后悔,遗憾自己没有在好友的最后时刻,去陪伴他,后悔没在他最后的时刻,带给他多一些欢乐。

去吧,带着你的坚强,带着你的回忆,带着你挽救生命的最好的主意,去陪伴他吧,可能,对好友的陪伴,换来的是自己人生的完满。

病床上对医院改革的思考

一定要患者和家属明白：
医院是有规矩的。

第三个疗程了。

已经是夜里一点了。

化疗的反应让我无法入眠。

想着医院里各种各样的现象，想着见诸于媒体的各种医患矛盾的报道，我想，是不是该给医院提些改革的建议？题目就叫"提高服务水平，缓解医患矛盾"？

就我自己这些年去医院的体会，医院本应是个有文化修养的地方，起码医生都是高学历者，但是因为患者来自四面八方，来自社会的各个阶层，加上病弱、焦虑、无助，就显得患者群很杂，修养不高。这一点，医护人员一定要理解，或叫谅解。

但是，谅解不等于没有管理。没有管理，就失去了医院安静的就医环境，失去了医生诊病时的专注，失去了患者陈述病情时的隐私，失去了住院时的秩序与整洁，也会给医生带来更多的压力。这方面，如果医院承担起对患者引导和教授的责任，情况可能会发生积极的变化。

先说候诊吧。如果在候诊室的墙上有个大大的"静"字，再画个手指放在嘴边做嘘的动作，人们会明白，在这里是要低声说话的。我们还可以在墙上写明：患者很痛苦，心里很不安，安静的环境，可以帮患者降低焦虑，让他心情舒缓。

候诊时，医院可以用各种手段，如文字说明、护士口授，提醒患者和家属做一件事情——如何向医生陈述自己的病情。通常，因为人多，医生的问诊时间不会很长，为了不遗漏重要情节，有个清晰而重点突出的陈述对医生了解病情至关重要。所以，教给患者利用候诊的时间想一想，打个腹稿，见到医生就显得很从容，也不会挂一漏万。

还有，现在很多患者喜欢围在医生周围候诊，这是一个非常不好的现象。医生不能专注于一位患者，患者也没有了隐私。医院是不是可以在医生的诊室门外贴上

第五章
癌症涅槃：一次大病，一次转折

一个说明："为使医生更专注于病情，为使患者更好地陈述，请您在诊室外候诊。"这样会不会好些？否则，满屋子男女老少围着，怎么让一个患乳腺癌的姑娘或一位患前列腺癌的男人开口？我发现，一旦医院有了这种规定，多数患者还是愿意执行的。

住院的规矩，更需要医护人员向患者耐心、仔细地一一交代。不要怕他不听，你交代得认真就会有人听。

比如，多人一间的病房，就要告诉患者常想到他人：自己可以听收音机，但是要戴上耳机；其他患者睡了，你就要小声说话；家属与访客不要去坐其他患者的床铺，陪床的人夜里不要趁其他患者不在，就去睡人家的病床，以免交叉感染；不要随地乱扔果皮，要保持病房的整洁；告诉患者如何使用厕所，并请他每次便后冲水，还要告诉他，马桶要坐着用，不要蹲上去，男士小解要提起马桶圈等。遵守这些规矩，不仅保护了他人，更是为了自己。医院可以把这些提醒写成入院须知，发给患者或挂在墙上。总之，一定要患者和家属明白：医院是有规矩的。

有时，我们的医护人员不好意思说，也以为这是起码的知识，不必说，其实，真的不是这样。我下乡那地方的一些老乡真的没见过抽水马桶，也真的是把梨核果壳满地扔，以为就该如此！还要告诉前来探视的患者亲属，他们进到医院里就不要抽烟了，即使是在院子里（因为院子里站的也大多是癌症患者）；嘱咐他们，汽车开进院子后，就要熄火，减少废气排放，因为癌症病人闻到，会因此更加恶心、呕吐。我相信，很多事情，你说到了，他们就会理解，毕竟，在医院里住院的也有他们的至爱亲朋。

有时，医护人员觉得这么说很容易得罪人，其实，一些话说在事情发生之前就不会得罪人，毕竟，他作为住院的一分子，也能享受到平和安静的环境。

在医院里，如果我们能把工作做得细致一些，每个部门有这么一两位医护人员能担待起就医指导者的责任，那将是医院的一大进步——患者能在这里得到更好的救治，医院也将升华成一座有文化涵养的殿堂。

在我写出上述建议的第二天，友人来访，听我说到这样的思考时，马上就叫："看来你没病，躺着输液还管医院的闲事，应该给你拔了管子干活去！"

"别忘了，我以前可是做过医改研究的！当然，我这也就是睡不着时瞎想罢了。"

因为忙，也因为身体弱，我最终没有把我的想法整理成文字发给医院的有关部门。

一年以后，当我再次来到了"东肿瘤"的时候，仅仅在那待了半天，就发现，医院发生了很多的改变。

最先看到的是抽血处，这里新开了大批的窗口，患者再也不用前心贴后背地排队了，等候处有了那么多的座椅可备患者休息。患者只要拿上号，很快就抽上血啦！

再有，医生看病的诊室与患者的等候区也划分开了，还有专门的人员管理，这使医生可以专心地对一位患者问诊，他有尊严，患者也有了隐私，这个改变真好！

还有，去年让我心里一直纠结的问题——为什么一项全身 CT 检查要分成两次来做，徒给患者增加痛苦不说，还给社会增加了经济成本！而这次全改了——一次就完成了！这是不是值得患者欢呼的进步？

仅仅一年的分别，这个使我重生、令我无比敬重的肿瘤医院就发生了这么多的变化与进步，我不禁在心中大赞：了不起，了不起，很了不起啊！

给年轻患者讲西点军校的故事

> 在人生的道路上，
> 谁都有向前超越别人的机会，
> 同时，也都要有休整、准备、蓄势待发的时候。
> 这，缺一不可。

2012年8月，我在北京玉渊潭公园练习郭林新气功的时候，遇到一对从湖北荆州来的年轻夫妇。

这对年轻人三十来岁，很文雅，很精干，典型的知识分子模样。太太姓李，跟我家徐老师聊了几句就把她当成最信赖的朋友，无话不谈，从而我也知道他们的不幸。小伙子姓叶，不久前被确诊为肝癌，转肺，已经是晚期，西医不建议有什么治疗，只是让他回家好好休养。全家人不甘心这个结论，遂带他到北京来求医问药。这样，他们来到了玉渊潭郭林新气功的学习场地。

小李跟徐老师说，小叶在一家著名国企工作，是单位的中坚力量，属于企业里有突出贡献的人才，所以，他心恋企业，一时也不想在北京多待，就想赶快回去上班。他说，只有在公司里他才快乐。为此事，小李心里很着急。

就我观察，这个小伙子确实踏不下心学习气功，除了老师单独教授时他比划两下，就没见他自己练过，常常一人郁郁寡欢地坐在凉亭下，我和徐老师看着都替他着急。怎么办？

有一天，我看小伙子来了，马上收了功，跟他坐在了一起。我知道这样的年轻人见多识广，不会接受一般的说教，话题就绕了个大弯，从旅游说起。

"小叶，你去过美国的西点军校吗？"

"没有。"

"我去过两次。那里最吸引我的，不是西点辉煌的校史，不是他们出了多少将军、多少英雄，不，都不是，那里吸引我的是他们操场上学生们跑步的方式。你知道为什么吗？"

这时，小伙子抬起头看着我，希望听下去。

"西点军校的操场非常大。你到那儿总能看到操场上有几伙儿学生在跑步。他们跑步的队伍不是按照大小个顺序排列，而是高高低低，很随意地排成一队。这些年轻人有时身上负重，背着不少装备，有时就是一件T恤、短裤，如同在上体育课。他们的跑步方式跟我们的跑步方式不同。在他们跑起来的时候，你会发现，他们跑着跑着，在队尾的那个学生突然跨出队列，然后加快步伐，像冲刺似地向着排头跑去，当他赶上了最前头的一位，他就进入队列成了全队的领跑者。同样，一两分钟后，另一位最后的同学也会跨出队列，向前跑去，代替上一位领跑。就这样，每一位同学都有机会从最后冲到最前面，最前面的也都有机会垫在最后。如此循环往复，一个团队在变化中不断前进。这种跑步的方式不死板，充满运动的生机，每个人也都在运动中无比兴奋和快乐。"

这时，我看小叶听得很认真，就说："西点军校的这种跑步方式说明什么？说明，在人生的道路上，谁都有向前超越别人的机会，同时，也都要有休整、准备、蓄势待发的时候。这，缺一不可。这就像你小叶，有当先进的时候，但是也要有休整的时期，休整不意味着从此落后，而是意味着积蓄力量，再次冲刺。你明白我的意思吗？这次得病，是老天爷给了我们一个休整的机会，我们要珍惜。"

小伙子听了，马上点头，"您放心，我一定好好锻炼，治好病，争取尽快康复。然后……"我说："然后，你到西点军校去参观，看我说的是不是这么回事，然后，再琢磨工作的事情。"

小伙子笑了，"好，病好了第一件事就是去西点参观。"

第二天，小叶的太太小李找到我太太徐老师，说："不知你先生跟我家小叶说什么了，他同意回到他自己的老家去一心一意练功了，他老家是山区，空气很好。"

这件事让我很愉快，我从心里祝愿他康复。

在此，我想跟所有年轻的患者说：年轻人，无论你在学校里有多么优秀，无论你在岗位上有多么领先，无论你的事业多么如日中天，无论你经过努力已经取得了怎样的成绩，你都不要在乎，都请把它暂时放下。来，让咱们一起站到队尾，站到最后，让咱们一面治疗，一面积蓄体力，待到病好，咱们准备和积累得也差不多了，到那时候，咱们再跨出队列，冲到前面，领跑！

第五章
癌症涅槃：一次大病，一次转折

我们可以凭借哪些早期症状去追寻癌症的影子？

> 按常规能治好的病，
> 为什么到你这就不起作用了？
> 是不是治错了？
> 是不是应该大胆而豁达地想想：
> "我这病不会是癌吧？我先排除一下再说！"

每天行走在运动场上，我想得比较多的一个问题是：我们这些先来的癌症患者能给后来人提供些什么有用的经验，以让他们避开癌症，或者在癌病还处于萌芽状的时候就能发现它，遏制它？

我的病发现得晚，到了第三期才去医院；上海复旦大学的教师于娟女士，发现乳腺癌时就已经转骨，而且到了骨痛欲裂的最后时刻；还有我的一个战友的丈夫，当感到肝区有问题时，医生所能说的就是"不要让他在治疗过程中痛苦了，让他能舒服几天就舒服几天吧！"

每当想起这两位先驱，我都为他们深深惋惜。

的确，世上有治不好的病，我们古代早就有"病入膏肓"的成语。人病到了那个份上，医生也回天无力。

但是，我想说，哪一种病都不是一天发展起来的，它都有个积累的过程，中医讲究"治未病"，可绝大多数人都看不到这个"未病"，根本不知什么是"未病"，哪个症状属于"未病"，所以，即便感觉有不舒服了也不去医院，认为那是"小毛病"。可你不去医院，医生怎么能发现呢？再说，你去了医院，看的不是那个对症的科，兜了一大圈，找不到真正的病因，这还不是耽误事？

还有，我们的很多医生也是只把眼光盯在自己那一摊上，根本脑子不转弯儿，不会往旁边想想这个病症还可能是什么引起的，只一味地按常规下药、下药，这可能是最耽误事儿的！

抗癌：第一时间的抉择
——得了癌症，第一时间怎么想、怎么做

就拿我来说吧。我皮肤瘙痒决已经有好几年了。起初就是肚皮上一片，后来前胸后背，再就是胳膊、大腿，到处痒，一抓，就是一片血迹，接着就起来一层密密实实的小红疙瘩。不痒时又平复了，好像什么都没有，挺干净。这种痒是奇痒，极度难过，经常夜里被痒醒。我为此去过多次医院，医生说是湿疹，给了不少药，没一种顶事。我西医看了看中医看，大都是一个说法。后来还有说是皮肤干燥引起的，让涂抹润肤霜。所以，每次出差，五星宾馆里的润肤霜我没糟蹋一瓶，全糊身上了！

这次得了淋巴瘤后，我老婆翻书学习，才知道淋巴瘤有个典型的症状就是皮肤瘙痒，那是因为皮肤上的网状淋巴系统也遭受了癌细胞的侵害。我们向其他的一些淋巴瘤患者求证，其中病情严重的都说有瘙痒这个症状。后来，开始化疗，从第一针下去，全身马上舒服，先不说肿瘤怎么反映，皮肤不痒了倒是真的。可见痒与癌有关。为此，我就想：当初，怎么就没有一位皮肤科的医生提醒我去血液科查查，排除一下淋巴瘤的可能？

还有，我有个远房亲戚郑阿姨，得病时七十岁不到，因为嗓子疼去看医生，医生给开了消炎药，吃了两周，不好，声音更嘶哑，还有了咳嗽，再去医院，又换一种消炎药，一吃又是两周，时间就这么拖着，拖着，自己也觉得不就是个嗓子疼吗，不够重视。待嗓子里真正感觉到有东西了，再去医院，已经到了喉癌晚期了！老人走的时候十分痛苦，从形象到痛苦的程度，那是没法形容的。老人自己求孩子们放弃吧，让她走吧，她要解脱！事后，她的家人，包括我们，都在想：为什么就没有人在第一时间告诉你：嗓子疼，特别是吃了两周消炎药没一点作用时，是不是就要考虑这里可能存在更大的隐患，有没有可能是癌？——当初如果医生有这句话，哪怕一点暗示，患者及早检查，早点儿处理，也还有生命的希望。可是——没有！

还有，就是前两个月，从内蒙古，我下乡的地方，传来了我的兵团战友国祥的不幸消息——癌症晚期。我太太徐晓马上给他打过去电话，可国祥已经不能说话，只能由他老婆代他通话。原来，他的病也是因为误诊被拖成了晚期！

2012年3月，国祥感到自己的左脸有点麻痹，以为是中风了，就到当地盟里的医院去看。我们不少医生都是这样：你患者说什么病他就按你说的思路治，自己不动脑子。国祥的医生也不例外。先开点中药，再扎扎针。几个疗程下来，不顶用，脸还歪了，又改为烤电，又是几个疗程，仍然不顶用，脸更歪了。国祥觉得费了不少时间还没好，算了，反正自己也六十多岁了，不疼不痒，脸歪就歪吧。

转眼，时间到了2013年3月。国祥的脸歪得有点恐怖了，朋友见了都说这可

第五章

癌症涅槃：一次大病，一次转折

不成，那么英俊的国祥现在不能看了。国祥就到医院去让医生想想办法怎么治疗脸歪。医生想了想，说：这样吧，不就是脸歪吗？一定是有条肌肉抽紧了，咱们动个手术，把拉紧的肌肉（或是筋）割断，不就回来了吗？听着，也觉得是这么个理，国祥就上了手术台。

谁知，当外科医生切开耳后的肌肉，瘤子一下就呈现在眼前。医生害怕了——没见过，赶快缝上。这下，国祥知道了脸歪的真正原因。他马上来到北京，来到肿瘤医院。但是，肿瘤医院也很为难——唾液腺癌，晚期！国祥的家人希望医生给出个治疗方案，无奈，只剩放疗一种方法可以试试。可是，不知为什么，放疗前，医生一定建议国祥要把满嘴牙拔掉——一颗不剩！国祥考虑再三，决定放弃。他说，牙没了，今后就没有一点生活质量了，不治了。他回到了家乡。那是初夏的事。

我们给他打电话的时候是2013年秋天。国祥说不清话了，眼睛的视力也只剩下一丝光线了，耳朵近聋。他太太说，脑转移，全身转移……

国祥的病让我们所有战友心里都气不忿：为什么？糊涂的医生啊，你治了一次治不好还不赶快换个思路，这南墙撞一次不够，还要一次次地撞？我们的国祥也是，也要动动脑子——按常规能治好的病，为什么到你这就不起作用了？是不是治错了？是不是应该大胆而豁达地想想："我这病不会是癌吧？我先排除一下再说！"

说别人明白，轮到自己就糊涂，我不也没想到吗！不是自己也拖到癌症三期吗？我知道，绝大多数人不是不敢想，实在是没有这份经验，不会想。

那我们的医务人员呢？只盯着自己的地盘吗？

其实很多病症都不是一种原因造成的。比如，我太太徐晓总说的一件事：她四十岁时有段时间总感到颈椎发困，里面很涨，不舒服。去看骨科，医生就让她照片子，烤电、吃药，怎么都不顶用。后来，体检时才发现是高血压，而且专家说：你这高血压可不是一年两年了！她吃了治疗高血压的药，脖子马上就舒服了。老婆说：一个颈椎病专家，难道就不知道引起颈椎不舒服的原因，除了颈椎管狭窄还有其他的吗？既然是专家，脑子里就应该有一棵生命之树，知道哪一根枝杈与哪根树干相连，知道一种病症可能涉及的几种病因，否则，谈不上"专家"。而且，过去医生总有个血压计，有个听诊器，现在你到医院看病，你见几位医生还用它？是懒，还是不需要，还是没时间？

还是回到癌症的主题。因为癌症关乎生死，我们还是要强调癌症的早期发现和早期治疗，因为只有早，才能挽救更多人的生命。

我大胆地设想，我们是不是应该建立一个网站，其主题是：癌症早期迹象。这个网站最好是以一种表格的形式呈现，它欢迎每一位癌症患者将自己最初的病症登载上去，也欢迎医生将自己的临床经验登载上去。比如，我是淋巴瘤，我就在淋巴瘤一栏里勾出皮肤瘙痒；肺癌患者可以勾出咳嗽，可以勾出肩膀疼（我太太的好友就因肩膀疼追查出了肺癌——因为已经骨转移）；食道癌可以勾出吃饭噎，子宫癌可以勾出分泌物有血，皮癌患者可以勾出局部皮肤的"消不了的炎症"和色变，等等。

这样积累得多了，规律性的东西就出来了，普通百姓有了疑难病症，就可上去查一查，与他人的症状对照一下，就多了个提醒，多一种警觉；医生呢，也可在这里遇到未曾听说的案例，以丰富自己的知识结构。当百姓对自己的病患有了警觉，就会及早求医问药，当医生见到某种病症，马上联想到各种病因，尽快一一排查，这样就可能在患者的得病初期开始正确的治疗，从而挽救更多人的生命。

总之，癌症越来越肆虐，也越来越疯狂，它离我们是越来越近，让我们不能不把这个曾经"遥远"的魔鬼跟自己联系起来；与此同时，人类对癌症的研究也越来越接近其本质，这可能就是双方最后的较量了。此时，癌症的爆发也可能属于黎明前的黑暗。

为了对付这个给人类造成最大痛苦的病症，全世界的人们都要团结起来，每个人，谁都不要说癌症与我无关，每个患者都贡献出自己的一点经验，聚少为多，最终找到抗癌的最有效的办法，还癌症患者与生命，与健康，也让后来人远离癌症，远离痛苦。

这是我的希望。

康复对癌症患者的特殊意义

> 我呼吁我们的医院应该设立一个"康复科",
> 能够给所有患者以积极的指导
> ——生理的与心理的。

康复医学是继临床医学、预防医学之后,在20世纪中叶后逐渐兴起的一个学科,它使"医学"的领域更加宽泛,更加完善。

以前说起"康复"这个词,人们想到的仅是肢体残疾的患者通过物理疗法或运动方式使自己逐渐恢复行为功能的过程和结果。但是,在1993年,世界卫生组织对这个词进行了新的诠释,人们才觉悟到:啊,原来,康复包括了如此博大的领域,它不仅对肢体残疾的人有意义,它对一切身患重大疾病的患者也意义非凡!

他说:"康复是一个帮助病员或残疾人在其生理或解剖缺陷的限度内和环境条件许可的范围内,根据其愿望和生活计划,促进其在身体上、心理上、社会生活上、职业上、业余消遣上和教育上的潜能得到最充分发展的过程。"

我想,这些话不正契合了我们癌症患者的所有需求吗?

我相信每个癌症患者都会记得癌魔来临时的狰狞,记得治疗期间的痛苦,明白手术、化疗、放疗给自己身体造成的创伤。这种创伤使我们极度虚弱,使我们在起居饮食、夫妻生活、行为举止上都受到了影响。我们不能再像以往一样指挥自己的身体,许多时候深感力不从心,而且,身体机能的恢复又是如此之慢,真应了那句话:病去如抽丝。

癌症,不光在生理上,在对患者的心理上,其冲击力也是空前的。从最初得病时的惊惧、痛苦,到自觉不自觉地与外界的疏远、隔膜,再到治疗期的孤独、寂寞,以及走出医院大门后仿佛被抛弃的感觉,这是很多患者都曾有过的情感经历。这种心理创伤的修复更需要时间。

作为癌症患者,当我们有幸从死亡的阴影下挣脱出来,我们又开始渴望以往的一切社会生活。我们需要工作,需要工作中的成绩,需要被社会所承认;同时,我们需要友谊,需要爱情,需要生育,需要尊重,需要荣誉,需要别人可以有的一切东西。而这些愿望的实现对于一个随时有"复发"可能的癌症患者来说，是不是过于奢侈？是不是有些不自量力？

　　总之，我们癌症患者，是与死神搏斗后，刚刚从战场上退下来的"残兵"。遍体鳞伤不说，身心的疲惫、思维的迟钝、职业生涯的中断、家庭生活的改变、社会生活的脱离，林林总总，让我们从里到外地"残疾"了。而且，"警报"暂时的"缓解"，并不意味着完全的解除，时时还要承受"复发"的压力，这让许多人，包括我们自己对能否重新站起来，能否重新开始正常人的生活抱有很大的疑问。

　　所以，我们需要一个康复的老师，需要一个康复的过程，需要一段康复的时间，更需要坚定不移的康复意志和不屈不挠的康复行动。

　　在此，我呼吁我们的医院应该设立一个"康复科"，能够给所有患者以积极的指导——生理的与心理的。告诉患者，哪些痛苦会发生，大约持续多少时间，它将在什么时候离去；指导患者，如何锻炼、如何饮食、如何与爱人交往、如何开始工作、如何回到以往常规的生活中去，还要不复发、不转移，成为一个健康的新人。

　　在医院尚没有开设"康复科"的时候，我们患者要有勇气，独立地踏上康复之路。尽管这条路很漫长，少则几年，多则几十年，甚至一辈子。但是，这是一条快乐的路，是一条不断学习的路，是一条充满希望的路，它不仅会还给我们健康的体魄，还会还给我们温暖的亲情、社会的认知和事业的再度开启。

　　我以我自己一年多的康复体验告诉大家：康复的过程不是一个痛苦的过程，而是一个享受快乐的过程，最初需要坚持，随后就是无它不可。癌友们，让我们结伴同行！

第五章
癌症涅槃：一次大病，一次转折

执着，还是恬淡，这是一个值得思考的问题

每一个癌症患者，

每一个走过生死线的人都会这样选择：

繁荣与环境，我选环境！

金钱与资源，我选资源！

成功与健康，我选健康！

因为，人生路漫漫，来日方长。

在医生给我做身体检查的时候，他询问过我的工作和生活经历。

就是这一问，我想起了早几年我跟朋友们喝酒时说过的一句话："得癌症，对我那是迟早的事！"

为什么？

因为我这个人干什么都太执着。

十七八年前，我参加了创办我国最大的两个研究公司——央视市场研究（CTR）和央视索福瑞媒介研究（CSM）。在创业的那些日子里，我和同事们简直是没日没夜地工作，我们的工作愿景就是让自己的公司成为全国最大、最好的研究公司。没错，我们的愿景实现了！

目标实现后，不安分的我选择了离开。其原因是，我发现，在CSM公司完全正常发展时，我每天的工作就剩下给大家签字了，没有了创业的兴奋。那一年我50岁。我想：我总不能就这样混下去，直至退休吧？于是，我转身进入了市场竞争更激烈的行业——广告投放与媒体策略研究。

第一个公司，是世界500强，也是世界最大的单体广告公司——电通。这家公司，实际上是一家营销公司，在公司内外，被职业人士称道的，除了她强大的营销能力，还有她著名的鬼才文化。在那些追逐成为鬼才的日子里，我也差不多变成鬼才了，我终日里追求的就是：做别人做不了的事，写别人写不出来的东西，说别人没有说过的话！——这是我对自己提出的成为鬼才的三个极致标准。

抗癌：第一时间的抉择
——得了癌症，第一时间怎么想、怎么做

在电通工作的那段时间，我的常规工作时间是早晨9点上班，晚上10点走出办公室。没人要求，这是我自己的习惯。而非常规的日子，那可就没点儿了，通宵加班是经常性的。

第二家公司，叫做群邑媒介，她是世界上最大的媒体策略公司，专门为企业提供专业的媒介策略服务。她虽然没有参加世界500强评选，但其规模也早就超过很多500强的企业了。这个公司的客户，都是世界顶级的知名公司，公众知道的很多著名品牌，都是这家公司的服务对象。

这个公司奉行给客户提供最专业化的媒介策略和广告投放服务。说着简单，可你要想真的达到这个"最"字，那就要成为创造的第一、付出的第一！我至今清楚地记得，为了达到客户"超级"得甚至"不合情理"的要求，我多次和团队加班至凌晨；而我自己也曾度过无数个昼夜无眠的日子！

记得有一次，我白天紧张工作十几个小时之后，为了一个客户的几近苛刻的要求，夜里独坐窗前，一方面等待与大洋彼岸体育现场的媒体人每隔一两个小时的沟通，一方面还要冥思苦想：如何让一个产品的品牌炫亮地呈现在大众面前，钱要少花，效果必须突出，媒体也能接受。这真是烦恼无比，劳心无比。在早上5点钟的时候，沟通成功。凌晨走出办公室前我给那伙儿提出"无理要求"的团队发出一封抱怨信——过去，我多是"所有的事情都自己扛"，在同事眼中，再难的事情经我都能摆平，但那次虽然摆平，但真的是扛不住了，太累了！——几个小时后，当我又回到办公室时，看到一个大大的水果篮放在我的办公桌上，还附上了一封那个团队给我写来的慰问信……

问题是，我在媒介与广告这个行业工作的八年，多是在这种状态下走过的，处理难事几乎是家常便饭。这期间，我做成了无数件别人做不成的事情，可为了达到这个标准，我真的付出得太多太多了。说这些话不是后悔，而是反思——在职业人士的词典中，没有"后悔"这两个字。

得病之后，我听到最多的，是劝告，亲人和朋友都劝我要把脚步放慢，要我用平常心对待每一件事情，特别是，要我在面对一些棘手的事情时，淡然一些，把该做的动作做到，至于成与不成，没关系——尽人事、听天命。

当我终于病倒，终有时间去回顾自己的经历，去反思我前面所说的追求业绩的三个极致标准时，我想了很多，我的思考已经跨越了自身的健康，跨越了自身的理想，想到的是我们的所有的人们在工作上、我们的民族在建设上、我们的国家在发展上，到底应不应该这样竭尽全力？

比如，我们该不该把煤炭、矿石那些祖宗留下的宝藏在我们这代挖光？我们该不该把资源除了留给眼见的儿孙外，还能多一点地留给下三代、五代、十代、百代，就像祖先留给我们一样？我们该不该为求我们这一代追上西方的现代生活，而不管水用尽、树砍光？我们该不该动辄"争时间、抢速度"，用 30 年赶着做完西方 100 年做过的事情？我们在奔，在跑，在百米冲刺，而奔向的却是一个极度偏离的，并不是我们出发时设定的那个目标，而且，脚下的基石铺得太软，跨越的桥梁架得太高，碗里的食物有那么多导致虚胖的催长剂……

我不知道，我们这么急切，到底该不该？到底值不值？

答案，似乎是不应该，而应该做的，是把脚步放慢，工作时，踏踏实实，一步一个脚印，不是吃着碗里的看着锅里的；休息了，享受生活，享受人生的乐趣，同时，给自己留够学习和思考的时间，把社会的进步做得快乐而扎实。

但是，事物还有另一面，我们该不该看着其他世界强国都在利用本国的优势，在对世界资源展开争夺而无动于衷？该不该效仿他们，运用自己的智慧和实力，在外获取超值的利益，以使本国人民过上更好的生活？我们自己，又该不该追求卓越？该不该把追求我所说的三个极致作为职业人士的行动标准，进而创造第一等的工作业绩，实现第一等的人生目标，得到第一等的回报？男人该不该有男人的荣誉感？女人该不该有女人的虚荣心？人们该不该知其不可为而为之？该不该，对那种一般人看上去做不到、做不了、做不好的事情自己去极尽努力，通过极力挖绝、挖尽、挖竭自己的智慧和团队的能力，最终做到、并且做好？！

如果一切都是好，都是正面的结果，那就没有疑问；但是，如果一些好是以一些不好为代价换来的，那我们又该怎样取舍？

我想，每一个癌症患者，每一个走过生死线的人都会这样选择：

繁荣与环境，我选环境！

金钱与资源，我选资源！

成功与健康，我选健康！

因为，人生路漫漫，来日方长！

第六章

癌症与性：有生命就有爱！

"性的愉悦是没有年龄界限的，
几乎所有人都有能力找到终生的性愉悦。"

第六章

癌症与性：有生命就有爱！

癌症患者与丢失的爱

> 沟通的目的是告诉你的那一半，
>
> 你正处于"性休眠"期。
>
> 但是，性虽休眠了，爱却没有休眠。

在我国，有一个问题是不大好意思说出口的，那就是性。

不必回溯历史，仅仅看当代，中国学者们在引述美国学者马斯洛著名的人类五个基本需求理论时，一般仅列出食物、水、空气和住房，有时会加上了医疗。而国外学者在引述马斯洛理论或论述人的基本生理需求时，无一例外地把"性"包括其中。这可以说是我们中国人含蓄，但也说明，即使在学术领域，我们也还没有解放思想，不敢正视这个人类的基本生理需求的事实。

如果说，我们的一般民众避讳谈性的问题，这很好理解，毕竟我们有几千年的文化传统。但是，在今天的医学领域，也还对性避而不谈，这就不对了，尤其是到了我们今天这么现代、这么开放，性解放到无以复加的时代，医学界却还如此保守，对疾病引起的性功能障碍不能正视、无人研究，确实有些匪夷所思了。

我们知道，一般小病，感冒、咳嗽，可能对性生活没有多大的影响，但是癌症呢？它会对患者的性能力产生多大的影响？会对癌症患者的家庭生活造成什么后果？患病前，我不知道，患病后我仍然两眼一抹黑。癌症治疗过程中，我去过不少医院，看过不少医生，但从来没有一家医院对此有过暗示，没有一位医生为此对我有过询问或给我提醒。

那么，为什么在这里提出癌症与性的问题呢？我认为，这是在癌症治疗与康复过程中，患者嘴上不说，但心里会想的问题，是一个实实在在绕不开的现实问题。

在这里，我希望用自己的体会抛砖引玉，与广大的癌症患者和社会各界共同讨论，最终能齐心协力地推开这扇封闭已久的门，正视并且处理好这个问题，还"性福"于广大的癌症患者，使他们真正获得从身体到精神的彻底康复。

其实，我自己也是一个很传统的人，从未在公众场合谈论过性，但一想到我国

抗癌：第一时间的抉择
——得了癌症，第一时间怎么想、怎么做

每年有 300 多万人罹患癌症，他们先是与死神搏斗，接下来还要忍受各种无以言说的苦恼，即便侥幸逃过死亡的威胁，却可能因为生理的缺憾过一种没有幸福的生活，这很残忍。所以，我应该抛开个人的私念，说出我的认识，就像自己在一个癌症患者的恳谈会上，与癌友们做一次推心置腹的交谈。

先从我自己的真实情况说起。

应该说，生病前，或者说，发现癌症前，我都有正常的性欲，也能享受健康的性生活，因为，我和我太太有着愈老弥坚的爱情。

但是，自从我接受了化疗，我就对性事没了兴趣，化疗之后的几个月内，也从没有这种欲望，我觉得我失去了男人对女人正常的心理及生理反应。

即便结束了化疗，我每天都要锻炼，还要写作，我的时间被占得满满的。时间一晃，就是几个月过去，竟然真的没有了夫妻间的性爱。我和太太之间真的就如"同志"般相处了。而按照西方专家的说法，"性的愉悦是没有年龄界限的，几乎所有人都有能力找到终生的性愉悦。"还说，"夫妻间的性爱不仅仅包括性生活，还包括相互间甜蜜的语言交流、肢体的亲昵与抚慰等。"那么，作为癌症患者的我，为什么有了改变呢？

一个偶然的机会，我看到了一本西方研究"癌症与性"的书，读毕，便知道了：患者在患病和治疗期间会存在性欲减退、性欲消失、性能力下降，甚至一个时期不能做爱的现象。此书的主旨是：既然性生活是人类的基本需求，那么患者在性生活方面的疾患也是必须救治的，这是癌症康复的重要组成部分。

看了这本书，我想：是啊，我好像对"性事"很久没有想起过了，这是怎么回事呢？难道是化疗化的？或者是癌症导致的，怎么连基本的生理需求也没有了？我是不是残疾了？当时我就是这么想的。

好在我也是个沟通无障碍的人，于是，在一个适当的时候——一个月明星稀的夜晚，皎洁的月光照在床上，我跟老婆有了一次非常有益的谈话。

"嗯？咱们好像有日子没有温存了啊？"我说。

"——嗯，我不知道你怎么了。"

"好像，是自从得病以来，就没兴趣了。"

"——是没兴趣了呢，还是不成了？"

"我觉得，还是没兴趣。"

"——那是怎么回事呢？"

第六章
癌症与性：有生命就有爱！

"我估计，是因为患癌症以后，被打击的吧。"

"——那，你觉得，是因为癌症本身造成的，还是因为化疗药物的副作用造成的？"

"我不知道。我看了一些网上的文章，也没有看出什么名堂。但是我想，应该是二者都有吧。你想，在发现癌症的初期，我全心对付癌症，没有了那个精力；化疗期间呢，活命都成了问题，于是这个事就被放到一边了。"

"——嗯，别着急，要是这样的话，你会慢慢好起来的。"

这时候，我想起了自从我得病以来老婆对我的全部的好：我得病初期，她难过，但是她更坚强，她比常人表现得更理智，更聪明。她一边学习有关淋巴瘤的知识，一边不顾一切地为我联系医院、找医生，还不断地与四面八方的一切可能对我的病有帮助的人们沟通、交流、讨论；每次住院，她给我弄好了吃的喝的，自己就胡乱吃点，能凑合就凑合；我化疗的时候，她眼睛不眨地守候在我的身边；不化疗的日子，她又去帮我联系中医大夫、郭林新气功辅导站，然后护送我去看医生，陪伴我去公园学练气功……我知道，没有她，我不会这么快就摆脱死神的追击。

一时间，老婆的种种好处全都涌在心头，我搂着她，低声说："有点……对不起。"

"别这么说，不论你怎样了，我都爱你。"

——这就是我们夫妻之间的交流方式，没有热烈的词汇，但爱深入骨髓。我看得出，她好像一直在期待着这个时刻。

……

那一晚，我们很久都没有睡着，记得老婆在我耳边说："我是担心你不成了会有思想负担。"

"哪能呢，只不过它跑远了。"

"谁跑远了？"

"爱的念头呗。"

"现在呢？"

"回来了"。

"怎么回来了？"

"意识到这个事情了。"

"意识到就能好？"

"想到了你所有的好。"

……

好了，言归正传。

我之所以把我们夫妻间的一场谈话这样仔细地描述出来，就是为了一个目的：让患了癌症的你，对性这个问题有一个全面的认识。

首先，癌症患者可能在性生活上出现问题。因为，不论是癌症本身，还是现代医学对癌症的治疗办法，如手术、放疗、化疗，都会伤及人的正常生理机能，对性的机能伤害也不小。会出现我曾经历的现象：失去了性趣，失去了性欲，失去了做爱的能力。但是，随着身体的逐渐康复，随着身体各项机能的恢复，性的能力也会回来。性能力的离去不是永远的。这一点请癌友们不必有过多的心理负担。只要我们体质强健了，精神放松了，我们仍然可以。而且，有节制的性生活不会伤到身体，还会带来整个身心的愉悦。当然，切记，一定是在健康情况之下，而且是一定是有节制的！

第二，因为性生活不仅关系到患者自身，还关系到患者的配偶，所以，既然我们知道了癌症对性的影响，就不要回避它，尤其在夫妻之间不要回避它，双方如有个看门见山的沟通会比闷在心里强。可选择一个合适的时候，一个只有两个人的场合，去做这场沟通。沟通的目的是告诉你的那一半，你正处于"性休眠"期。但是，性虽休眠了，爱却没有休眠，你因为对方在你患病期间给你的无微不至的关爱，使你对他（她）的爱更加深厚。待身体康复了，你会给他（她）更多，你们的美好生活还会回来。

可能有些患者放不下这个架子，也有些认为老夫老妻还说这些干吗，但是，请我们的癌友想一想，回忆一下：自我们罹患癌症以来，谁对我们最关爱？谁为我们付出得最多？是谁恨不得用自己的健康、甚至生命去换回我们的康复？是我们的另一半！是我们的爱人！因此，我们没有理由对他（她）的付出有任何忽视，没有理由对他（她）的关爱有丝毫的怠慢。毕竟，因为有了他（她），我们才有了抗击癌症的勇气、信心和力量！所以，请处理好有关性的问题，以最真挚的爱回报给他们，让他们知道，待我们康复了，一切快乐都会回来，一切好日子都会回来！

第三，对癌症患者出现的问题，外国专家们给出了多种建议，包括：如真的出现性功能障碍，可以尝试采用一些新的办法使它逐渐恢复，包括相互携手漫步，浪漫旅游，享用烛光晚宴，一同洗泡泡浴等。最终达到恢复性功能的目的。

第四，当患者遇到性功能障碍时，一定要到正规医院去求诊，去找性专科医生、心理专科医生咨询，也可以找有生活经验的贴心朋友去讨论，但万万不可凭借那种街头巷尾的小广告去找江湖医生，更不能相信那些灵丹妙药、补药、补品，因为，你不知那些药会在你身体里产生什么化学反应，癌细胞会不会因此活跃。我们的癌友们，我们不能犯任何错误，因为任何的不慎都可能导致癌症的复发。

第五，我希望我们的各级医疗机构，能够重视患者的性问题，把它作为患者康复的重要部分来对待，设立性问题门诊科室，建立研究机构，敢于宣传，增加投入，从癌症康复入手，把我国的性科学研究提到一个恰当的水平，其最终目的是提高人们的幸福感，使我们的家庭、社会更加和谐。

最后，我对癌友们说：问题出在我们身上，我们自己是最好的医生，如果需要助手，那就是我们的另一半。

真心地祝癌友们幸福快乐！

有关癌症患者的性知识

我不光知道了找回性爱居然有技术可寻，

我更感到了医学专家们对癌症患者性障碍的重视，

以及无微不至的贴心关怀和伟大的人性闪光。

我们国家关于性的书太少了，特别是解答癌症患者性的困惑的书几乎没有——我费力去找了，但确实没有找到。

但是在国外，在加拿大的一个癌症系列讲座上，我听到了一堂有关癌症患者如何处理性的困惑的课，并获得了一本加拿大癌症协会 2012 年编的《性欲与癌症》的印刷品。随着专家的幽默演讲和不经意间对小册子的翻看，一个系统的有关癌症患者如何找回性欲，找回性的欢愉的知识脉络在我脑海里展开，从而，我不光知道了找回性爱居然有技术可寻，我更感到了医学专家们对癌症患者性障碍的重视，以及无微不至的贴心关怀和伟大的人性闪光。

由此，我想到了我那些罹患癌症的同胞们。我想把这些知识告诉给读者，告诉给正经历此难言之苦的病友们。

下面，我想仅以我对专家讲座的理解，以及对这本小册子的理解，将其中的一些内容，以我的说话方式讲给大家。希望假我之手，完成加拿大癌症研究者们对中国患者的爱心传递。

癌症中的性爱

对许多人来说，性爱是一个难以公开谈论的话题。但是，坦诚谈论性爱问题可以让你有机会应付癌症治疗带来的性欲改变。也许，患者和他的伴侣会认为，此刻，性爱并不重要，保命是第一。的确，人们在对抗癌症时不大会想到性爱，但是，我们必须注意，性爱，以及与它紧密相关的爱情和亲昵，都与另一个人紧紧相连。

在下面的文字里，你会看到一些加拿大癌症患者的经历与想法。他们所说的未必全部与你相同，但是，他们的故事是要帮助你明白：

患了癌症，并不表示你不再是个有性欲的人；与相爱的人在一起，这是生命的境界，是生的必然。

一、性爱与性欲

性爱与性欲是什么

性爱，通常被认为是一种活动。有些人认为它只是性交而已。其实，它还应该包括爱抚、接吻、依偎、自我刺激，以及分享性幻想等。性爱可以带来快感，也有助于维系伴侣间亲密的感情关系。

性欲，不只是性行为。它是日常生活的一部分，它包括人的生理、情绪、社交、灵性和文化等诸方面。

每个人对性爱的兴趣有很大的区别：有些人喜欢经常做爱，有些人会偶尔为之，还有些人对此事完全不感兴趣。不论怎样，健康的性生活就是你自己认为怎样好就是怎样好，你习惯于怎样做就怎样做——你觉得好就好。

然而有一天，癌症突然闯进了你的生活，病患加上治疗影响了你以往在性爱方面对自己的感觉——对癌症的恐惧和焦虑可能会影响你的性生活；你给予或接受性快感的生理能力可能改变了；也可能发现自己失去了性的吸引力。但是，你要知道：这些转变有些是不会持久的。即使有这些问题出现，也不一定要完全停止性爱，你和你的伴侣完全可以找到其他的方式亲热，如借助性爱玩具。

Ian（兰）是一位前列腺癌患者，治疗之后，他和妻子想出一种新的性生活的方式。虽然他们没有性交，但是他们重新开始以前喜欢的活动，如一起沐浴、依偎而睡、

抗癌：第一时间的抉择
——得了癌症，第一时间怎么想、怎么做

手牵手遛弯、上班前亲吻，两人一同享受假期，会见朋友，等等。Ian 说：我们不把心思放在那件徒劳无功的事情上，而是去做其他的事情，结果，我们同样找到了快乐。

在性爱方面的困惑

有人会问：性爱会令癌症恶化吗？

答：不会。性爱不会增加癌症复发或扩散的机会。

有人问：做爱可以把癌症传染给伴侣吗？

答：不会，人们不会通过接吻、触摸和做爱把病传给别人——它毕竟不是传染性疾病。

但是，在你治疗期间，很多时候还是需要避免做爱的——毕竟你很虚弱。

与伴侣谈论性爱与性欲

当伴侣双方有一位患了癌症，并且在性方面出现问题时，两人能开诚布公地谈谈并不是一件容易的事情。因为，很多人在小时候就被灌输谈论此问题是不恰当的，即使面对的是你最亲近的人，你也会觉得尴尬和难为情。

一位癌症患者的性伴侣说："在他接受手术后有段时间实在叫人难受，因为我不知道他还会不会做爱。而他也采取回避的态度来面对这个问题，这给我造成很大压力。"

但是，再难开口的事也要开口沟通，两人的真诚的倾谈虽然并不容易，但那是解决你们在性生活上存在问题的最佳办法。让对方知道你在此问题上的感受，可以有助于你们的关系更加亲密，并找到问题的解决办法。

为何与伴侣倾谈是重要的

- 坦诚交流性爱方面的意见是健康的性欲的一部分。
- 倾谈可以有助于你改变自己的性爱常规，从而找到新的方法去感受快感。
- 倾谈可以有助于你面对恐惧和不安全感。
- 有些事情是伴侣必须知道的，例如你哪里觉得疼，或者你还未准备好进行什么类型的性爱活动。
- 伴侣也可能会有忧虑，担心性生活会伤害你，或给你造成压力。
- 如果你不说清楚癌症或治疗影响了你对性爱的感受，伴侣可能会觉得受到冷落。

Jess（杰丝）是乳腺癌患者，她在手术前很少跟丈夫谈论性爱。她说："以前，我们认为性生活是很自然的事，事事都不费力。可是现在，有些事情必须安排妥当。"而当她与丈夫倾谈后，她惊讶地发现：谈论这些认真的话题，谈论人生的感悟，谈论身体的形象，是那么惬意，以前没有交流过的话题现在交流后，感觉到两人的关系变得从未有过的亲密！

Dan（丹）是前列腺癌证患者。得病以前，他跟妻子可以很坦率地谈论性爱的话题，自49岁那年他被诊断出前列腺癌后，他说，他们需要在此话题上更多的交流。他们要为未来做短期、中期和长期的打算。比如，如果 Dan 在切除了前列腺后，生育能力就成为了一个问题。他说，"我们知道，手术后我们不能有孩子，而我们可能还想多要一个孩子。"当 Dan 和妻子商量后，决定到生育诊所把精子保留下来，然后才去接受手术治疗。

在手术以前，医生告诉 Dan，手术是有副作用的，这可能会造成患者的阳痿，但是医生会采取一种神经保留技术，设法保存患者的男性勃起机能，但是，这个努力能否成功，确实是没有十分的把握。

Dan 说："你必须做好应付最糟糕局面的思想准备。任何前列腺患者都希望将性功能恢复到原来的样子，但是，如果不能，也不是说我和妻子间就会发生什么变数。"在 Dan 接受手术后，的确有阳痿和轻微失禁的情况，Dan 说："这时，如果提出恢复做爱，的确为时尚早。当我们意识到事情急不来时，我们就泰然处之了。"

此后，中年的 Dan 和妻子重拾他们年轻时喜欢的亲热活动，如一同外出晚宴、在浴室里点起烛光、一起洗个热盆浴，等等。他说，他们可以专注于其他的许多事情，而这些事情都可以表现他是活着的，他和妻子之间仍然充满了爱。

情况就在不知不觉中慢慢好了起来。他们发现，他们可以在清晨，在睡醒之后，肌肉不疲劳的时候可以亲热了。在 Dan 手术 8 个月后，Dan 和妻子尝试了体外受精，第一次就成功了。当他们的女儿出生时，Dan 自豪地说："这是上天赐给我们的一个宝贝！"

以上是患者与配偶在患病期间就性问题积极沟通，从而获得在性爱方面的彼此理解和配合，最终迎来更多康复的例子。

与你的医疗团队倾谈你的感受

（这一节原来的内容是加拿大的癌症研究人员提给癌症患者的建议——建议他们将自己在性方面的困惑告诉给他们的治疗医生、心理医生、康复医生，或专门的社会帮助者。提醒他们怎样破除心理障碍去医生那里求得帮助，怎样向医生描述自己的感受，等等。但是，当我考虑到我国的国情，我以自己的经验，似乎觉得我们的患者很难在医院里找到这样的医生和科室，所以，我将原文的意思做了修改，改为我们的医院、医生应该如何就此问题去与患者进行积极地沟通，解决他们那些说不出道不明的困惑。当然，这一切的前提是我们的医院要去建立这样一个学科、设立这样的科室，培养这方面的医疗专家，从而让患者求助有门，诉说有对象。为此，我将这节的题目改为：**与你的患者倾谈。**）

人们都明白，跟不熟悉的人很难谈论性的问题，即使面前是医生，这事也不是件容易开口的事情，毕竟，此话题太过私人化。有时，医生听到这样的话题，也会感到尴尬，感到难为情，这就让患者更加不自在。但是，沟通是必要的，因为性是身体的一部分，它是康复的重要方面。不论是医生还是患者，都应在这方面努力地更开放一些，把谈论它，看成谈论吃饭不香、大便不畅一样习以为常。

在这一方面，西方的医生可能更开放一些，或更幽默一些。

患者 Dan 说："以前我走进医生的诊室，医生会对我说：'今天觉得怎么样？'但是现在我走进他的诊室，他第一句话就是：'勃起情况如何？'"从这样的问话可以判断出，这时医生跟患者已经成了无话不谈的朋友。医生问话幽默而随意，患者肯定也是一身轻松了。

我们的医生可能不是这方面的专家，但是，也不妨与患者谈谈，把他们的苦恼当回事，并且认真地把他们推荐给妇科医生、泌尿科医生、精神科医生，以帮助患者解决性问题的困难。

医疗团队要准备回答患者的问题

很多患者发现，在讨论性的问题前，把问题列出来可能更便于交谈。有时，仅仅把问题列出来，就感到离解决问题的距离更近一步。这些问题可能是：

- 这项治疗是否会对患者在性爱方面造成影响？
- 这项治疗是否会影响雌性荷尔蒙（或雄性荷尔蒙）？

- 这些转变是永久性的吗？
- 照一般情况，患者什么时候可以做爱？什么时候恢复做爱是安全的？
- 在性交中，患者与伴侣间可能有什么样的困难？
- 性交时，有疼痛的感觉吗？如何解决？
- 患者应该采取哪种避孕方法？
- 治疗后，患者能有孩子吗？
- 如果患者曾经有性病或感染，它会随癌症的治疗复发吗？
- 患者能否再次在性生活中感到正常？
- 患者能在哪里取得更多的资讯或找到性辅导员和性治疗师？

我们的医疗团队要准备回答这些问题，只有这样，可能才算一个真正意义上的医生——一个有人性关怀的医生。

二、了解自己的身体

了解自己的身体，可能有助于解决自己在性障碍上的问题。

比如，男性，要知道自己的性的兴奋点，除了生殖器官外，胸部和乳头也可以是敏感的，可能还包括颈背、膝盖背面、屁股和大腿内侧。

女性也大致如此。

但是，很多人不知道——**大脑也是性器官。**

这听起来有些不可思议，但是对男性和女性来说，大脑是最重要的性器官。我们用大脑做以下事情：

体验性爱念头和幻想

把触摸解读为性爱

把触摸解读为有或没有快感

感到自己是有或没有性欲的

作为反映，大脑向性器官发出讯号，造成性兴奋的迹象和感觉。大脑的另一个重要工作是控制睾丸素、雌激素和孕酮等荷尔蒙的制造。这些荷尔蒙对于性爱、性欲和性功能的各个方面是很重要的。

性反应周期

人们的性反应周期是由欲望、兴奋、性高潮和消退（恢复平静）几个阶段组成的。而癌症本身和对癌症的治疗都可能影响性反应周期的任何一个阶段。有些患者在治疗后，可能在做爱时有疼痛的感觉，有的患者失去了性欲，有些治疗可能会减慢患者身体在兴奋阶段的反应能力。但是，要相信，这些反应大多是暂时性的。

就算癌症改变了你往常的性爱方式，你仍然能够感受到性快感。举例来说，手术后神经可能受损，让男人无法勃起，但是他总能够从被人触摸中得到快感。事实上，即使他没有勃起，他仍然能够达到性高潮。这是因为那些让男性在阴茎受到刺激时可得到快感的神经是独立的，与控制血流的神经有不同的路径。

这正如患者 Dan 所说："在接受治疗之前，我不知道没有勃起也可以达到性高潮。尽管没有精子，但仍然有肌肉反应，而大脑仍然是 17 岁呢！"

三、癌症治疗期间及之后的性爱和感情关系

对确诊的反应

绝大多数患者在确诊患上癌症时，都会忙于了解病情、寻找医院、如何治疗。这时考虑的是生命，是能不能活下来，性爱在这时是完全被忽略的。只有到了治疗结束后，可能才突然想到：我们是不是该过正常的性生活了？

当然，也有人会认为，正是因为患了癌症，他才更需要性爱，认为在人生的灾难面前，只有性爱才能给他战胜疾病的勇气。

Jess（杰丝）是乳腺癌患者，在她接受了乳房切除术后，只想在床上依偎着，她说：被我爱的人拥抱着，一起躺在床上，那对我是最大的慰藉。

一位患者的伴侣说：我的丈夫患了癌症，他是那么虚弱，可是我仍然想要他，我仍然有性欲。我觉得很内疚。

其实，这些想法都是正常的。

要知道，性爱的体验可以帮助夫妻保持密切的关系，让双方得到必要的压力释放，同时也有助于修复一些感情关系中不和谐的裂痕。

达到新的亲密程度

有些夫妻在共同经历了生死的挑战，经过癌症风雨的洗礼后，两个人的关系发生了很大的改变，他们较以往更加亲密、更加了解，更加相爱了。正如 Marie（玛丽）所说：经历癌症后，性爱是更有意义和令人快乐的。

第六章
癌症与性：有生命就有爱！

性爱与晚期癌症患者

寿命将尽的人仍然可能有性感觉。尽管他们身体甚为不适，以至于不会想到享受性爱。其实，人到了这个时候，他们对亲热的需要，对爱的需要，可能比任何时候都强烈。

如果你是一位晚期患者的伴侣，应尽量去理解你的爱人对爱的需要。要设法坦率地谈论双方的感受，要给他（她）更多的爱抚、亲吻、相拥，或只是默默地在一起。就是这种简单的快感，对患者都可能起到治疗的作用。

让性生活继续下去

在癌症治疗中和治疗后，患者和伴侣有许多事情可做，以保持或重建健康的性生活。首先是双方的坦诚沟通，不说出来的感觉对方是无法猜测的。有话直说的夫妻会有更满足的性关系，彼此间的相互信任有助于处理二人间的不同感受，使之达到和谐。比如，要告诉伴侣你是否需要更多的抚摸。如果你感到虚弱、疼痛、敏感或疲倦，要引导伴侣触摸你感觉良好的部位。

慢慢来

这可能是你治疗后第一次体验性爱。你焦虑或者畏惧。这样的感受会导致你疏远你的伴侣。伴侣也可能不敢提议与你有爱的行动。其实，慢慢来，循序渐进，首先要多些亲近，多些拥抱，多些你们都觉得自在的行动。那么，爱，就会在这些行为中慢慢降临。

当然，有时，以往的做爱方法不再管用，不要急，要接受这个现实，同时，要营造一个新的性爱氛围。这可能需要时间。要解放思想，不断地尝试新的方法，改善以往的姿态，更要多些沟通，要找出自己怎样做就感觉好，怎样做就感觉不好。要怀着希望，要充满耐心，美好的感觉就会回来。

性爱对患者和伴侣的好处

- 它使你能与伴侣亲近，可保持两人间的亲密关系。
- 它给你和伴侣快感，并且舒缓压力。

- 它让你和伴侣感到安心，你们能清楚地感到彼此的爱意，并且彼此仍然有吸引力。
- 它分散你的注意力，使你不会总是想着癌病的痛苦。
- 它促进血液循环和放松肌肉。
- 它可帮助你睡眠。

一位患者的伴侣说："我们的感情通过性爱和亲热得到保持与发展，这使我们感到我们夫妻有更强大的力量，可以更容易、自然、幽默地应付疾病和生活中的各种困难。"

不需做爱的爱

对于患者来说，并不都是需要与伴侣做爱的。此事因人而不同。有些患者并不认为此事有多么重要，也有些人要的是健康的自尊——这是每个人的选择。

但是，我们千万要记得，人们可以没有性关系，但是每个人都需要有肌肤上的亲近才能成长。就像婴儿需要抚摸，孩子需要搂抱，青年人渴望牵手和拥抱，至于成人，平时坚强，但在病中，不也希望有双手抚摸下额头，胡噜胡噜脸颊吗？所以，即便你觉得性爱不适合你，你仍然可以拥抱伴侣或者与家人、朋友相拥。

避免使用不安全的药品

在抗癌路上，性的问题可能会令人十分苦恼，而又求助无门。所以一些患者冒险向一些非医疗专业人员以及一些旁门左道的提供性兴奋药品的人求助，或者看到网上、一些免费报纸杂志上推荐的药品，就买来试用。这是十分危险及有害的。要知道，在你试用这些药品和产品之前，必须经得医生的认可。切记！

四、手术、放疗、化疗与性功能

手术，不论是何种类型，它对患者的生理和精神所产生的作用都可能影响性生活，无论接受手术的是性器官还是身体的另一部分。手术的副作用有些是短期变化，但有些可能变成长期问题。

如乳房切除、膀胱切除、子宫切除、卵巢切除、睾丸切除、盆腔清除、前列腺切除、面部手术、喉头切除、截肢，等等，都会造成生理和心理的阴影。

放疗，是使用放射线消灭癌细胞。在放疗期间，正常细胞和癌细胞一起都会受到射线的杀伤。疲倦、皮肤反应、睡眠不好，这些放疗的副作用都会影响性生活。

化疗，它的药液会减慢或抑制癌细胞的生长、繁殖和扩散。但是，化疗不只是损坏癌细胞，它也损害了健康的细胞。化疗是否影响正常的性生活，这因人而异。大多情况，患者在化疗期间会产生疲倦、恶心，这一定会影响性的欲望；脱发、体重改变、身上留有的注射座和导管会让人感到没有性感。

这些都是正常的，要正视这些事实。但是，不要为此而负担太重。因为，这些都会过去，只是需要时间。

五、对治疗后副作用的处理

尽管癌症本身和对癌症的治疗都会对身体的机能造成损伤，但是人们仍然得活下去，生活要继续，那么，家庭中伴侣间和谐的性关系就要重新找回。

有些患者希望在治疗前预测其治疗方法是否会给自己带来不好的影响，但是，这几乎是不可能的，因为，每个人所患的癌症种类不同，接受的治疗不同，自身的反应也不同，所以，预测结果是不现实的。

但是，患者与其伴侣也不必为此悲伤，因为，许多会改变性机能的副作用都会在治疗之后逐渐去除，生理机能会逐渐康复，你们只是需要在短期内改变一些做事的方式而已。如果癌症及其治疗引起了你长期或永久的改变，你和伴侣之间还是可以探索、适应，并找到给予和接受性快感的新方法。

以下是应对治疗后遗症的一些过来人的经验。

生育问题的困惑

有时，治疗可能导致不育。这是指男性不能提供成熟的精子，女性不能怀孕。

如果有这方面的担心，一定要在治疗前与医生商谈，尽量采用不影响生育的外科方法，在放疗期间用护罩保护好器官，或者提前储存下精子和卵子，或受精的胚胎。

排泄物的失禁

对某些癌症的治疗可能导致膀胱和大肠暂时性或永久性的失控（失禁）。失禁会令患者在做爱时十分尴尬和难堪。即便这样，也要知道，失禁不会影响患者做爱的生理能力。

怎么解决这个问题呢？
- 把性活动安排在一天里你最不疲倦的时刻，这是你的肌肉处于最佳控制能力的时候。
- 做爱之前排清大小便。
- 避免喝酒，避免喝可过度刺激膀胱的含咖啡因的饮料。
- 平时按时间表排尿，从而重新训练膀胱，逐渐加长两次小便相隔的时间。
- 做凯格尔（kegel）运动，就是提肛训练，强化骨盆肌肉，使膀胱恢复正常运作。

如果这些不足以恢复，请教医生是否有进一步的药物与手术办法。

适应有造口的生活

有些肠癌患者在手术后，身上会留下造口，这是为排泄粪便留下的出口；有些咽部患者手术后，可能会在气管处留有造口，为了你的呼吸与说话。这些造口非常人所有，所以很容易影响到患者的自信心。有时也因为说话困难，影响了与人的交流与沟通。造口，可能会让患者与伴侣做爱时感到分心，感到焦虑。其实，只要把造口处理好，就会发现那是小事一桩了。

怎么处理？

如果你有结肠造口或尿道造口

- 确保你的收集粪便的袋子是合身的。在做爱之前，更换小袋子，并检查好封口。
- 尝试在沐浴时做爱。
- 为你的袋子配个漂亮、不像医疗器材的罩子，或者使用一个有艺术感觉的布带或宽腰带。
- 可以在做爱期间穿上喜欢的T恤衫，以罩住袋子。
- 用胶带把小袋子固定在身上，以免它飘来飘去。
- 更换体位，不要让伴侣压住你的袋子。
- 适当用一些香水。

如果你接受了喉头切除手术

- 在开始之前两人先讨论一下你们在性爱时打算怎样。也要制定一个在做爱期间互通信息的方法。
- 戴上造口罩子，还可以戴上一条漂亮的围巾，这时，最好配偶也戴上一条，这样两人看上去更自然。
- 不要吃蒜味和辛辣食物，以减少气味。

失去身体的某个部分

因为癌症而失去身体的任何部分都会造成患者生理与心理的巨大创伤。患者悲伤、失落、愤怒、难为情，或者自卑。这些情绪又都会影响其自信心和性的欲望。怎么办？患者应该尽量把这些情绪宣泄出来，与医生、家人、朋友，特别是伴侣谈论自己的感受，从而找到慰藉。

对于患者伴侣来说，初识亲人的身体缺失也是会有恐惧和不自在的感觉的，这很正常。但是，两人间的积极沟通，会建立进一步的理解。如果你们能克服这一关，你们会比以往更加亲密。那么，在做爱时：

- 把注意力集中于对方最有吸引力的地方；
- 尝试半裸而非全裸；
- 把灯光调暗或关掉，这有助于两人的感觉集中于爱；
- 采用不同的姿势，以找到什么是最舒服的。可以借用枕头来做支撑。

失去性冲动

在治疗期间很多人会丧失对性爱的兴趣。这可能会令你和你的伴侣苦恼。其原因是疲惫、疼痛、焦虑、恐惧、沮丧、紧张、抑郁，还可能是因荷尔蒙水平降低造成的。这都是正常的。但是要记住，当治疗完结，以及你恢复健康后，性的兴趣往往会重新出现。

在失去性兴趣时，你可尝试：

- 告诉伴侣你正在经历的身体和感觉的转变，解释你为什么会有这种感觉；
- 如果失去性冲动是由疲倦造成，尝试在一天的最不疲倦时做爱；
- 如果不是因为疲倦，只是源于沮丧，可以考虑更换场地、看成人录像等方式唤起爱的激情；
- 即使你不想或无力再进一步，也可以考虑用触摸、拥抱、亲吻伴侣的方式来对伴侣表示爱意。

总之，不同的患者会因为不同的原因引起性爱的障碍。不要在这个问题面前畏缩，要大胆面对，毕竟此事还关乎另一个人，这绝不是单方面忍了就可以解决的问题。耐下心，积极沟通，多种尝试，你们就会找到适合自己的性爱方法。

要知道，有生命，就有爱！

我希望天下所有的人都生活在爱中，包括我们的癌症患者和患者的伴侣！

（以上内容根据加拿大癌症协会2012《性欲与癌症》印刷品内容编写）

抗癌：第一时间的抉择
——得了癌症，第一时间怎么想、怎么做

后记一

不能结束语——说不完的叮咛

自 2013 年 1 月我开始写这个书稿以来，我的心就浸泡在了与读者的交谈中，仿佛我的手一直拉着另一双手。我不知这样想对不对，我始终把我的读者——你，想象为癌症患者，想象为患者的家属，想象为患者的朋友、同事、医生，以及一切可能与癌症有关的人。所以，我把我所写的每一段文字都看成是给你们的信，每一句话都当作是给你们的叮咛。

那么，当整本书的稿件都交给出版社以后，我还应说些什么才能放下我对你们的惦记？

想了好久，还是从患者的故事说起吧。这是我刚刚得到的三个癌友的最新的状况。

第一个故事。主人翁姓郑。

2013 年秋天，海鹰在外省的一片大树林里练功，有一天遇到一位四十来岁的先生也在那里转悠。海鹰跟他主动搭话。他说，他姓郑，广东人，是肺癌患者，手术、化疗都做了，但是现在肺积水很厉害，夜里睡不着觉，常常要去医院抽肺里的积液，很痛苦，也很忧心。海鹰跟他说，"如果没有更好的办法，那你练郭林新气功试试。" 遂教了他一些动作，又跟他说，"我教得不正规，你自己到网上找找视频影像，老师教得更好。" 两人交流了几次海鹰就回北京了。三个月后，海鹰又回到那片大树林，又碰上那位郑先生。郑先生高声与海鹰打着招呼，说：太棒了，我肺里的积水一点也没有了！海鹰问，你其间又接受过治疗或吃过什么药吗？他说，没有，一点没有，就是学练气功，就是每天清晨从 7 点到 11 点在这个大树林里行走、歇息。

海鹰回来跟我说，这个结果他都不敢想象，这对他自己都是很大的鼓励。

这是第一个患者的故事。在这个故事里我体会到中国民族医学的博大精深，体会到人体自我恢复的能力，体会到清新的大自然对人的包容、洁净的空气对疾病的修正。

接下来是第二个患者的故事。主人翁姓李。

他是我们一起化疗的癌友，山西长治人，40 多岁，也得的是淋巴瘤。因为我上大学前曾在长治工作过三年，李太太跟我是他乡遇故知。记得我们出院那天，李太太跟我说，她先生治疗的效果也很好，两次化疗身上就看不到癌细胞的影子了，待他做满预定的六个疗程，他们就回长治了。如果有一天我能回长治看看，一定去他家里坐坐。

时间到了2013年的春节，我给他们打电话。是李太太接的。从欢笑的声音里能感到一家人的健康快乐："徐大姐，我们好啦。告诉你，我们做了骨髓造血干细胞移植啦！"

听到这话，我的心咯噔一下，"你说什么，你们不是都好了吗？怎么又去做了移植？"

"大夫说，做了移植，就不会复发了，说我们身体好，化疗效果好，有这个条件。有些人条件不好还不给做呢！不是说吗，咱们这个病最容易复发嘛！大姐呀，做移植是花些钱，是受些罪，但是就彻底好啦！能彻底好了，咱还能在乎那个钱？"李太太的话里带着完成一件大事的自豪与喜悦。

"你先生现在怎么样？"我关心她丈夫的状况。

"很好，我家老李早都上班了！"

"上班是不是早了点？还是要注意休息。"

"他就是那个脾气，闲不住！徐大姐，我们挺好。来长治就来家哇！"

挂了电话，我的脑海里很久都回荡着李太太那种发自内心的快乐声音。我的心里也很感安慰：原来，还真有人从这种极端化的治疗手段上获益，起码它能让一些患者得到"再不复发"的心理暗示，这也应算作它的积极意义吧。

然而，到了2013年秋天，我再给长治的李太太打过去电话，那边就是愁云惨雾了。李太太听出是我的声音，一个劲儿地说："没法儿了，徐大姐啊，没法儿了！"我问，发生了什么？她告诉我，老李已经在医院的病床上等待最后的时光了。李太太说，就是在我春天给他们打电话后没过多久，老李就感觉身上不舒服，但他不愿往复发那边想，也不敢跟太太说，因为外出工作是他自己决定的，怕真有什么事情太太埋怨他。等到5月来北京复查，癌细胞已经转移到脑，转移到肝，再化疗，已经不起什么作用了——没了法子，只好回到家乡。以后，什么药也不能逆转肿瘤扩散的步伐！

我不知道我还能说些什么。前两天，李太太打来电话——老李走了。

老李走了，这事让我思考很久：原本两个疗程就已经见到疗效的患者，为什么是这个结局？这其中的问题到底出在哪儿？是在患者提早上班过度劳累？还是全家人过于乐观放松警惕，没有在感觉不好时及时就诊？或者在于过度治疗，让患者的体能极度透支？

我不是医生，更不是癌症研究者，只是一个普通的患者家属。我提出这些问题，是希望我的读者在抗癌的实战中积极思考，不要大意，认真对待治疗中身体反应的每个细节，该行行，该止止。

抗癌：第一时间的抉择
——得了癌症，第一时间怎么想、怎么做

第三个故事的主人翁姓杨，他是我刚刚结识的一个老校友。

2014年1月，就是前不久，我和先生海鹰再次来到了加拿大的温哥华，一是陪我九十多岁的老母亲过节，一是让海鹰有个洁净的环境练功。说来巧，正赶上中国传媒大学（原名北京广播学院）的加拿大校友会成立。

那天，不知从哪儿冒出来那么多的广院校友聚集到了SFU大学市中心校区的大厅里。从签名簿上你知道这里有文科的、理科的，有50后的、60后的、70后的、80后的，甚至90后的，有在这定居的，还有来这探亲的、旅游的、上学的、工作的，那天，真是热闹！就在大家刚坐定的时候，一位老人出现在教室门前，他说，他也是广院的校友——1967年毕业的广播发送专业的学生——哇，又来了一位40后的同学！

老校友虽然架着一支拐，但他精神矍铄，带一口地道的天津口音，张嘴就是乐子，他的到来一下把师弟师妹的目光全部吸引过去了。他告诉大家，他毕业于"文革"初期，虽是天津人，却被分配到四川，以后在成都过了大半辈子。现在女儿在温哥华生活，他和老伴儿就在中加两地来回跑，他说他是哪儿有乐子就往哪里去！这不，一听说温哥华还有个校友会，他住得再远也得来！

大家问他：腿不好？他说，腿是不太方便了，但那不算什么，他首先是癌症患者，是十二年的抗癌明星！

说到癌症，他没有一丝的拘泥，一丝的避讳，一丝的心虚，一丝的不好意思！他是那么坦荡，那么得意，那么雄赳赳，那么气昂昂，好像得了癌症是一件光荣的事，一件骄傲的事，一件可以值得炫耀的事。他说，在他56岁那年，他得了非霍奇金淋巴瘤，已经浑身转移，算是癌症晚期了。当时谁都以为他不成了，但是他活过来了！人说这个病容易复发，但是他没有，他活得好好的，他快乐地活过了三年、五年、十年、十二年，现在进入第十三个年头了。

那天，我请他坐在我旁边的位子上，我俩低声聊天。他告诉我他是京剧票友，每天都得唱两嗓子，不唱难受，所以春天他一定回国，他要回成都找他的老朋友们一起拉拉唱唱，还说，秋天他要到北京去，去参加广院建校60周年庆祝会！

分手的第二天，我在邮箱里收到了杨师兄发给大家的答谢信，让我震惊的是，他的网络名字居然是"抗癌十二年进行中"！

我的这位师兄，就像在为他的癌症摇旗呐喊，就像唯恐天下不知。我真佩服他。由此我想到：为什么杨师兄这个癌症晚期患者能活？为什么我接触的所有活下来的癌症患者都是这样的性格——开朗、活泼、爱说、爱笑，甚至带些大不吝的劲头？

后记

我不敢说所有开朗的患者都活下来了，但是我看到的所有活下来的患者都快乐，都豁达，都不吝！

以上三个患者的故事包含了三重意思：一是身体里如果还有什么问题没有解决，先不要紧张，要相信祖国医学的力量和身体自我修复的力量；二是不要过度治疗，以免伤害了我们自身的免疫系统，失去了细胞里固有的肿瘤抑制基因对致癌基因的锁控；三是让心胸开朗，积极面对人生，或许这才是我们致胜的法宝。

这，就是我要在这篇后记里对患者的再次叮咛。

从海鹰2012年3月被确诊为淋巴瘤，到今天2014年2月，马上就是两年了。现在回想，时间真快。在这两年里，我们面对了生死，经历了治疗，体会了身体的痛苦，走过了各种心理路程，我们看到了只有癌症亲历人才能看到的社会风景！为此，我们觉得病一场值了！

在我近两年的与"癌"的接触中，我深深体会到——癌是需要敬畏的！它能让全世界的医学达人为它倾注毕生的精力，数十个世纪、一辈人接一辈人地为其沉迷、思索、奋斗，它的确够"伟大"！

而我们，虽不是医生，不是专家，但癌长在我们身上，我们比医生更接近癌的本源，为了自己，也为了后来的病友，我们应该更多些思考，更多地积累一些成功的经验，以为人类的医学进步做些贡献。

好，就说到这里。朋友，我和海鹰衷心地为你祝福——我们能活，你也能！

徐晓
2014年2月

后记二
凭什么是你？

在全书的写作过程中，我很少对徐老师的观点提出不同意见，但是，对她"后记"里的第二个故事，我却不建议她写，更反对她把这个沉重的故事放在这么重要的位置上。

我反对的理由是：你既不是医生，也不是专家，你凭什么要在全书的"后记"里给患者讲这么负面的故事？你还要给患者和家属提出治疗上的建议？

我从患者的角度想：我们患者最不愿听到负面的信息，你讲"一定能活"我们爱听，可你讲治疗会发生错误，我们就心烦，因为我们不知道怎么办！

我从患者家属的角度想：你说花钱多未必治病，难道我们眼看着亲人痛苦，就说"别化了"，就说"别做这个刀、那个刀了"，就说"千万不能移植"，那我们做什么？我们一分钱不花，我们的亲人心里怎么想——"放弃我了？""为了钱不救我了？"——我承受不了这个压力！对那些已经举全家之力，卖房卖车也要救亲人的家属来说，他们也会问：难道我花钱花错了？

我从医生的角度想：是你知道的多，还是我们医生见到的多？你一个劲儿提醒患者不要过度治疗，难道我们不给他治疗就是最好？你说骨髓干细胞移植风险大，你怎么不说这个办法救了多少人？你只让患者去思考，难道我们医生就没有脑子？我们都是按照国际上最新的最经典的治疗方案在给患者走治疗的流程，你怎么就要说"少为佳"？

这是我的担心——我担心徐老师被纠缠在未来的学术之争中。

但是，就在她修改后记的这些天里，我们癌症圈又发生了一些事情。这些活生生的案例不能不让我思考：那些刻苦锻炼、科学控制化疗次数的，目前都还顽强地活着；可另几位癌友，明明癌症指标没有了，还在化疗；明明身体已经很虚弱，却还坚持做着那看不到头的放射治疗；明明各类药品都没有效果了，却还在不断地满世界寻找一些非正规药店的药品来试验，最终导致自己的身体一天不如一天，最后离去！当我得知这些癌友的消息，我心痛无比！我对徐老师说，我不拦你了，你还是按你的心来写吧。

徐老师的意见是：写作，对文学爱好者来说，是一种趣味和享受，但是对于记者和编辑来说（即使退休了），却是一种抑制不住的社会责任。你说与别人一致的话容易讨好，但是，那有什么意义？

后记

当今，癌症已经不只是一个医学问题了，它已经升成为一个社会问题——每年几百万新的癌症患者啊，这需要全社会的关注、关心与思考。现在，我们不乏癌症专业的书籍，不乏癌症患者吃什么喝什么的书籍，但是，我们缺少真实反映癌症治疗现状的书籍。

英国的医学专家格里夫斯说："一些对癌症最生动和感人的描述出自那些恰巧是作家或记者的患者之手。这些描述从个人所受的冲击、无助和痛苦等角度对癌症做了描绘。"这段话意味着，作为每一个有些文字能力的人，既然上帝把癌症这顶帽子戴在你的头上，你就有向上帝报告这其中秘密的责任！

我们看到，著名作家凌志军是肺癌患者，他写出了《重生手记》，讲述了他得病五年来的实践与思考，让人获益匪浅；复旦大学教师于娟是乳腺癌患者，她在生命之火将要熄灭时拼尽全力写出《此生未完成》，为了后人能避免歧路，她不惜揭出自己的愚蠢，并奋力喊出她的劝诫，让人动容；熊顿是个80后的动漫画家，也是淋巴瘤患者，当她从病床上刚能起身，就用她的画笔画出《滚蛋吧，肿瘤君》，向世人传递战胜癌症的信心，让我们为她唏嘘不已。他们是患者，他们也是文人——文化人！他们在得病时没有忘记自己的社会担当！这是一种十分崇高的精神，我们应该向他们学习！

徐老师说：从目前看，治疗癌症真的没有一个可以说是"一剑封喉"的经典药方，一切都在探索中——医生用临床的方法，研究人员用实验室的方法，癌症患者用自身体会的方法，大家都是癌症的探索者，都是癌症治疗的寻路人。他说他的发现，你说你的理解，我说我的感受，我们都没有行业的隔膜，万众一心，从各个侧面去了解癌，认识癌，解读癌，从而更接近癌，最终，能让癌离开我们，或者，与我们和平共处。

我同意徐老师的看法。

我和老婆徐老师亲如一人。我病了就如她病了。癌长在我身上，就如长在她身上。她是癌症患者的家属，也是癌症治疗与康复的亲历人，更是一个比我这个患者更清晰的思考者。

我想，就凭这一点——她应该说。说了，也不会有人怪罪，说了，人们也会理解。因为，大家一定能体会到我们对你们的爱！

真诚地祝愿大家康复！

海鹰
2014年2月28日

不能言谢

大恩不言谢。

对助你闯过生死之关的恩不言谢!

对伴你走过求生之路的恩不言谢!

对教你坦然面对疾病,给你生的信念的恩不言谢!

所以,我不能说谢,不敢说谢——说了,就把此间的恩说轻了,说淡了。

那么,此时我要说的,是我心里记得的——那一个个镜头、一个个片段、一句句话语、一段段情谊。

我年轻时的兵团战友啊,这次海鹰病了,我才真正地明白何为"战友情"。按说,那只是我们十几岁时的友谊,时间已经过去四十多年,而这中间,我们联系并不多。但是,你们一听说海鹰病了,马上聚拢来,鼓励、提醒、叮咛,有帮助联系医院的、有帮助打针换药的、有亲自诊脉开方的、有协助处理身边杂务的、有常常到公园里探望的,你们送来的是最实惠的帮助,送来的是战胜疾病的勇气和信心。

还有海鹰各个时期的同事与事业的伙伴。就因为你们曾经有过一同工作的经历,或某次的合作,你们彼此欣赏,亲如兄弟。我们往返医院,有你们开车接送;平时饮食,有你们从自留地里拉来的有机蔬菜和亲自发好的海参;你们时常打来的电话和下班后的访问使海鹰一直感到与时代同步,他跟市场很近,跟生活很近,他仍然活着!

还有海鹰和我的兄弟姐妹,我们的亲人们。我知道,海鹰病了,最急的是你们。你们昼夜不眠,急啊,生怕失去了他。你们尽其所有地帮助我们,有钱出钱,有力出力,你们成了我们的左手和右手,让我使着那么方便,还不必客气!

还有我们的儿子漠子。爸爸的一场病，让你一夜之间长大了，你从常常要问问爸爸该怎么做的孩子，一下变成可以独立闯荡社会的男子汉——尽管这样我很心疼，但我也很感安慰。

当然，最记心间的是替海鹰诊治的大夫和护士们，你们尽职尽责，一手接一手地传递着给他治疗的接力棒，把他从危险的悬崖边一步步拉回。沙杭，沙院长，你是医生，也是我们的好朋友，没有你第一时间的警告，就没有后来一系列的检查和治疗，你是第一救命人；丁康大夫，那天是你第一次给海鹰做B超检查，本来我们检查的部位就是腹股沟，可你从腹股沟扫到腋窝，再扫到颈下，反反复复，终于写下了"多发肿大淋巴结"的报告，透露出可能是癌的信息；高燕宁，高教授，你是我初中时的同班同学，几十年不见，一个电话，你就来到我们身边，你一再叮嘱："进专科的医院，看明白的大夫是救命的根本"，你请你的学生帮忙，一点没耽误地给海鹰做了活检；荣维淇大夫，我记得你那天急匆匆跑来的样子，你是利用午休的时间来给海鹰做手术，为他抢出救命的时间；石远凯，石院长，那天我们去求你加个号，你没犹豫就答应了，你把我们放在了12点以后——那是你该下班休息的时间，你一定忘了，但我记得，海鹰记得，他说，你是大医，你看病时对病人充满了鼓励；杨建良大夫，协和医院的博士，海鹰的主治医生，尽管你那么年轻，但是你的沉稳、博学，让我们感到在你手里就有救；还有从内蒙古赤峰医院来的进修医生季洪波大夫，你是病房里与我们联系最多的人，你质朴、真诚，我们把你看成来自我们第二故乡的兄弟；人民医院的高占成主任，你对患者的体谅、同情与慈爱是从你给患者检查时的每个动作、倾听病情时的专注眼神与不急不躁的心态中体现的，还有你给出的合乎逻辑的病情分析，终使我们悟到什么叫"明白大夫"；还有肿瘤医院病理室、化验室、CT室的没见过面的大夫们，没有你们，就没有海鹰的正确诊断，就不会有后期的正确治疗；当然，还有我们的战友步云霓大夫，如果没有你一张一张的药方，海鹰怎么能从化疗后的灰头土脸变成今天的红光满面？还有玉渊潭公园里遇见的那位高高大大的不知姓名的女军医，我们素不相识，可当你听说海鹰化疗后有了肺损伤，你就像亲人一样，是那么急切地挥手命令道："马上停止化疗，马上！必须！"接着你就讲自己的抗癌经历，你的不容反驳的命令终使我们下了不再化疗的决心；还有加拿大卑诗省癌症中心的Klasa医生，在你为海鹰所做的几次检查中，我们体会到是一个医学专家内心深处对患者生命的沉重责任和自愿担当，这常让我们肃然起敬；当然，我们要说的不仅仅是医生们，还有肿瘤医院内科病房的护士小姐们，你们待人热情，工作严谨，经验丰富，能在你们的手底下治疗真是放心；更难忘，化

> 抗癌：第一时间的抉择
> ——得了癌症，第一时间怎么想、怎么做

验室负责抽血的姑娘们，如果比赛抽血的技术和速度，全世界，你们一定是第一！

我们最感念的还有陪伴海鹰一路走来的癌友们。正是有了这些在肿瘤医院、在玉渊潭公园、在广州二沙岛、在加拿大的操场上、树林里，还有讲座课堂上遇到的那些众多的病种不同可同样坚强的癌友们，才使海鹰觉得癌症并不可怕，大家活着，而且活得那么开心，这本身就是鼓励！正因为有了来自癌友们的相互理解与安慰，海鹰从没有感到过孤独，他在群体抗癌的旗帜下获得了战胜癌症的巨大信心。

北京玉渊潭公园抗癌乐园的老师们绝对是海鹰的恩人。昔日，你们也是癌症患者，但是，你们痊愈后不忘救助他人，无私地贡献出自己的时间和精力，帮助后来的患者走向康复。

除了以上提到的，还有社会上遇到的很多人，当你们知道我家有了癌症病人，马上给予了充分的同情，并尽己所能给我以帮助，你们是肿瘤医院的小宋，海鹰单位负责报销的会计、老干部处的小周小陈老杜、加拿大卑诗省癌症局的社会工作者邝女士和多位义工，以及不能一一道来的陌生人。你们展现着人间最朴素的善良情感，这使一个癌症患者的家属心里充满无比的温暖与感动。

最后，我还要说到一个人，他就是患者——我的丈夫海鹰！没有海鹰自身的豁达、乐观、不放弃，就没有今天健康的他，就没有我的幸福和健全的家。他能放下身段，有时跟一群"老弱病残"一起，有时就是自己一个人，在公园，在操场，在海边，在树林，在旷野，吸吸呼，吸吸转，无论风霜雨雪，无论暑热严寒，一年有三百六十五日，他就有三百六十五次的出发，如果没有一点勇气，没有一点毅力，没有一点恒心，恐怕就坚持不下来。所以我真的很佩服他，感激他！

以上的一切人、一切事、一切情，我记下了！

因为此情、此事、此恩关乎生命，所以，怎能一个谢字了得？

我不言谢，是我不能言谢，不敢言谢！

徐晓
2014 年 1 月 29 日

致谢

首先，我对徐老师在上述感谢中提到的所有的人，说一句：没有你们，就没有我海鹰的今天！正因为有了你们，我走过来了，而且，在那些别人眼里很难熬的日子，因为有了你们，我觉得不算太难！

我想跟我在肿瘤医院同科室同病房的癌友们说一句：能有机会跟大家同住一室，那是缘分，我珍惜跟你们的患难之交！

我想跟玉渊潭公园里先后教授我郭林新气功的老师们说一句：感谢你们，你们的恩德永记心间！你们是姜寅生老师、石增君老师、万柔柔老师、付宝华老师、孟老师、吴老师，及抗癌乐园的各位园长。

我还要感谢跟我一起练功，时常要帮我纠正动作，给我温暖和指导的功友们，你们是魏大姐、小刘兄弟、几位妞妞们、枫叶、湖北宜昌妹、崇大哥夫妻牵手组合、周姐、潘大姐、吴小云、海树、小范兄弟、春天、小姜、小红帽等——那些我叫不出名字，但是彼此心中都有的姐妹兄弟；还有广州二沙岛上的小王、小周夫妇和那位大师兄；温哥华大海边的胖猫小何、大操场上的小王、小郑……当然还有玉渊潭2012年4月期、5月期、6月期、2013年10月期抗癌健身法学习班的全体学员们。我知道，你们其中很多人都比我的病重，但是你们坚韧、顽强、乐观，你们一直是鼓励我向前的力量！

还有我家的各位亲人，你们就是我最强大的后援！

特别是俺家徐老师：没有你，八成俺早"挂"了！所以，我得好好活着，为你！

最后，我还要感谢你——肿瘤君（沿用小画家熊顿对你的称呼）：是你，把我拉回到正常的生活，从此，我开始了一种新的、无比轻松、快乐的生活！现在，我给你开欢送会。当然，如果你对我有感情，哪天还非想回来，我也一定给你找个地儿，你就悄悄地待在那儿，我带你一起遛弯，一起游走世界，只是不要出来干扰我，好吗？谢谢啦！

最后的最后，我必须说一句：谢谢出版社几位年轻的编辑——小贝、曦阳、文静，如果没有你们的执着，可能我们就会与这次愉快的合作擦肩而过，这本书也不会这么迅速地推向市场，认识你们是我们的幸运，也是此书的幸运。谢谢！

海鹰
2014 年 5 月

跋
不得不做的说明

《抗癌：第一时间的抉择》这本书的第一版是2014年7月由鹭江出版社出版的。它记录了我的丈夫海鹰在罹患癌症后我们求医问药的过程，和一路走来我们对癌症救治方法的思考。我和海鹰都没有想到，这本书会在患者中引起强烈的共鸣，以使出版社不得不一次又一次地加印。

那么，时间已经过去六年。我们与鹭江出版社的合同已在2019年到期，多家网上书店已将此书售罄。感谢人民体育出版社的编辑们看重此书，将其接手，并要将其第二版与我们的第三本抗癌书《抗癌：生命至上》一起出版。

另外，我还要告诉读者的是：我的海鹰在他抗癌整整八年的时候，也就是今年2020年3月1日，离世了。

海鹰生前总爱说一句话，"我负责生病，我家徐晓负责总结"。可能就因为这个"玩笑"，上苍真的让海鹰用他的生命的终结给我展示了一个癌症患者从罹患到告别的整个生命历程，让我对"癌"有了更深刻的认知和理解。所以，我要借此书再版的机会，再次跟患者说：朋友，别怕，只要走对抗癌的路，咱们就能活！

这也正如一位患者朋友在海鹰离世后所写的一首诗里的词句：

"海鹰去了，去往天堂，
那是为了更自由地飞翔。
而我们留下的，
要活下去，还要更健康！

大海蓝天，长风激荡，
让我们鼓起生命的翅膀，
为健康飞翔！

癌症不可怕，
因为，怕也没用，
倒不如，坚定信心，
智慧抗癌，迎风而上！"

是的，海鹰爱他的同行者，希望大家活；帮助患者，也是海鹰生前的快乐所在，所以，我会一直与癌友同行——与你们在一起，就如我跟海鹰在一起！

徐晓
2020 年 9 月 3 日